SHIYONG LINCHUANG
YANGUANG JINGYANJI

实用临床验光
经验集

呼正林 袁淑波 马 林 编著

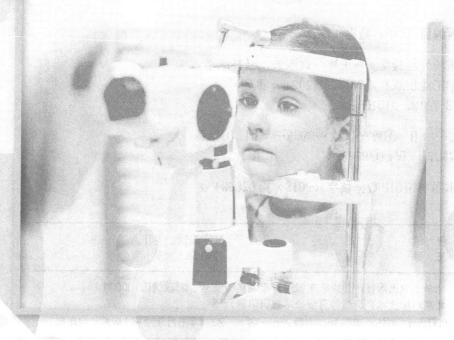

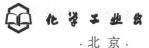 化学工业出版社

·北京·

本书系眼视光学领域中的一本关于验光配镜案例分析及处理的书籍。

本书的案例是从近3000个临床验光实践中精选出来的典型案例。每个案例均根据具体情况，就接待、屈光检测和配镜中所遇到的问题进行了科学的分析，并提供了有针对性的检测和处置建议。本书还采用原始对话形式介绍验光配镜实践中的经典咨询案例。书中所选案例典型、分析讨论客观、处理适当，具有鲜明的示范性和重复操作性。

本书是临床验光配镜人员不可多得的一本临床实践参考书，也是各类院校视光学系学生增强感性认识、提高操作技能和巩固理论知识的一本重要教学辅助用书。

图书在版编目（CIP）数据

实用临床验光经验集/呼正林，袁淑波，马林编著．
北京：化学工业出版社，2018.3（2024.5重印）
ISBN 978-7-122-31515-1

Ⅰ．①实…　Ⅱ．①呼…②袁…③马…　Ⅲ．①眼镜
检法-基本知识　Ⅳ．①R778.2

中国版本图书馆CIP数据核字（2018）第026594号

责任编辑：夏叶清　　　　　　　　　　　　文字编辑：吴开亮
责任校对：王　静　　　　　　　　　　　　装帧设计：张　辉

出版发行：化学工业出版社（北京市东城区青年湖南街13号　邮政编码100011）
印　　装：北京科印技术咨询服务有限公司数码印刷分部
710mm×1000mm　1/16　印张16　字数266千字　2024年5月北京第1版第7次印刷

购书咨询：010-64518888　　　　　　　　售后服务：010-64518899
网　　址：http://www.cip.com.cn
凡购买本书，如有缺损质量问题，本社销售中心负责调换。

定　　价：68.00元

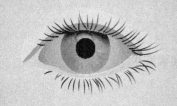

　　我1980年7月进入北京市钟表眼镜公司工作，从组建公司职工学校开始进入眼镜技术培训与教学行业，先后参与组织了验光员的岗前培训、眼镜职工中专、眼镜中等技术以及眼镜验光员的技术等级及职业培训和鉴定工作。30多年来，先后担任过教务员、班主任、副校长、校长等，并始终坚持担任一线课堂教学工作。在进入这一领域之后，我就是凭着以下4本书提供的知识开始从事眼视光职业教育工作的：

　　毕华德编著：《眼科屈光学及其测定法》（人民卫生出版社，1955）；

　　孙桂毓编著：《眼的屈光学概论》（人民卫生出版社，1954）；

　　徐广第编著：《眼科屈光学》（上海科学技术出版社，1987）；

　　朱学敏编著：《验光与配镜》（甘肃人民出版社，1978）。

　　特别要说的是，徐广第先生的教导对我从事眼视光学教学工作的教益是很大的，这正是自己能取得些许成绩的最重要的原因之一。回顾与徐老的交往，老人家科学严谨的治学态度，平易近人的待人风格，对虚假科学嫉恶如仇的性格，朴实无华的生活作风，以及淡泊名利、始终保持对眼视光学的探索和进取精神，都在我的心中留下了终生都难以磨灭的烙印。

　　徐老嘱咐我：一定要尽可能多地了解验光师们的需要，为这些常年辛辛苦苦工作在第一线的同志多做些实事，写点他们需要的书。

　　当在2006年和徐老聊天时，说起在眼视光学的图书中没有关于验光案例方面的书籍这件事时，徐老说："我早就有同感，只是年龄不饶人，没精力再做这件事了。看来这件事只能委托你来做了。"应当说这也是徐老曾经交予我编辑新书任务中的最后一项工作。当时，就该书的编辑工作，徐老与我进行了探讨。特别是在案例选择、写作的基本原则及方法方面，徐老都给予了非常细致的指导。在这样的情况下确定了这本书籍在编写方面的基本要求：

1. 不涉及复杂的仪器设备的应用；

2. 案例一定要有其特殊性和普遍性；

3. 针对当前屈光矫正中存在不足的精选案例；

4. 不求文字的华丽，语言一定要通俗。

多年来，由于工作过于紧张、相关资料匮乏，对于这本书的编撰工作，自己一直是有心无力。2008年自北京商业学校退休后，担任太德明眼镜店的眼视光学专业技术顾问，这项工作才有了启动和完成的条件。在本书的编写工作中，我主要负责案例的选择、点评、结构体例及文字审核、订正工作。具体事务、编写工作则是由太德明眼镜店的袁淑波、马林两位青年验光师承担。

本书的筹备、编写、修订、再版，应当说是一个比较繁杂的过程，至今已历经近十年的时间。验光案例的编写并非是一件轻松的事情，最难的是没有什么样本可资借鉴。在这期间，我们征询了一些眼科医师、验光师和配镜师的意见，并为书籍的编写做了大量准备工作。正是在这样的基础上，我们经过认真挑选案例、认真核对原始文档、认真编写和反复修改、订正等工作，《实用临床验光经验集》新书稿终于宣告完成。但愿此书的案例能对读者有所裨益，能对眼视光学的实际工作起到启迪思考、抛砖引玉的作用。

但是，本书必定还是一家之言，可能会有案例选择比较局限、分析和处置表述不当及难免会有挂一漏万等情况，还望广大读者不吝赐教。

呼正林

2018年6月1日

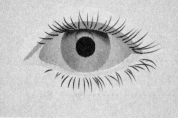

目录
CONTENTS

第二部分　眼视光学临床咨询精选

第三部分　儿童视力保健、配镜要点

第四部分　综合性验光配镜问题

第五部分　验光配镜中经常被忽视的问题

附　录

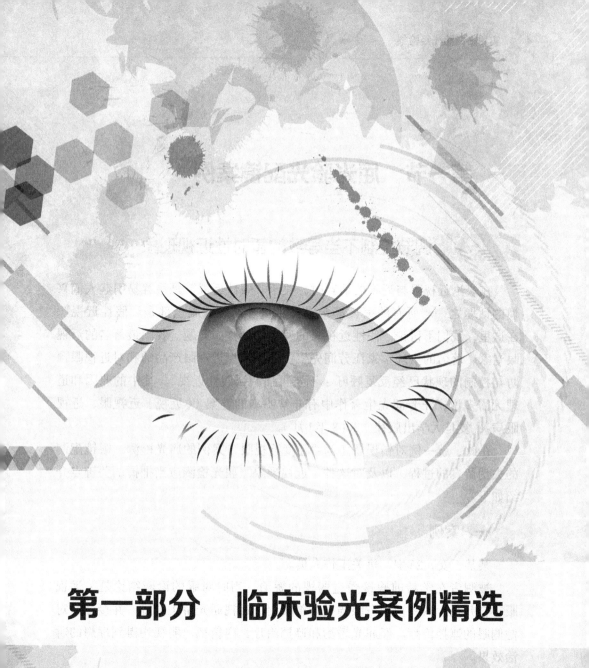

第一部分　临床验光案例精选

第一节　屈光验光配镜案例

【例01】 调节控制不当导致的暂时性近视现象

在谈论近视眼与近视的话题时，关于"假性近视"是最容易引起人们兴趣的话题之一。所有的家长都希望自己孩子的近视眼全部是"假性近视"。在这里，我们不讨论"假性近视"的发生、处置的问题。我国最著名的近视眼专家、著名的生理学家汪芳润先生，鉴于治疗近视眼产品的和对近视眼预防与控制的现状已经反复呼吁：不要再强调"假性近视"。其中的原因和道理无需多说，汪芳润先生著作中有非常明确的答案（《近视、近视眼、近视眼病》，复旦大学出版社，2008年1月）。

在此，就一例对错误矫正为"轻度近视眼"案例的屈光检测、眼镜配制的去伪留真的过程，以及对这种"近视现象"屈光检测应当把握的关键点介绍如下。

一、案例

某某，女，23岁，机关工作人员。

被测者在学龄前曾接受过弱视的矫治。当时对眼的诊断结论是：远视眼，合并视近内斜视和右眼弱视。曾戴用过远视屈光矫正眼镜，并接受过对健侧眼的遮挡治疗。经屈光矫治和遮挡治疗，内斜视、弱视均得到理想的矫治效果。

上中学时，经眼镜店验光检测，诊断为：轻微近视眼。中学毕业后再次验光，检测结果为：R：-1.00DS；L：-1.00DS。诊断：轻度近视眼。

按上述检测的屈光矫正镜度定制屈光矫正眼镜1副。

1. 眼镜戴用的情况

自戴上眼镜后，没有明显的异常症状发生。但自己在眼镜戴用中感到戴不戴眼镜，视觉变化不大。因此，被测者对眼镜采取了偶尔戴，大部分时间不戴，上课时一定戴的方法。

2. 定期验光的结果

被测者因为自小就有屈光矫治的经历，因此养成了比较好的定期验光习惯。在每一次验光中，被测者的屈光矫正镜度都表现得很不稳定，大致变动在−0.50～−1.50DS。从被测者的回忆中了解到，虽经多次验光，尚未出现超过−1.50DS的验光结果。

被测者当前所使用眼镜的屈光矫正镜度为：

R：−1.00DS；L：−1.00DS。

二、屈光检测

被测者前一天陪家长来验光，顺便自己也接受了验光，应用电脑验光仪进行初检，仪器显示的检测结果为：

R：−0.75DS；L：−1.25DS。

对被测者实施完全雾视20分钟后，再次使用电脑验光仪进行检测，仪器显示的检测结果为：

R：−0.50DS；L：−1.00DS。

将此屈光矫正镜度设置在综合验光仪上。

首先对右眼进行检测：被测者视力仅为0.8。当减去−0.25DS，其视力已提升至1.0。当将镜度设置为0.00DS时，其右眼视力已经达到1.2。

其次对左眼进行检测，检测的情景与右眼基本相同。镜度设置为0.00DS时，左眼视力同样达到1.2。

双眼同时注视，视力已经达到可以大致指出1.5视标开口的朝向。

第二天，被测者再次来到太德明眼镜店，要求配1副用于装饰的眼镜。再次对被测者进行了检测，电脑验光仪进行检测，仪器显示的检测结果为：

R：−0.50DS；L：−0.50DS。

使用综合验光仪，再次进行屈光矫正镜度的检测，检测结果与前一天检测结果相同。

经应用物理方法进行核对，被测者双眼的屈光矫正镜度均为：0.00DS。

考虑到被测者在工作中是以电脑为主要办公方式，故建议其配一幅镀有防辐射膜的眼镜。

三、案例分析

本案例中被测者，多年来一直被某眼镜店确认为轻度近视眼，并长期备有近视眼镜。尽管这副眼镜处于经常性的闲置状态，被测者自己也认为自己存在近视问题，但自感戴不戴眼镜无所谓。这是一例因屈光矫正过度导致被测眼处于高张力状态的案例，怎样对这种高张力引起的"近视现象"进行有效的识别，即到底是"近视现象"？还是真性近视眼呢？我们认为至少应当注意两个方面，这两个方面及具体的做法如下：

1. 验光中镜度的变化

倘若在验光中，检测出的镜度表现有变化并有明显的随意性，则说明被测眼调节处在不稳定的状态。一旦遇到这种情况，就应当对其经历的验光的情景与眼镜使用状况进行讯问调查。倘若，有验光检测镜度不稳定、眼镜不经常使用的经历的话，基本可以确定被测者的眼存在"近视现象"的问题。

要想把握这种在瞬间出现的屈光矫正镜度变化，就应当选择适宜的检测设备。

（1）**使用检影镜进行检测**　会因检测中更换镜片的速度比调节瞬间变化的速度要慢，要想准确检测这种眼的调节变化，几乎是不可能的。

（2）**使用电脑验光仪检测**　电脑验光仪是验光仪器中捕捉瞬间变化信息最为迅速、最为简洁，并能进行连续和瞬间屈光检测设备。可以肯定地说，电脑验光仪在获取被测眼调节稳定状况信息方面，是现实验光中不可替代的一种设备。

2. 验光检测中应注意的两个问题

（1）**放松被测眼的调节**　进行屈光矫正镜度主观检测之前，用+3.00～+4.00DS对被测者实施"完全性雾视"，可以达到使调节达到正常的生理放松状态。

（2）**检测速度一定要快**　这里说的检测是特指通过逐渐降低正镜度，注视的视标在"云开雾散"中由模糊→清晰的过程，这一过程的完成时间不宜超过15秒钟，应力争在5～8秒钟完成。检测中，只有使用综合验光仪才可能获得精确度较高的屈光矫正数据。

验光师在此应当清楚，在这项检测中"充分雾视"是进入检测的基本条件；快速"去雾"是获取正确屈光矫正镜度操作准则。只要能把握住这两个关键，任何一名验光师都可以准确检测出存在高张力调节这真实的屈光矫正镜度。

四、专家点评

这一案例在以下3个问题上值得验光师提高认识。

第一个问题：高张力的屈光矫正镜度是怎样出现的？

本案例中的被测者在每次接受验光时，均会被检测出一定的近视性屈光矫正镜度。这种近视性屈光矫正镜度的产生，可能与被测者特有的调节的高张力状态有关。而被测者这种调节的高张力状态是一种潜意识下的生理自动调节行为。这种调节的生理自动行为方式可能与高强度专注形式的近距作业活动有关（但未能得到充分证实），过度调节而又不能在验光中被放松是导致负性高张力屈光矫正的最直接原因。

第二个问题：检测高张力的屈光矫正镜度时，被测者是处于一种什么状态？

该案例在检测出近视性屈光矫正镜度的那一瞬间所处的状态，应当说还没有与之有关的研究。这一瞬间的状态就应当是我们通常所说的"过度性近感性调节"，这实际上就是"假性近视"的一种特殊表现形式。当被测者离开这一特定的检测环境，这种"假性近视"就会自然而然地消失。这正是原戴眼镜即使不戴视觉变化也不大的根本原因。当被测者不过度近距离高张力用眼时，眼镜就没有使用的意义。而当其过度近距离高张力用眼时，使用眼镜可能"有用"，但将这种"有用"转化为屈光矫正的实际效能则是绝对错误的。

第三个问题：高张力调节状态不能控制的原因何在？

这种由高张力调节状态所引起的"近视现象"，一旦经常戴用近视眼镜也就会被认为是货真价实的近视眼。当这种"近视现象"不能得到鉴别的情况下，会不会转变为真性近视眼呢？应当说这仅仅是一种可能，是否真的会转变为真性近视眼还不能完全肯定。但是，导致将这种"近视现象"转化为近视眼的责任人显然是验光师。导致这种不当检测结果的根本原因是：过分依赖电脑验光仪的检测数据，忽视检测中所呈现的具有一定特异性的信息，将暂时的"假性近视"的表现形式设定为验光基本的预定目标。更确切地讲，验光师缺少对"假性近视"去伪存真的鉴别意识与测定。在这种情况下"近视现象"就必然成为下一次验光中可以被检测到的"假性近视"，则是导致这种"假性近视"的根本原因。因此，有效地控制被测者暂时出现的高张力调节状况，是验光师在验光操作中必须给予极大关注的一个环节。

【例02】 近视眼隐形眼镜的过度矫正

在近视眼的矫正实践中，使用隐形眼镜进行矫正是比较常用的方法之一。但是隐形眼镜的矫正也存在一定的问题。这里介绍的是一例典型的隐形眼镜过度矫正的案例。通过这一案例，来分析导致隐形眼镜过度矫正的最基本原因，并通过这一案例的处理提出处理这种情况的个人见解。

一、案例

某某，女，23岁，网络管理员。

自上中学时开始戴用眼镜，于2年前配用现在戴用的普通眼镜，眼镜戴用之初该名被测者从事的是商业卖场工作，在此期间并无明显戴用不舒适现象。这副眼镜的屈光矫正镜度为：

R：−9.00DS；L：−10.50DS。

半年前，被测者调到网络管理部门，从事网络管理工作。单位要求工作期间不得使用普通眼镜。被测者要想争取到这个工作机会，普通眼镜只能在下班后使用，对于工作中的屈光矫正问题只能通过隐形眼镜予以解决。因此，被测者在某眼镜店，订制了一副"博士伦"软性隐形眼镜，这副隐形眼镜的屈光矫正镜度为：

R：−8.50DS；L：−8.50DS。

戴上这副隐形眼镜后，在电脑前工作20～30分钟后，就会感到眼痛、头痛，很难再继续工作。

二、屈光检测

1. 验光

经过交谈了解了上述情况。向被测者说明了当前可能存在的问题，并请被测者摘下隐形眼镜。被测者的双眼在相互沟通与聊天中经过20分钟休息，在引导被测者保持最佳的视觉状态下进行验光，检测结果为：

　　R：-8.00DS-1.00DC×180°　；L：-8.50DS-2.00DC×180°

被测者试戴上述镜度，没有明显的不适感觉。按上述屈光矫正镜度配镜。

2. 配镜

戴上新配制的眼镜没有异常不适。但在戴用3天后，被测者来店请求解决旁视清楚、正视略觉模糊的问题。经询问，被测者在戴用新配眼镜的同时仍坚持戴用隐形眼镜。建议被测者不宜再戴用隐形眼镜，坚持戴用1周应能适应。待新配眼镜适应后，再购置新的隐形眼镜，并预先告知：使用软性隐形眼镜时的感觉将是：右眼视物清晰，左眼的清晰程度要低于右眼。新购置隐形眼镜的屈光矫正镜度应为：

　　BE（双眼）：-7.50DS。

三、案例分析

在上述个案的验光与配镜中，有以下2个问题值得注意。

第一个问题：原戴用普通眼镜屈光矫正镜度的问题。

2年前配制的原戴用眼镜的屈光矫正镜度为：
R：-9.00DS；L：-10.50DS。
当前检测的屈光矫正镜度为：
R：-8.00DS-1.00DC×180°；L：-8.50DS-2.00DC×180°。

这样的镜度变化显然不符合人眼屈光发展的生理规律。两年之中，球面屈光矫正镜度增加-1.00DS，-2.50DS还是可能的，在屈光矫正实践中也是会经常看到的。但是，在既没有屈光系统疾病发生，也没有外伤的情况下，眼的屈光矫正镜度中散光镜度增加了-1.00DC×180°，-2.00DC×180°，这种情况就不符合常理。因此，上一次使用配镜屈光矫正镜度显然是出了问题。导致这一问题出现的原因可能有以下2种情况。

1. 检测偏差与错误

检测错误是指验光师检测中因对散光矫正认识不足或片面，在实际检测中，验光师未对被测者进行柱面矫正镜度检测，在矫正处方上自然也就不会有柱面矫正镜度的数值。同时，当时检测的时间可能会稍长，导致被测者视觉分辨阈值下降，这就使被测者对一定范围的测试镜度的对比反应不敏感。这种情况下，对于有"光度偏毒"倾向的验光师来说，就会将相对较高的近视矫正镜度确定为最后的数值。

2. 等效球镜处理方法不正确

根据2次镜度的数值进行推断，还有一种可能性也是存在的。只要将当前检测的屈光矫正镜度中的球面镜度与柱面镜度相加，左、右眼的数值应当与原戴眼镜的镜度完全一致。这种情况，说明当时验光师检测的屈光矫正镜度是正确的，但对圆柱面镜度进行等效球镜处理时出现了严重的错误。这里需要说明以下几点：

（1）**等效球镜处理法则** 等效球镜处理法则是要将（DC/2）加入到球镜度之中。倘若按此办理，本例的配镜处方应当为：

R：−8.50DS；L：−9.50DS。

（2）**等效球镜处理也是有限度的** 一般来说，这种方法对−0.50DC进行等效球镜处理后所获得视觉效果与未经处理的处方基本一致。对于−1.00DC进行处理的效果将会影响视觉分辩效果；而对−2.00DC进行这种处理的话，矫正视力可能会降低两行左右。

第二个问题：原戴隐形眼镜屈光矫正镜度的问题。

原使用隐形眼镜双眼的屈光矫正镜度均为−8.50DS。既然两眼均使用这个镜度，显然与本案例双眼使用的配镜数据没有直接关联，将R：−8.50DS，L：−9.50DS按标准公式进行计算、整理，双眼应使用的隐形眼镜的屈光矫正镜度应分别是R：−7.50DS，L：−8.50DS。可以推测：原戴用的隐形眼镜的屈光矫正镜度极有可能是按照某种"经验"进行处理后得到的数据。因此，这种"经验"处理出来的数据显然缺乏严格的数量转换依据。

再者说，原戴眼镜所反映出来的配镜处方是不正确的。因此，不管使用的方法正确与否，得出来的结果都将难于达到正确的矫正要求。

四、专家点评

在现实的屈光矫正中，需要处理的问题很多，而本案例中至少提醒我们应当注意以下2个问题。

第一个问题：新配镜启用后，原戴镜、隐形眼镜的处置。

原戴眼镜、隐形眼镜均属于对近视眼过度矫正的眼镜，近视眼的屈光矫正最值得注意的问题就是：严禁过度矫正。一旦过度矫正，在戴用眼镜时就会处于"人工远视状态"，戴用者在从事近距离工作时就会付出更多的调节力。近视眼的调节力相对较小，过度矫正的近视眼所承担的相对调节力就会更加沉重。对于一名屈光尚未进入稳定期的年轻人来说，在持久承担相对较大的调节负荷的作用下，将有可能促进近视眼屈光矫正镜度增长的速度突破屈光发展正常的生理限度。

新配眼镜是被测者屈光不正的正确的矫正眼镜，而原配隐形眼镜则是近视眼屈光不正的过度矫正眼镜，当这样的两种眼镜混合使用时，眼睛的屈光矫正状态就会处于一种不稳定的状态——漂移于正确矫正与过度矫正的状态。这种状态中的眼睛因使用过度矫正隐形眼镜的时间较长，由于对过度矫正的长期使用已经使眼睛处于适应状态，而对正确矫正屈光不正的矫正眼镜反而会处于需要适应的过程中。这样的话，就会使戴镜者接受正确矫正眼镜，并使得舒适戴用效果的时间变得相对比较漫长。因此，不论是戴用普通眼镜还是戴用隐形眼镜，只要被确定是过度矫正眼镜的话，处理的第一要务都是：立即停止戴用过度矫正的眼镜。

第二个问题：过度矫正者在配用新眼镜和隐形眼镜时应当注意的问题。

对于处于过度矫正中的近视眼，在需要同时配用新的普通眼镜和隐形眼镜时，是否可以同时进行呢？这要根据戴镜者的状况而定。特别要注意在以下情况下，应首先解决戴用普通眼镜的问题，在普通眼镜适应以后再解决隐形眼镜的戴用问题。

① 高度近视眼。
② 高度散光者。
③ 存在视近视觉疲劳者。
④ 存在隐斜视及潜在隐斜视者。

在以上4种情况中，以第4种情况处理难度最大，需要的时间也会相对较长。对存在隐斜视及潜在隐斜视又处于过度矫正中的被测者，最初应使用正确矫正镜度（必要时，尚需加入矫正隐斜及潜在隐斜的元素）普通眼镜，戴用一段时间后才可以检测出在今后较长时间使用的屈光及隐斜的矫正数据。只有在这种情况下才适宜解决隐形眼镜的屈光矫正问题。

五、知识链接：隐形眼镜屈光矫正镜度的计算

一般而言，验光的检测数据是在距被测眼前12毫米处检测到的。这也就是说在规范的验光中得到的只是普通框架眼镜的屈光矫正镜度，要想得到被测者配用的隐形眼镜的屈光矫正镜度，就必须将验光结果转换为隐形眼镜屈光矫正镜度，用于这种转换的公式叫做顶点换算公式。顶点换算公式如下：

$$D_{CL} = \frac{D_E}{1 - dD_E}$$

式中　D_{CL}——隐形眼镜的屈光矫正镜度；

　　　D_E——验光检测的屈光矫正镜度（即框架眼镜的屈光矫正镜度）；

　　　d——验光检测的距离（验光中最后一只测试镜片后表面距角膜的顶点的距离），或普通眼镜镜片后表面距角膜顶点的距离。因这一距离的标准距离为12毫米，故d大多用0.012作为换算的固定值使用。

这里需要说明的是：公式中D_{CL}、D_E均为代数值。属于负镜度的值均须带着符号进行运算。

倘若已经知道隐形眼镜的屈光矫正镜度，要确认普通眼镜大致的屈光矫正镜度，则需要使用下列顶点换算公式：

$$D_E = \frac{D_{CL}}{1 + 0.012D_{CL}}$$

公式中字母的意义与前述公式相同。这里之所以没有使用d，是因为由隐形眼镜换算成的普通眼镜一般要戴用在眼前12毫米的距离。

在上述公式的使用中，应当注意以下3个问题：

① 计算出来的镜度会与实际应当使用的屈光矫正镜度存在一定的偏差，应在遵循屈光矫正原则和数据增减规律的情况下进行适当的调整。

② 对于眼窝较深的人，习惯上是以13.5毫米（0.0135米）作为d值。倘

若进行精确计算的话，应根据实际测定的情况来确定 d 值。

③ 采取这种方法获取的屈光数据，最好经过行走试戴的验证。否则，不宜做为配镜的依据。

【例03】　近视眼单眼的过度矫正

这个题目看起来有点匪夷所思。但是，这样的事情确实在当前验光配镜的实践中存在着。

本案例就是使用这样眼镜的一个人，他一直认为自己处于过度操劳之中，而且其特定的工作性质又决定了他的近距工作特点：必须不断地接触新的信息、在夜深人静的时候从事翻译与写作。

一、案例

某某，男，47岁，国家机关工作人员，担任秘书工作。

对这名被测者进行验光之前，对他进行以下询问工作。

1. 审视、检测原戴眼镜

眼镜镜片表面严重磨损，眼镜镜架的前倾角相对较小，眼镜腿与颞侧贴附紧密。

眼镜的屈光矫正镜度为：

R：$-4.25DS-0.75DC \times 45°$；L：$-4.25DS-0.75DC \times 135°$。

2. 了解被测者的工作状况

白天的基本工作是：言语交流、处理日常事务性工作、搜集和查找资料。

晚上需要从事的工作：中外文字的翻译工作，为与其职业相关的杂志撰写、审阅和修改文稿，起草单位的工作报告等。

工作特征：高强度电脑作业，习惯工作到深夜。

3. 原戴眼镜使用状况

眼镜已配用5～6年时间，初用时没有异常不适感觉。

近两年总感觉眼睛发干，自感比以前更容易感到累（自认为是有些老了的原因，并怀疑可能有老花眼）。

二、屈光检测

应用标准验光程序对被测者进行了检测，并通过确切物理指标的检测与核对，被测双眼的屈光矫正镜度分别是：

R：-3.75DS-0.50DC；L：-4.50DS-1.00DC×123°。

通过试戴镜架对上述镜度进行矫正视力的核对与验证，左、右眼的单眼矫正视力均为1.0（可以对1.2的视标进行初步分辨），双眼矫正视力为1.2。

让被测者在相对较暗的条件下，通过使用电脑进行20分钟的现实的模拟工作检验。被测者无不舒适现象出现。

再次核对上述矫正方案的远用矫正视力，结果：单眼矫正视力1.0，双眼矫正视力1.2。

三、案例分析

1. 被测者屈光矫正镜度的变化

为了使分析的思路更加清晰，这里特将圆柱面镜度略去，只通过球面镜度的变化来对被测者双眼的屈光状况和变化过程进行分析。被测者的右眼的屈光矫正镜度降低了-0.50DS，而左眼增加了-0.25DS。在两只眼睛都具有正常视觉生理功能的情况下，这种双眼屈光矫正镜度的背离性改变是极为罕见的，在这里我们不考虑这种可能性。应当说左眼增长-0.25DS对于一名长期从事电脑写作的人来说是合理的。当我们以双眼屈光度同步改变为前提进行推理的话，当初该案例中的人右眼的屈光矫正镜度为-3.50DS更符合基本规律。这就说明，被测者原戴眼镜中的右侧使用的是1只过度矫正-0.75DS的镜片。

根据上述分析，可以对这副眼镜可以做出判定结论是：右眼负镜度过度矫正。

2. 轻度近视过度矫正对使用者潜在影响

对于过度矫正-0.75DS的这一情况，我们首先得确认这种情况肯定是由验光错误所导致的，其次这种矫正的过度是不正确的。但是，这-0.75DS的过度矫正结果，却在被测者的戴用经历中发生了一种规律性的自觉变化：在原戴眼镜配制之初，被测者在戴用中并无不舒适的感受，但在最近2年被测者在近距工作中，眼睛经常发干、对比较细小的文字更愿在较近的距离进行短暂的分辨，电脑工作30分钟以上会感到半个头顶发闷，夜间工作还经常会出现右侧头顶的钝痛。近2年出现的症状应当就是视觉疲劳症状。这里应当解释以下2个问题：

（1）原戴镜当初为什么没症状　原戴眼镜配制之时，被测者的年龄在

41～42岁，眼的调节潜力相对较大（平均调节幅度为5D），这也就保障了被测者有足够的调节潜力来克服−0.75DS的过度矫正。这就是被测者在配镜当初没有因过度矫正出现症状的原因。

（2）原戴眼镜导致当前症状的原因是什么　当前，被测者47岁，已经接近要出现老视眼症状的时期，此时被测眼的调节潜力明显下降（平均调节幅度为2.7D）。在被测者使用正确矫正镜度的情况下，可以看清晰的最近点约在0.37米，比较理想的近用工作视距应在0.4米左右。倘若使用正确的矫正镜度，被测者就不会有明显的视觉疲劳症状。

但是，被测者戴用原戴眼镜时的右眼处于−0.75DS的过度矫正状态，即被矫正成为"人工远视"状态。由于过度矫正的镜度侵消了被测者的调节潜力，使被测者仅能剩下2D的调节力，所能看到的最近点应在0.5米，这样的距离显然不适宜从事操作电脑的工作。这也正是被测者出现半个头痛症状的原因。

四、专家点评

通过对这一案例的分析，提醒我们：验光质量，不但与被测者即时的戴用效果有关，还会对未来一定时期的使用质量有关。对这种轻度负镜过度矫正所引起的迟发型视觉疲劳，可以将其称为：迟发型潜在性视觉疲劳。这种视觉疲劳的症状特征如下：

① 在本不该发生视近工作困难的年龄，存在类似老视眼的症状。

② 这种症状的发展呈渐进式加重的规律。

③ 倘若单眼矫正过度，其视觉疲劳症状大多表现在过度矫正侧眼部与头部。

④ 在使用正确的屈光矫正镜度时，被测者的症状将会消失（或明显减轻）。

对怀疑存在迟发型潜在性视觉疲劳的被测者，唯一正确的处理方法就是及时给予正确的屈光矫正镜度。

对迟发型潜在性视觉疲劳被测者进行验光时，一定要使被测眼处于正常生理条件的放松状态。否则的话，很难得到准确的矫正数据。不能获取准确的数据也就不能彻底解决这种视觉疲劳的症状，还有可能将自己误导到矫正老视眼的歧路上去。

【例04】 成年人近视眼的过度矫正

当前，在对屈光不正的统计中，经常会看到近视眼占据半数以上的人存在矫正偏差统计结果，而大多数又属于矫正过度。这只是对特定人群进行统计的结果，这种统计结果不一定能（甚至很难）反映我国全部人口眼屈光的真实的比例状况。但是，有一种现实是不可忽视的：近视眼是屈光检测与眼镜矫正中最多见的一种屈光不正。

近视眼的验光与配镜存在的最大问题是：过度矫正。根据走访相关验光配镜的眼镜店铺和配镜中心，这种过度矫正现象约占接受眼镜屈光矫正的1/3。

一、案例

某某，男，40岁，商业服务人员。

被测者自初中时开始戴用近视屈光矫正眼镜。被测者自己回忆第1次配镜后，最初戴用感觉明显头晕，适应时间较长。自第1次配镜后，被测者每2～3年均坚持到原验光师处接受验光检测，每次验光后均新配制眼镜。但每次配镜后，戴用新配眼镜后均需较长的适应时期。

最近1次验光后，新配眼镜在视远方面的适应期仍旧相对较长，但经过2个多月的戴用，对近距离目标进行注视时仍感觉明显的不适应，往往需要在较远的距离才可以使阅读略觉舒适。

根据被测者追忆，最初戴用的屈光矫正镜度约为−1.50DS。

对近期所配制眼镜的检测情况如下：

眼镜为半框合金眼镜架。眼镜架的规格为58□16-140，前倾角为0°，镜片的屈光矫正镜度分别为：

R：−6.25DS−0.50DC×180°；L：−6.00DS−0.75DC×180°。

光学中心距为70毫米。

戴用原戴眼镜远用矫正视力分别为：右眼1.0，左眼1.0，双眼视力1.2。在标准近用距离使用"徐广第—近用视力表"对被测者进行近用视力检测，其近用矫正视力分别为：右眼0.6，左眼0.6，双眼视力0.6。

二、屈光检测

在使用综合验光仪对被测者进行屈光检测中，通过2次红绿试验对球镜度进行精确调整，使用交叉圆柱面镜对圆柱面矫正镜度的轴向、镜度进行精确调整。检测出的双眼屈光矫正镜度如下：

R：-5.50DS-1.00DC×180°，矫正视力1.0；L：-5.25DS-1.25DC×180°，矫正视力1.0。

双眼矫正视力为1.2。

使用上述镜度，应用"徐广第一近用视力表"进行近用矫正视力检测，近用矫正视力分别为右眼0.8，左眼0.8，双眼视力1.0。

双眼视远的光学中心距为：64毫米。

对上述屈光矫正数据进行了行走与阅读试戴，均未发现异常，特别是在看报纸与浏览网页时也没有明显不舒适的感觉。

被测者对新配眼镜的戴用体验：

根据被测者脸型及瞳距数据，建议被测者选用规格尺寸相对较小的眼镜架。被测者最后选择的是一款AQUAPOLIS Titan-P 54□16—140的眼镜架。镜片选择的是一款国产镀膜镜片。根据瞳距与眼镜架的数据，配镜加工设置的数据是两侧镜片的光学中心各内移3毫米。

被测者戴用新配制的眼镜，即获得了理想的注视远距离目标的视觉效果，而且戴用时也未出现习惯上戴用新眼镜的不适应现象。使用新眼镜阅读《参考消息》并未出现难适应的状况。留店阅读赠书《明明白白配眼镜》20分钟，未出现书籍逐渐移远问题。

三、案例分析

本案例在屈光矫正经历方面应属于一种惯性过度矫正的典型案例。本案例中有以下几个问题方面的情况，是很值得验光师在验光实践中给予关注的。

第一个问题：每次新配镜适应期相对较长的原因是什么？

被测者诉说的每次戴用新配制的眼镜的适应期都较长的原因，我们只能根据被测者提供的以下信息来进行推测。

① 被测者最近1次验光配镜所使用的屈光矫正镜度，显然属于过度矫正范围。根据验光检测结果可以确定，过度矫正的数据的确有些偏高（-0.75DS）。

② 被测者的每1次验光，都是在由同1名验光师进行的。这说明在每1次验光时把握的矫正尺度是基本一致的。既然每1次都出现类似的情况，说明这位验光师在把握验光数据方面属于较

"毒"（即在验光中给与过高镜度的惯性模式）一类的验光师。

根据以上两条信息，基本可以确定，每次戴用新配眼镜出现的问题应当属于：因过度矫正，导致被测者被矫正为"人工远视状态"的结果。

第二个问题：最近1次配制的眼镜近用矫正视力为什么会较差？

在戴用新眼镜出现视远的适应期长的问题的同时，也出现视近更难适应的情况，但必定可以在比较远的视距条件下最终还可以勉强作为视近之用。而最近1次所配的眼镜，在阅读时基本就无法使用。原因只有1个：这就是调节力所发生的变化。在年轻的时候眼的调节潜力相对较大，比较充足的调节储备还是可以应付一定程度的过度矫正问题的。但最后1次验光配镜时被测者已经不算年轻（40岁），调节力的生理性减退已经到难于应付过度矫正问题的程度。这就是最后1次配镜历经2个月仍难以适应的根本所在。从矫正结果上看被测者所表现的症状，可以基本肯定是因近视眼的过度矫正，使被测者在注视近距离目标时处于"人工老视眼"状态所致，这种"人工老视眼"也可以称为"过度矫正性老视眼"。

第三个问题：造成长期接受过度矫正的原因是什么？

造成被测者长期处于过度矫正状态的可能原因有两个。这两个原因是被测者本身的客观原因和验光师在检测中的主观原因。

（1）被测者自身的客观原因　被测者眼的调节张力相对较高，能够在一定程度上接受过高的近视屈光矫正镜度。对不适宜的屈光矫正镜度的适应力相对较强。

（2）验光师检测的主观原因　验光师存在的问题可能有以下3个方面：

① 对初检的屈光矫正镜度，缺少使用必要手段进行验证与核对性的检测。

② 验光时间相对较长，对镜度调整试验性操作的控制不清晰。

③ "经验"对现实验光的束缚：仍想通过相对较长的戴用时间来解决眼镜的"适应"这一问题。

四、专家点评

通过这一案例可以明确以下2个问题。

1. 近视眼过度矫正的危害

给中年被测者带来的不适应症状比青少年要复杂得多。具体表现是：既有注视远距离目标的症状，还会有无法克服的注视近距离目标困难的视觉症状。

但近视眼的过度矫正给青少年带来的危害要比成年人要严重得多。本案例中的被测者从初中到今天增长近视屈光矫正镜度超过-3.00DS，从屈光生理的发展看应属于发展较快的。这与被测者长期戴用过度矫正眼镜，在近距离工作中需要承担更多的调节负荷是具有一定关系的。这是需要验光师极为负责任对待的一个问题。

2. 近视眼过度矫正的处理

近视眼的过度矫正的唯一处理方法就是：立即停止使用过度矫正眼镜，尽快重新验光取得正确的屈光矫正镜度，重新配制一副具有正确屈光矫正数据的眼镜。

倘若中年被测者是第1次接受这种过度矫正，除明显的不适应症状之外，造成的不良影响是微乎其微的，只要重新验光取得正确的屈光矫正镜度，重新配制一副眼镜就可以解决问题。

近视眼的屈光矫正最忌讳的就是过度矫正。因此，对于青少年被测者戴用新的眼镜适应时间较长，尤其是阅读写字时不舒适更加突出时，就应当考虑眼镜存在过度矫正可能性的问题，应当及时进行重新验光，对确有过度矫正问题的被测者一定要重新配镜。应当说，利用"适应"来解决近视眼过度矫正问题的做法，对人眼屈光的生理发育与发展是很不道德的一种做法。

【例05】双侧双高型近视性屈光参差双眼矫正不足

在对高度参差性屈光不正的矫正中，一般都会以"双眼±2.50D"这一理论约定数值作为落实双眼理想视像的重要依据。但是，当将这一理论数据视为千古不变的法则时就会发生问题，有的屈光参差者会因为在配镜中被严格遵守这一"双眼±2.50D"约定，最终使戴镜者丧失了获得更加敏锐双眼视觉功能机会。

本案例介绍的是一名双高性近视性屈光参差被测者，"双侧双高型近视性屈光参差"这个称谓在过去的文献资料中尚未出现过，在此特将这一种类型的屈光不正定义如下：

屈光参差量超过 ±2.50D、双眼均为高度近视的屈光参差就是双侧双高型近视性屈光参差。

倘若被测者仅为单眼为高度近视而屈光参差量超过 ±2.50D，则应称为单侧双高型近视性屈光参差。

在此，特介绍对这一例"双侧双高型近视性屈光参差"验光配镜的体会。

一、案例

某某，男，27岁，外事部门的翻译。

自小学三四年级开始戴用近视屈光矫正眼镜。最初眼镜的屈光矫正镜度约为300多（具体镜度不详）。被测者所配的眼镜在使用2～3年后都会重新验光并配镜。被测者对自己整个配镜的经历的体会是：总感觉自己视力下降的幅度比别人大，看远的效果总不如看近。每次验光屈光矫正镜度都有变化，而且幅度都比较大，每次验光中的变化幅度都让他的父母难于理解。自己感觉近期工作可能过于紧张，总觉得眼睛有点跟不上工作的节奏。

对原戴眼镜检查的情况：眼镜架为全框合金镜架，眼镜连接部有轻微变形，左、右镜平面略有偏差，眼镜腿的弯点略显靠后。

镜片的屈光矫正镜度分别为：

R−9.00DS；L−10.50DS。

解疑释惑问答要点：被测者的屈光状态可能属于双高型高度屈光参差，长期戴用明显屈光矫正不足的眼镜，极可能是导致近视程度发展速度较快的原因。使用合理的屈光矫正镜度的眼镜，有可能会减缓未来的发展速度。

二、屈光检测

1. 屈光检查

（1）原戴眼镜的矫正视力状况

R：0.8⁻；L：0.4⁻；双眼视力：0.8。

（2）常规验光　按常规验光方法对被测者进行屈光检测，检测结果如下：

R：−10.50DS−0.75DC×180°，矫正视力为1.0。L：−14.25DS−0.50DC×180°，矫正视力为1.0。双眼同视矫正视力为1.2。

（3）**双眼视功能** 通过设置上述矫正镜度的综合验光仪对被测者进行了"方框对合试验"的检测，在双眼使用正交偏振镜片的条件下，双眼视像的大小存在一定差异（＜3.5%）。在不使用偏振镜片时，令被测者快速交替使用左、右眼注视"方框对合视标"，并比较双眼视像的大小，未发现双眼视像大小有明显的差异。

2. 行走试戴

（1）**初次试戴与镜度调整** 应用上述镜度进行第1次行走试戴，试戴中被测者感觉视物略显小，视物清晰。对物体的立体形态的判断比原戴用的眼镜有明显改善。感觉左眼的分辨力稍高于右眼。

对上述镜度进行镜度调整尝试，对右眼的散光度进行梯次降度尝试，被测者对降低 -0.50DC 有比较明显的感觉，对降低 -0.25DC 没有明显的反映。对被测者的左眼也进行了梯次降度尝试，被测者对降低 -0.50DC 没有比较明显的感觉。根据这样的调整，在综合验光仪上设置屈光矫正镜度如下：

R：-10.50DS-0.50DC×180°；L：-14.25DS。

对上述屈光矫正镜度进行双色试验核对，右眼双色试验正常，左眼感觉红色背景的数据相对比较模糊。调整左眼镜度到 -14.00DS，双色试验正常。此时矫正视力分别为：

R：-1.0；L：-1.0⁻；双眼矫正视力：1.2。

（2）**再次行走试戴检验** 对再次检测的屈光矫正镜度进行第2次行走试戴。试戴中感觉出左眼分辨力略有降低，其他方面没有明显改变。

被测者在使用这一试戴镜度的情况下，进行电脑网页的搜索，被测者没有不适症状发生。

建议被测者使用高折射力镜片，考虑原戴眼镜使用的是1.523的光学玻璃镜片，因此首推折射率为1.56的树脂镜片。镜度推荐使用第2次试戴的屈光矫正镜度。

3. 被测者取镜与调整

（1）**核对眼镜**

① 眼镜架的品牌、规格。

② 镜片的屈光矫正镜度和光学中心的位置。

③ 装配质量等。特别是要核对双侧镜片的屈光矫正镜度、光学中心的位置。因为，高屈光矫正镜度情况下，镜度、光心稍有偏差就会导致比较严重的三棱镜反映。

检查核对无误，交付眼镜实际戴用。

（2）**被测者戴镜体验** 视觉分辨力和双眼视觉状况与验光时基本相同。但是，自我感觉左眼似乎有些变小，自觉不太好看，希望予以适当调整。告知被测者，左眼屈光矫正镜度较高，略显小些是正常的。经过适当调整，顾客觉得两眼的大小已经大体接近。

三、案例分析

1. 两个为什么

本案例在戴镜经历方面，值得验光师探究的问题有以下两个。

（1）**被测者"看远的效果总不如看近"是为什么** 在被测者陈述中关于"看远的效果总不如看近"这句话，是有必要给予关注的。这很可能提示：被测者一直在使用比较低的屈光矫正镜度的眼镜。而这种长期的矫正不足的原因，与验光师出于某种矫正理念，或是与家长达成某种约定的结果所致。

通常情况下，近视性屈光矫正不足，不会导致近视发展加快，倘若处理得好，还可能会将屈光的发展控制在正常生理的范畴。本例中被测双眼的矫正不足并不均等，这就导致了左、右眼在调节与集合方面处于长期失衡状态，调节与集合的负担也随之而增大。这可能就是被测者屈光矫正镜度增长较快的真正原因。被测者主诉中并没有相关矫正理念与约定内容，因此这种调节与集合失衡导致近发展加速只能是一种推测，还有待更多相似案例的证明。

（2）**眼睛为什么跟不上工作的节奏** 本案例中的被测者是一例双高型屈光参差，原戴眼镜存在明显的矫正不足问题，而以左眼更为明显（3.75DS），这也就是说，即便戴上眼镜，左眼的远点约在眼前的27厘米（明显低于正常的与电脑视屏的距离），而右眼的远点约在眼前的67厘米。使用这样的眼镜进行电脑操作，右眼进行一定的调节才会和左眼一致，这种双眼同视状态下的单眼调节增大的视觉状态应当是很困难的。两眼的调节力的不均衡必然会导致高负荷工作时的视觉疲劳，也就是被测者所说的"眼睛有点跟不上工作的节奏"的感觉。

2. 关于屈光参差矫正的原则

对待屈光参差的矫正，通常情况下以尽可能控制在 ±2.50DS 为基准。对于高于这一数值的屈光参差应当如何处理，一般均应酌情而定予以介绍。当然，倘若屈光参差矫正的比较早，通过戴用矫正眼镜有可能实现较好的双眼视觉。问题在于，矫正比较早，到底早在什么年龄，而实现较好双眼视觉，又需要具备什么样的条件。这两个方面的内容在书中的描述，大多采取比较模糊的语义进行说明。在此，谨依本案例被测者的现实来对屈光参差的矫正年龄进行说明。

通过本案例，至少可以确定：27岁的双高型近视性屈光参差，在使用完全屈光矫正镜度的情况下是可以实现良好的双眼视觉的。当然，这一案例也涉及更深入的问题：

① 屈光参差矫正原则到底应当是什么？

② 这个原则又与屈光参差定义的关系是怎样的？

基于对本案例前述两个问题的探究和认识，我们仅就这2个问题给予探索。

（1）屈光参差的矫正原则 屈光不正的最高矫正原则，应当是实现高质量的双眼视觉。当然屈光参差也不例外。只有在不能实现高质量的双眼视觉之时才会考虑适当降低矫正标准。屈光参差的矫正标准自上而下依次可以分为以下4个级别：

① 使用完全屈光矫正镜度实现高质量的双眼视觉。

② 可以承受不影响日常分辨力的低质量双眼视觉。

③ 不排除中距离干扰现象的双眼交替矫正视力。

④ 给予完全矫正镜度以解决单眼矫正视力（在存在难矫治弱视时）。

本案例原戴眼镜为什么要降低双眼的屈光矫正镜度呢？可能是因屈光参差值太大，验光师想通过高的降、低的加的方式来达到双眼屈光矫正镜度更为接近的目的。当然这种推测是建立在被测者上一次验光结果低于−9.00DS的假设上。只有在这种假设曾经是现实的情况下，原戴眼镜的矫正结果才能有"道理"；否则的话，这种处理方法就一点道理都没有。

（2）原则与屈光参差定义的关系 矫正原则就是矫正原则，定义就是定义，两者是不能硬性搭配的。

定义是针对特定的屈光不正形式，超过某一界限（±2.50DS）更可能发生双眼视觉异常的屈光参差称为病理性屈光参差。定义并未给出超过某一界限就不能实现双眼视觉这样的结论。

而矫正原则是要使戴镜者获得最好的矫正结果。显然，也不会说病理性屈光参差就不应当获得良好的双眼视觉。

这也就是说，矫正原则、屈光参差定义实际相互联系又是各自独立的。相互联系表现在都是屈光参差性屈光不正的表述，而各自独立则表现在：定义概念是为了定性，矫正原则是确定矫正的结果。因此，屈光参差的定义与矫正结果并不存在严格的对应关系，以定义中的内容打包矫正原则是不正确的。

四、专家点评

屈光参差的矫正，是屈光矫正实践中经常会遇到的情况，在对屈光参差进行实际矫正实践中，一定要做好两个方面的工作，具体内容如下。

1. 屈光检侧

要想在屈光矫正中使屈光参差者获得最佳的矫正效果，首先就得做好验光工作，就一定要在验光中做到以下4点：

第一，要解除过去的"经验"概念的束缚；

第二，一定要进行双眼视功能的检测；

第三，注意镜度调整与双眼视功能检测结合；

第四，与被测者进行矫正原理、视觉感受方面的充分沟通，并给予必要的解疑释惑。

双眼视功能的检测项目，主要是指双眼视像大小的比对检测和双眼融合功能的检测。本案例中被测者，两眼的视像的确存在着大小的差异，但是在双眼同视的情况下又不存在同心复视的问题，这说明被测者有比较良好的双眼融合力。

当双眼屈光参差的参差值比较大的时候，还必然会存在潜在性的视近隐斜视的问题。因此，验光师有责任对被测者使用眼镜的方法给予必要的指导和建议。

在行走试戴与镜度调整中，应把握住以下2个概念：

① 球镜度变化对视像清晰程度的影响比较明显；

② 柱镜度0.25DC的变化基本不会影响视像的清晰程度。

在进行镜度调整时，应尽可能预先设计好再调整，否则时间一旦拖长、反复性操作增多，被测者的精细分辨力就会发生迟钝，一旦反应迟钝验光就很难再有效进行下去。

2. 配镜

配镜方面应当注意眼镜架与眼镜片的选择。

（1）眼镜架　眼镜架的形式可以选择全框型或半框型，既可以选择金属镜架，也可以选择非金属镜架。倘若，被测者选用的镜片为低折射率的则以选择非金属眼镜架为宜。假如被测者选用高折射率镜片，可以考虑选则半框眼镜架（远视性屈光参差除外）。

不论使用哪一种类型的眼镜架，都应当注意选择的规格应尽可能与被测者瞳距的大小适宜。过宽的眼镜架会影响戴用的外观效果。

从眼镜架的规格尺寸而言，应建议选择大小适当的眼镜架。倘若眼镜架过大，双眼侧视时镜片周边视野的像差会相对较大，这既会影响眼镜的视觉效果而且有可能会使新眼镜的适应期延长。

（2）眼镜片　从镜片的选择来说，不管是戴眼镜的人，还是卖眼镜的人，都希望使用折射率尽可能高的超薄镜片、超超薄镜片。在换用不同折射率镜片时，一定要考虑到被测者对不同折射率镜片色散的适应性问题。就总体而言，树脂镜片比玻璃镜片的色散要大；镜片的折射率越高，其色散的程度就越大。

本案例中的被测者原使用的是1.523的玻璃镜片，倘若换用折射率1.67，甚至是折射率1.74的镜片并非绝对不可以。但是，一旦换用折射率这样高的眼镜片，镜片的色散可能会导致被测者戴用的色散边缘效应及视觉分辨程度的下降。因此，大幅度提高镜片的折射率，对这名"双侧双高型近视性屈光参差"被测者应当是不适宜的。为了使被测者能够在获得比较理想的屈光矫正效果基础上使用高折射率镜片，初步制定的镜片折射率选择方案是：逐步提高，最终目标是：可以考虑使用折射率1.74的树脂镜片。

【例06】 近视眼低度矫正不足对视觉分辨心理域度的影响

在当前屈光矫正实践中，不论是验光师还是被测者，都有一种在一定程度上趋于矫正不足的矫正趋势。这种方法源于矫正者和被测者期望屈光矫正镜度今后不再增加的愿望。这种愿望毫无疑问是美好的，但这种愿望只能是一种愿望而已。我们通过以下几个案例来分析这种矫正不足的利弊。

一、案例

以下3名皆为近视眼，其中前两名为中度近视眼，后一名为轻度近视眼。3名近视眼均为北京市某中学同一班的学生，3个学生的基本学习成绩在班级属于中等。3人的屈光矫正史、屈光检测及矫正以及矫正后随访的基本情况简介如下。

1.屈光检测与行走试戴

案例1：

张某，男，16岁，原戴眼镜为2年前所配制，眼镜的屈光矫正镜度如下：

R：-2.50DS-0.50DC×180°，矫正视力为0.8；L：-2.25DS-0.50DC×180°，矫正视力为0.8；被测者双眼矫正视力为1.0。

在对被测者实施裸眼雾视处理后，进行规范屈光检测。即时检测屈光矫正镜度如下：

R：-3.00DS-0.50DC×180°，矫正视力为1.0；L：-2.75DS-0.50DC×180°，矫正视力为1.0；被测者双眼矫正视力为1.2。

经在模拟生活环境条件下的行走试戴及阅读观察，未发现异常的视觉不适应现象。建议按上述屈光矫正镜度进行配镜。

案例2：

李某某，男，16岁，原戴眼镜为1年前所配制，眼镜的屈光矫正镜度如下：

R：-1.75DS，矫正视力为0.6；L：-1.50DS，矫正视力为0.6；被测者双眼矫正视力为0.7。

在对被测者实施裸眼雾视处理后，进行规范屈光检测。即时检测屈光矫正镜度如下：

R：-2.50DS-0.75DC×180°，矫正视力为1.0；L：-2.00DS-0.50DC×180°，矫正视力为1.0；被测者双眼矫正视力为1.2。

在模拟生活环境条件下的行走试戴中，被测者感觉看东西太清晰、有因太亮稍觉刺眼的感觉。对被测者进行阅读考察，未见异常。经向家长了解知悉：被测者自戴用眼镜之初遵循的矫正方案是：配用低于屈光矫正镜度-0.50DS的眼镜。

对被测者的双眼各降低屈光矫正镜度-0.50DS进行行走试戴，其单眼的矫正视力均为0.8，双眼矫正视力勉强达到1.0。原试戴中出现的太清晰、过量刺眼的感觉完全消失。阅读试戴未发现明显变化。

经与家长交流、沟通，家长仍坚持要求按降低屈光矫正镜度-0.50DS矫正方式配镜。因此，特将双眼的球面镜度各降低-0.50DS进行配镜。

案例3：

王某某，男，16岁，原戴眼镜为4年前所配制，眼镜的屈光矫正镜度如下：

R：-1.25DS-0.50DC×180°，矫正视力为0.6；L：-1.00DS-0.50DC×180°，矫正视力为0.5；被测者双眼矫正视力为0.6。

在对被测者实施裸眼雾视处理后，进行规范屈光检测。即时检测屈光矫正镜度如下：

R：−2.50DS−0.50DC×180°，矫正视力为1.0；L：−2.00DS−0.50DC×180°，矫正视力为1.0；被测者双眼矫正视力为1.2。

经在模拟生活环境条件下的行走试戴及阅读观察，未发现异常的视觉不适应现象。建议按上述屈光矫正镜度进行配镜。

2. 屈光矫正随访

对上述3个案例分别在半年、1年后进行了随访。基本情况如下：

案例1：屈光检测屈光矫正镜度没有明显变化，学习成绩在班级中的层次略有上升。

案例2：半年随访检查屈光矫正镜度有疑似变化趋势，1年后检测矫正视力：单眼为0.7，双眼为0.9。对被测者再次进行屈光检测，发现双眼屈光矫正镜度均有下降，而以右眼更为明显（−0.50DS）。学习成绩在班级中基本维持原状。

案例3：两次随访复查均未发现屈光矫正镜度有明显变化，该名被测者的学习成绩已经持续保持在班级中的前10名之内。

二、案例分析

在当前近视眼屈光矫正实践中，经常会遇到家长、孩子验光以后，主动提出降低一定程度屈光矫正镜度（一般以降低−0.50D最为多见）的要求。当然孩子的这种要求很大层面上是受到家长的影响。那么，这种降低屈光矫正镜度的做法对不对，是否有它的科学道理，并没有非常明确的说法。通过上述案例介绍，有以下几个问题值得验光师以及戴眼镜的人进行思考。

1. −0.50DS的矫正不足能看多远?

当被测者为−0.50DS的近视眼（或−0.50DS矫正不足）时，其视觉的精细分辨能力应在眼前2米，2米以外的目标将无法获得清晰的视像。按使用一定程度正镜效度屈光矫正镜度可以起到预防控制近视眼的基本道理来看案例2的处置，这种矫正不足应当是有益的。但是为什么，偏偏是这一例发生了问题呢？这是值得探讨的。

当只能看清2米处的目标时，其视力仅能达到0.8，这样的视力状态对自理生活是没有任何问题的。但是，对需要通过视觉获得大量信息的青少年而言，不利的影响显然是存在的，这种影响到底有多大现在还不是很清楚。通过上述3个案例矫正实践，尽管还不能百分之百的肯定学业成绩与配镜质量有怎样的关系，也就是说配镜质量与配镜后的学业成绩变化的规律还不是十分清晰。但是，这三个案例，至少可以说明：矫正视力质量和学业成绩的关联还是存在极大可能性的。因此，在未证明-0.50DS矫正不足具有现实意义的情况下，这一屈光矫正方案还是以不用为妥。至少可以确认：-0.50DS矫正不足必定会降低通过视觉获取的信息质量，对需要高效获取客观世界信息质量的青少年来说还是有一定不利影响的，影响到底有多大还不是很清楚。

2. 低度凸透镜的使用

关于降低屈光矫正镜度以实现预防、控制近视的做法，这是基于徐广第先生低度凸透镜可以预防、控制近视的原理。在这里须说清楚两点：

（1）**使用的距离**　徐广第先生推荐使用低度凸透镜用于近视眼的预防和控制的方法，是特指在近距离工作时使用这种方法，而非指注视远距离目标。在注视远距离目标时，用这种方法就会使被测者无法看清楚目标。远距离目标看不清楚，被测者是无调节力可以使用的，倘若又必须看清楚目标，只能缩短距离。在距离缩不短的情况下，那就只剩下焦急的心理情绪和生理适应的高张力状况，这极有可能就是矫正不足导致案例2近视眼仍在发展的原因。

（2）**凸透镜的程度**　徐广第先生推荐使用低度凸透镜，是需要联合应用基地向内的三棱镜的。所谓低度凸透镜是专指：在看近距离目标时，使用一定程度的近用附加正镜度。当前认为，这种附加正镜度应在+1.00～+2.00DS这一范围。而单纯降低-0.50DS球面镜度（即增加+0.50DS）的做法，既违反了近用正镜附加基本原则，而且正镜附加的量也明显不够，同时也为联合使用基地向内的三棱镜，因此也不会产生预防、控制近视眼发展的作用。

三、专家点评

当前，在配戴眼镜对眼的影响方面还存在着一些华而不实之辞。例如戴某种眼镜会使近视眼不再发展，戴某种眼镜可以降低近视眼的屈光矫正镜度等。

客观地讲，眼镜的作用就是将近视眼的视线进行负集合的处理，使近视眼在无调节条件下的视线聚合点远移到无限远而得到修正，从而达到看清无限远目标的目的。在这种情况下，我们的眼本身并没有发生任何改变，眼镜怎么就能干扰到眼的生理发展进程呢？而戴眼镜能治疗"假性近视"，戴眼镜保证近视不发展和能降低近视程度的确是近视眼人的最美好期盼。应当说，至今能用有力的证据证明可以控制眼睛屈光生理发展的用具还没有出现。

就当前已经知道的医学知识而言，减少近距离高强度用眼是防止屈光生理发展加速的唯一有效方法。北京地区在验光一线工作的绝大多数验光师认为：需要近距离高强度用眼的20岁以下的青少年学生，在从事近距离工作时应用低度凸透镜联合适当基地向内的三棱镜，对保持眼的正常发育速度的作用是唯一有效的方法。而对25岁以上的成年人，这种预防与控制方法几乎无效。

【例07】 屈光参差性高度近视眼的双向偏差性参差矫正

在屈光不正被测者中，高度近视性屈光参差还是相对比较少的，而对这样的屈光不正被测者的屈光矫正虽然没有成为屈光矫正中的难题，但是配镜后出现问题的并不少。在此，谨介绍一例高度近视性屈光参差在矫正镜度存在明显偏差的案例。

一、案例

贾某某，女，57岁，教师。

1. 被测者的症状与屈光矫正经历

双眼均有飞蚊症，自感右眼视力较差，阅读时间略长感觉左侧头痛。对眼前目标距离的判断经常出现偏差。

自小戴用屈光矫正眼镜，初中时两眼的屈光矫正度相差 ±0.75DS，以后两眼屈光参差量逐渐加大。被测者的验光经历中有圆柱面镜度不稳定现象，呈现有时有、有时无的现象（由同1名验光员检测）。原戴镜是在3～4年之前在某眼镜公司配制的，不戴眼镜看不清远处的目标，戴上眼镜又感到把握身边物体经常出现位置偏差。

2. 原戴眼镜检查

全框合金眼镜架，眼镜架的镜面角约为−10°，前倾角＜10°，左右侧镜腿偏差角＞5°，眼镜铰链的连接均比较松弛。左右眼镜片的镜度分别为：

R：−10.25DS；L：−9.25DS。

眼镜的光学中心距为：65毫米。

右眼矫正视力：0.6；左眼矫正视力：0.8，双眼矫正视力：0.8−。使用两单元偏振立体视标进行立体视觉检测，距离感觉基本不存在。

二、屈光检测

1. 初检

使用电脑验光仪进行初步检测，双眼的屈光矫正镜度如下：

R：-11.25DS-0.50DC×56°；L：-8.25DC-0.25DC×125°。

2. 使用综合验光仪进行检测

检测中发现被测者双眼对圆柱面镜度的视觉反应并不敏感。检测中确认左、右眼的屈光矫正镜度分别为：

R：-11.25DS，矫正视力为0.8。L：-8.25DC，矫正视力为0.8。双眼的矫正视力为1.0。远用瞳距：61毫米。

使用上述屈光矫正度进行两单元偏振立体视标检测，距离感清晰。

对上述镜度进行行走试戴，被测者感觉景物清晰明亮，物与物之间的境界清晰。经与原戴眼镜对比，自诉戴用原戴眼镜时的深径觉明显较差。

三、案例分析

在本案例中，有两个问题是值得探讨的，这两个问题就是：镜度偏差问题和矫正视觉质量问题。

1. 镜度偏差问题

原戴眼镜存在明确的屈光矫正镜度的偏差：左眼少-1.00DS，右眼多-1.00DS。这种双眼异向的屈光偏差应当不是屈光检测发生的偏差，而是验光师在制定矫正方案时主动调整的结果。被测者双眼屈光矫正镜度的参差值已经达到±3.00DS。依照眼屈光学的经典理论，双眼屈光参差量≥±2.50DS时，视觉中枢就没有办法实现双眼视觉。验光师在制定矫正方案时，就是以这一概念为依据对被测者双眼的屈光矫正镜度进行了调整，这就是R：-10.25DS，L：-9.25DS的镜度产生过程。

这里应说明两点。

（1）屈光参差镜度调整的条件　对屈光参差被测者进行屈光矫正镜度调整，一定要掌握双眼视觉条件。只要被测者使用检测出来的屈光矫正镜度可以获得明确的立体视觉，就不应当进行屈光矫正镜度调整。倘若被测者使用检测出来的屈光矫正镜度不能获得明确的立体视觉，而且还存在双眼的视觉干扰，这就应当对检测出来的屈光矫正镜度进行核对与调整。

在屈光矫正实践中，人们已经知道：±2.50DS只是一个理论推定值，并非是绝对的数据。只要屈光参差者能比较早的接受屈光矫正，屈光参差量≥±3.00DS还是可以实现满意的双眼视觉，屈光参差量≥±4.00DS实现较理想双眼视觉的在屈光矫正实践中也是客观存在的。

（2）屈光参差镜度调整的方法　对屈光参差量的调整，还有一个方法上的问题。本案例为近视眼，从屈光矫正原则而言，应当是：使用最低的矫正镜度，获得最佳的矫正效果。但原戴眼镜的调整方案，不管是左眼还是右眼，都是以牺牲这一条件作为代价进行调整的，应当说这样做是不正确的。需要调整的话，近视屈光矫正镜度也是只能向低镜度调整，绝不可以向高镜度调整的。倘若该案例的确需要调整的话，只能是降低右眼的屈光矫正镜度，调整的幅度可以酌情而定。

2. 矫正视觉质量问题

本案例在使用原戴眼镜时，经常会出现对物体位置判断失误的现象。这说明被测者在戴用原戴眼镜的深径觉较差。深径觉较差者的立体视觉也必然相对较差。这是原戴眼镜对被测者视觉最不妥当出之结果。这两种视觉功能的不良对被测者在现实生活中规避危险的机能也必然会有所下降。验光师在制定屈光矫正方案时，一定要将尽可能保持与增强被测者良好双眼视觉能力作为基本原则，作为提高戴眼镜者生活和工作质量重要的手段。

四、专家点评

对案例有关屈光矫正参差量由约±0.75DS发展到今天±3.00DS的经历，还是有一定研讨价值的。从右眼矫正视力相对较差者一点出发，在被测者屈光矫正经历中这只右眼极有可能是被当作"轻度弱视"来处理的。这在注视不同距离的目标时就会出现新的问题。

注视远距离目标：左眼的过度矫正形成了"人工远视"。在年轻时通过增大调节力，这种"人工远视"还是能够克服的。而右眼则处于矫正不足的状态。这就使右眼不能接收到清晰视像的刺激。

注视近距离目标：可能存在以下3种情况。

① 左眼通过增大调节力看清近距离目标时，而右眼使用同样的调节力就会出现过度调节。

② 采取双眼兼顾的方式进行眼的调节，右眼的调节负荷也会相对较大。

③ 倘若以右眼为准进行调节，左眼就无法看清目标。

从被测者主诉的情况，被测者使用原戴眼镜注视近距离目标情景应属于第①种、第②种情况。正是长时期右眼注视近距离目标调节负荷高张力状态，这可能也使右眼视细胞长期处于不清晰的失焦——即视觉最佳刺激被剥夺的状态，这应当是最终导致被测者右眼屈光矫正镜度发展速度比左眼更快的这种特殊现象的根本原因。当然，这只是一种理论上的推导，但这种情况的确值得临床屈光矫正工作者给予极大的注意。

对于屈光参差验光中镜度调整上一定要注意以下两点：

① 近视镜度只能降低，不可以增加；

② 近视镜度的降低幅度，应以被测者的双眼视效能和舒适程度为基础。

【例08】 重度近视眼降度矫正仍难以适应伴近距工作困难

高度近视眼是近视性屈光不正中是相对比较少见的一种类型。对这样的屈光不正在验光中应当注意哪些问题，在屈光检测中又会有哪些主观反应等问题，使用眼镜矫正的话应当设计什么样的矫正方案，这些问题都没有非常确切的答案。这里介绍的就是对一例重度远视眼在1年时间内接受屈光检测与眼镜矫正的历程。

一、案例

某某，女，30岁，档案管理员。

自小远、近视力非常不好，曾经接受过验光，也配过眼镜。但因眼镜不合适始终没正式戴用过眼镜。最近，因单位体制改革，要调整人员配置，自觉压力很大，特来咨询提高视力的方法，期望能得到一些帮助。

二、屈光检测

1. 裸眼视力检查

在明视条件下，对被测者的裸眼视力进行了检查，双眼远用裸眼视力均为0.8。在8厘米视距条件下的近用视力表视力均为0.9。

2. 电脑验光仪检测

电脑验光仪检测双眼的屈光矫正镜度如下：

R：−12.00DS；L：−11.00DS。PD：64毫米

3. 综合验光仪检测

将电脑验光仪检测的屈光矫正镜度设置在综合验光仪上。

（1）检影核对 在综合验光仪上窥孔中置入R（检影）镜片，对被测者的双眼的屈光矫正镜度进行检影核对。经核对，双眼的屈光矫正镜度没有偏差。

（2）主观检测 首先对被测者进行单眼屈光检测，双眼的矫正视力均为0.7。使用红绿试验进行屈光矫正镜度核对，双眼都对绿背景下的字符稍觉清晰一些。双眼矫正视力为0.7。

在同样镜度条件下，以徐广第《标准近用视力表》检查近用矫正视力。在标准检测距离进行检测，单眼矫正视力均为0.9，双眼矫正视力为1.0。

4. 行走试戴

（1）第一次行走、阅读试戴 被测者感觉远距离目标清晰度明显提高。对5m注视距离的动态目标（行驶中的汽车）进行观察，感觉有明显头晕、恶心的感觉。对近距目标观察也觉清晰，对近距动态目标（网页快速移动）观察头晕明显。感觉难以适应。

以每次降低-1.00DS的幅度对屈光矫正镜度进行尝试性调整。

（2）继续行走、阅读试戴 第二～四次行走、阅读试戴的镜度如下：

第二次试戴镜度	第三次试戴镜度	第四次试戴镜度
R：-11.00DS	R：-10.00DS	R：-9.00DS
L：-10.00DS	L：-9.00DS	L：-8.00DS

对上述二～四次试戴镜度依次进行试戴。试戴中，对上述3组矫正数据均有注视动态目标头晕的感觉。而以第四次试戴镜度感觉相对比较轻微。

使用第四次试戴镜度获得的单眼矫正视力均为0.5，15厘米近用矫正视力为0.9。

5. 配镜安排

向被测者讲清屈光不正的状况：高度屈光不正，最终矫正效果可能会低于1.0。

屈光矫正试戴中所呈现的动态注视中的头晕、恶心，应当与初次戴用高度屈光矫正镜度视觉生理难以适应有关。

这样高的屈光矫正镜度，可能需经过二～三次配镜才可能达到相对比较理想的矫正效果。

协助被测者挑选适用的眼镜（48□18）。按第四次试戴的屈光矫正镜度定制眼镜1副，加工中应注意以下2点：

① 两侧镜片的光学中心各内移1毫米；

② 将镜面角调整为180°。

建议被测者在日常生活与工作中一定坚持戴用眼镜。

6. 随访

（1）**第一次复查** 半年后，被测者来复查，告知已被单位留用。

主诉初戴眼镜时的不舒适感觉已经完全消失。检查被测者的屈光矫正镜度及相关数据，均没有变化。对被测者所使用的屈光矫正镜度进行调整尝试。

第1修正方案：将双眼屈光矫正镜度各增加-1.00DS，双眼的远用矫正视力均为0.6，20厘米近用矫正视力为0.9。

第2修正方案：将上述屈光矫正镜度再各增-1.00DS，双眼的远用矫正视力均为0.7，25厘米近用矫正视力为0.9。

第3修正方案：将屈光矫正镜度再各增-1.00DS，双眼的远用矫正视力均为0.7，25厘米近用矫正视力为1.0。

通过行走试戴，对上述3个修正方案进行戴用比较。试戴第1修正方案基本没有不舒适感觉。试戴第2修正方案感觉有轻微头晕感觉，尤以注视动态目标更为明显，但比上次初戴眼镜时的感觉要轻。试戴第3修正方案感觉眩晕明显，视物时有变小的感觉。

根据复查中对3个修正方案的试戴反应，建议被测者以第2修正配用新的眼镜。并向被测者特别说明以下3点：

① 第2方案已经可以满足对司机视觉的要求，因此完全可以适应生活、工作对视觉的基本需求。

② 如果戴用第2修正方案屈光矫正镜度后，经过一定时间的适应，矫正视力有所提高的话，可以再次予以修正。

③ 如果戴用第2修正方案屈光矫正镜度后，经过一定时间的适应，矫正视力不再有新的变化，再配新眼镜就没有实际的意义，就没必要再配新眼镜。

被测者根据建议定制右眼为-11.00DS，左眼为-10.00DS，光学中心距为64毫米的眼镜1副。

（2）**第二次复查** 复查被测者矫正视力没有新的变化，建议被测者继续使用。

三、案例分析

本案例在屈光方面有2个最突出的特点：①被测者的屈光不正程度较高；②视近困难是以视距的缩短更为突出。

1. 对"不合适"眼镜的猜测

被测者也曾验过光、配过眼镜，但戴用不合适。为什么不合适，这就是值得探索的东西。对于这样高的屈光矫正镜度，任何一名验光师都清楚一定要予以降度配镜，而且也一定清楚是降到被测者可以耐受的程度。但是"不合适"还是出现了，造成这一现象的可能有以下几个方面。

（1）验光师没有向被测者说明道理，或因话语说得太过专业而导致被测者没听懂。

（2）验光应当不会有问题，但验光与配镜两项工作脱节，使合格的眼镜产生了不科学的矫正效果，这可能会与以下三个因素有关。

① 眼镜架过于宽大，加工中未作光学中心移动处理。

② 眼镜两侧镜片的镜平面不一致。

③ 眼镜架过于宽大，未对镜面角进行必要调整所致。

（3）对眼球运动在高屈光不正矫正的影响作用估计不足，忽视或没有给予被测者有效的戴用指导。

到底是哪一种情况造成了"不合适"，我们已经不能准确判定了。但在高度屈光不正矫正中，以上因素对矫正效果的影响显然是不可以被忽视的。

综上所述，可以肯定地说：对于高度屈光不正的矫正中的"不舒适"仅通过合理的降度处理是不够的，还必须将各个环节的工作高质量的整合在眼镜上，同时更要注意有效的言语沟通并给予有效的戴用指导。

2. 视近困难的形式问题

在屈光学中只要说到阅读困难，一定是阅读距离的增大，最典型的表现形式就是老视眼伸长手臂看书、报的姿态。但是在本案例中，被测者视近的距离只用8厘米，在这样的距离阅读显然也不是一件轻松的事情，也不太容易能达到长时间阅读的效能，应当说这也是一种尚未被广泛注意的阅读困难。这一高度近视必然出现的阅读困难，也是验光过程应当给予考察、解决的一个问题。

四、专家点评

任何一名被测者，都是带着解决现实视觉问题的希望来到眼镜店接受验光的。验光师就是要通过屈光检测的结果，根据屈光学的原理为被测者制定合理的矫正方案，并通过配镜将矫正方案高质量地落实在眼镜上。假如解决不了现实的问题，希望就会破灭，我们的工作就会毫无意义。

但是，仅能解决现实的问题还是不够的。本案例中的被测者当初之所以没有解决好现实的视觉矫正需求问题，说到底就是验光师不了解过去矫正中"不合适"的原因所在，不清楚被测者未来屈光矫正需要经过什么样的一个必然过程。在既不知道过去，也不清楚未来的情况下，当然也就不可能准确把握今天所面临的屈光矫正现实问题。

应当说，本例中的被测者尽管是一名重度近视眼，但从光学矫正角度看还不能算作难度很高的案例。当然难度不高不一定不会出现问题，而导致出现问题的原因一定是我们的视野过于拘谨、没有充分展开所致，这是本案例中最值得借鉴的一个经验。

【例09】 复性近视眼配给单纯近视眼镜

在屈光矫正中，存在着一种被人误读的观念。之所以说误读，是因为有些眼镜从业者刻板地理解眼镜光学中的论述：圆柱面透镜的等效球镜转换。不区分具体的情况，不管圆柱面透镜的镜度到底有多大，一律将其对折后的镜度转换成球面镜度而加入原有的球面镜度之中。这显然是不妥的，这会使被测者的矫正视力明显降低。

一、案例

某某，男，28岁，公安干警。

被测者主诉：原戴镜是1年半前在某眼镜店配制的。配镜后一直觉得右眼看东西更为清晰些。近日因查阅案卷较多，自觉眼睛发酸、发涩、头脑发胀。上网搜索相关信息后，特来咨询、配镜。

二、屈光检测

1. 原戴眼镜检测

眼镜为合金眼镜架，镜片为非镀膜球面镜片。

检测到的屈光矫正镜度为：

R：-2.25DS；L：-2.25DS。

两只镜片的光学中心距为67毫米。

2. 电脑验光仪检测

（1）**第一次检测**　令被测者摘去眼镜以缓解对原戴眼镜依赖，15分钟后进行电脑验光仪的检测。检测结果如下：

R：−3.25DS−0.75DC×43°；L：−2.75DS−1.25DC×171°。

PD：68毫米。

（2）**第二次检测**　令被测者在裸眼状态下再次进行休息10分钟，引导被测者进入比较放松的状态，再次对被测者进行检测，检测结果如下：

R：−2.25DS−0.75DC×43°；L：−1.75DS−1.25DC×171°。

PD：68毫米。

3. 屈光检查

（1）**原戴眼镜矫正视力**　首先对原戴眼镜的矫正视力进行了检测，检测结果如下：

R：1.0；L：0.8；双眼矫正视力1.0。

（2）**雾视**　令被测者摘去眼镜进入自然雾视状态。

（3）**综合验光仪检测**

① 负镜度递增（即正镜度递减）检测（1）在综合验光仪上设置电脑验光仪设置：

R：−0.50DS−0.75DC×43°；L：−0.00DS−1.25DC×171°。

此时，单眼矫正视力0.4。

当屈光矫正镜度增加到：

R：−1.00DS−0.75DC×43°；L：−0.50DS−1.25DC×171°。

上述屈光矫正镜度的矫正视力为0.6。

当屈光矫正镜度增加到：

R：−1.50DS−0.75DC×43°；L：−1.00DS−1.25DC×171°。

上述屈光矫正镜度的矫正视力为0.7。

当屈光矫正镜度增加到：

R：−1.75DS−0.75DC×43°；L：−1.25DS−1.25DC×171°。

上述屈光矫正镜度的矫正视力为0.8。

② **散光表检测**　使用散光表及交叉圆柱面镜进行散光周围及镜度的检测，确认被测者双眼的屈光矫正为：

R：−1.75DS−0.50DC×43°；L：−1.25DS−1.00DC×171°。

此时两眼的矫正视力仍分别为0.8。

③ 负镜度递增（即正镜度递减）检测（2） 当屈光矫正镜度增加到：

R：−2.25DS−0.50DC×43°；L：−1.75DS−1.00DC×171°。

此时两眼的矫正视力仍分别为1.0。

当屈光矫正镜度增加到：

R：−2.50DS−0.50DC×43°；L：−2.00DS−1.00DC×171°。

此时两眼的矫正视力仍分别为0.9。

④ 红绿试验检测 对两眼分别进行红绿试验检测，以绿色背景下的字迹更为清晰。将前述镜度调回：

R：−2.25DS−0.50DC×43°；L：−1.75DS−1.00DC×171°。

此时双眼单眼矫正视力为1.0，双眼矫正视力为1.2。

三、案例分析

本案例中的被测者是一名复性近视散光眼，原戴眼镜为一副单纯近视眼镜，在屈光矫正方面应属于矫正不当（至少也应叫做矫正偏差）。这一案例在屈光矫正镜度的检测方面有以下几个方面值得验光师予以注意。

1. 为什么要进行第二次电脑验光仪的检测？

被测者为25岁以上的成年人，在这一年龄段，近视眼的屈光矫正镜度在1年半的时间增长−1.00DS的情况还是比较少见的。存在因仪器温度过低引发身体张力过高导致过度视近调节所致。因此，放松被测者的肌体张力，最大程度上放松起眼的调节，这是在不使用睫状肌麻痹剂情况下唯一的选择。这就是对案例中的被测者必须进行第二次电脑验光仪检测的原因所在。

2. 为什么进行裸眼雾视？

按屈光检测的常规来讲，验光前的雾视应当是完全性雾视，即在完全屈光矫正镜度的基础上联合+3.00DS进行雾视。倘若使用+3.00DS进行雾视，此时双眼的屈光矫正镜度为：

R：+0.75DC×133°；L：+1.25DC×81°。

这样的单纯散光镜度在戴用效果上显然与球柱联合镜度是不同的。因此，对这名被测者进行控制调节的雾视，可以在以下两种方法中进行选择：

（1）第一种方案 这是完全性（+3.00DS）雾视的方案。

R：+0.75DS−0.75DC×43°（即+0.75DC×133°）；

L：+1.25DS−1.25DC×171°（即+1.25DC×81°）。

（2）**第二种方案** 这是不全性（+1.75DS）雾视的方案。

R：−0.50DS−0.75DC×43°；L：−0.00DS−1.25DC×171°。

（3）**第三种方案** 这是不全性（+1.50DS）雾视的方案。

R：−0.75DS−0.75DC×43°；L：−0.25DS−1.25DC×171°。

（4）**第四种方案** 这是一种在裸眼状态下的雾视方案。

R：+2.25DS+0.75DC×43°；L：+1.75DS+1.25DC×171°。

使用第四种方案进行雾视所获得的实际雾视量约为：

R：+2.71DS；L：+3.11DS。

四种不同雾视方案比较见表1-1。

表1-1 四种不同雾视方案比较

方案	（1）	（2）	（3）	（4）
优点	控制调节充分	控制调节力有限	控制调节力有限	比较充分
不足	与实际戴用眼镜效果不相同	与实际戴用眼镜效果基本相同	与实际戴用眼镜效果完全一致	操作简单，与实戴眼镜没有可比性

3. 散光表与交叉圆柱面镜的检测，为什么要穿插在球镜度的检测中间？

从使用电脑验光仪第一次检测的结果看，被测者调节张力是比较高的，更容易因过度调节而导致近视的过度矫正的问题。对这样的被测者进行屈光检测要注意以下三个方面。

（1）检测速度要相对快些，以免注视张力因时间过长而诱发过度调节。否则的话，尽管不一定导致过度矫正，但肯定会导致验光操作中的复杂性，这显然就会增加矫正偏差产生的可能性。

（2）散光表的检测一定是在精确测定散光矫正轴位之前。

（3）从使用交叉圆柱面镜检测中的每一次调整镜度的用时看，比球面镜度一次用时相对要长。将这一检测放在主观检测最前面，就会因被测者视觉的模糊程度较高而没有办法进入有效的检测。将这一检测作为结束性操作也是行不通的，这是因为：检测中往复性的比较与调整容易引起调节与心理的疲劳而导致矫正偏差；散光矫正镜度检测完毕后，球镜与柱镜两种成分镜度的均衡调整总是必要的。将这一操作放置在矫正视力达到0.8之时的原因就是：力争这项检测在调节力相对比较稳定的状态中进行（眼处于+0.75DS±0.25DS矫正不足应当是比较理想的状态）。这是保证检测数据准确的基本要求。

四、专家点评

1. 充分雾视，是缓解调节张力的最简单方法

什么方法是最简捷的缓解调节张力的有效方法。当前对这个问题给予关注的人并不多。应当说"雾视"就是这样的一种方法。要想使雾视真正发挥作用，就必须做好四件事：充分雾视；雾视时间足够；检测速度要快；去雾精确测定。

所谓"充分雾视"就是指要在远用屈光矫正矫正镜度基础上，通过加入+3.00DS或+4.00DS镜度来达到完全的雾视量。

所谓"雾视时间足够"就是指雾视的时间要足够长。维持完全雾视状态要求达到10 ～ 30分钟，最常使用的时间为15分钟。

所谓"检测速度要快"中的快速并非盲目的快，而是要求：在已经得到缓解调节的状态中完成屈光检测过程，

什么是"去雾精确测定"呢？"去雾"就是通过逐渐降低正镜效度使被测眼视觉由模糊向清晰的转变。要求屈光检测始终在逐渐降低正镜度（即增大负镜度）的单向操作运动中进行。

2. 原戴眼镜的验光中的得与失是什么？

原戴眼镜的镜度（R：-2.25DS；L：-2.25DS）。

与R：-2.25DS-0.50DC×43°；L：-1.75DS-1.00DC×171°进行比较有哪些得与失呢？这得从两者的内在联系来分析。

右眼检测的屈光矫正镜度经过等效球镜转换处理，其镜度应为：

R：-2.50DS；

而左眼通过等效球镜转换处理，其镜度为：

L：-2.25DS。

在两只眼睛的散光矫正镜度均被等效球镜转换处理后，左眼的矫正效果显然不如右眼清晰，这是因为等效球镜转换能取得最佳的视觉效果的镜度是0.50DS。这样的话，右眼的视觉分辨力就会高于左眼。验光师要想达到使被测者双眼视力均衡的状况，就必然会将右眼的屈光矫正镜度减去-0.50DS，这也就是右眼的屈光矫正镜度也成了与左眼一样的屈光矫正镜度。

在这样的转换中，被测者不但失去了左眼的最佳视力，而且右眼也因将就左眼也失去了最佳的矫正视力。

在这样的转换中，验光师与被测者得到的是双眼矫正视力的均衡，而这

种均衡是在牺牲了两眼的最佳矫正视力后实现的。应当说，这种所得还是不划算的，最佳矫正视力牺牲还是显得代价太高了。

【例10】 中度复性近视眼散光矫正不足

在近视眼的屈光矫正中，只要散光成分中有≥0.75DC矫正不足就会引起一些特定的症状。而这些症状又会以被测者难于察觉的形式存在。被测者之所以不能察觉到，是因为被测者在戴上眼镜后的矫正视力都要比裸眼视力要好很多。被测者会因视力明显提高而将其他症状有意无意地忽略掉。另外验光师不给予被测者相关项目的检测，也就很难确定检测的正确结果，例如进行球镜度检测时，倘若不使用红绿试验就不能准确确定最终的球面屈光矫正镜度。本案例中的被测者是一名进入医学美容专业学习的大学生，正是这一特殊学习经历才使她有条件审视自己的原戴眼镜的戴用效果。在该案例中，尽管纠正原戴眼镜的错误并不难，但通过对这一案例的反思，的确有值得引起我们注意的问题。

一、案例

某某，女，21岁，张家口人，大学医学美容专业一年级学生。

由家长陪同来验光。现戴眼镜为一年前在河北省张家口市某眼镜店验光后配制。戴用后自觉视物清楚，没有任何不舒适的感觉。今年考上大学，在大学中学到了一些相关的医学知识后，被测者在审视眼镜的戴用效果时，发现自己有两种感觉：

① 左眼看东西要比右眼更为清晰；

② 看远没有看近时那样清晰。

家长考虑到孩子已经考入大学，出自给予适当的奖励和给孩子创造更好的学习条件的目的，建议孩子配一副新颖些、视觉效果更好些的眼镜。

原戴眼镜的眼镜架为全框式金属眼镜架，眼镜架的规格为：54□18。检查原戴眼镜的戴用情况：前倾角为0°；右侧鼻托较左侧鼻托略高，而左侧鼻托距眼镜垂直中线的距离大于左侧鼻托约5毫米；镜腿的弯点长过长（约长1厘米）。

镜片为普通树脂非加膜眼镜片。检查中未见到加工时做光学中心内移的证据。使用电脑查片仪检测，双侧镜片的屈光矫正镜度均为：-4.00DS。

被测者在戴用原戴眼镜时头位有后仰及向右侧倾侧的倾向。

二、屈光检测

我们首先对被测者进行了原戴眼镜矫正视力的检测。在戴用原眼镜的情况下检测到的远用矫正视力检测结果为：左、右眼的矫正视力均为0.6，双眼矫正视力为0.8。

1. 屈光初检

使用电脑验光仪进行屈光检测，检测结果如下：

R：−4.75DS−0.75DC×180°；L：−4.50DS−0.75DC×26°。

瞳距：61毫米。

2. 综合验光仪检测

（1）球面镜度初检　通过逐渐增加负性屈光矫正镜度的检测方法对双眼进行分别检测，并经红绿试验核实，被测者双眼的检测结果如下：

R：−5.00DS，矫正视力0.8；L：−4.75DS，矫正视力0.8。

（2）散光的精确检测　通过散光表和交叉圆柱面镜进行检测和球柱面矫正镜度调整，确认的屈光矫正镜度如下：

R：−4.75DS−0.75DC×180°，矫正视力为1.0；L：−4.50DS−0.75DC×30°，矫正视力为1.0。

（3）双眼屈光平衡　在双眼同时雾视+1.00DS的情况下，对被测者双眼的屈光矫正镜度进行平衡检测，被测者左眼感觉更为清楚一些，左眼降低−0.25DS。双眼清晰度基本一致。

（4）最佳矫正效果确认　双眼同时以−0.25DS的速率逐渐递增负镜度，当增至：

R：−4.75DS−0.75DC×180°；L：−4.25DS−0.75DC×30°。

双眼矫正视力为1.2。

当屈光矫正镜度增加至：

R：−5.50DS−0.75DC×180°；L：−5.00DS−0.75DC×30°，双眼视力呈现下降趋势。

3. 行走、阅读试戴

根据上述检测结果，对被测者进行下述镜度的试戴。

R：−4.75DS−0.75DC×180°；L：−4.25DS−0.75DC×30°。

试戴中，被测者主观视觉清晰，视物没有变形、头晕等异常现象。在14英寸笔记本电脑进行网页浏览、输入操作，感觉页面中图形、文字均很清楚。

4. 配镜

建议使用大小适宜的半框眼镜架。

被测者最终选择的眼镜架是 50□16 的紫红色半框合金眼镜架。选择的眼镜片是普通树脂镀膜镜片。根据实测瞳距 60 毫米，配制中对眼镜的光学中心进行了各内移 3 毫米的处理。

5. 取镜

根据被测者的面部特征对所配眼镜进行了适应性调整，并叮嘱被测者在现实生活中一定要主动克服过去所养成的头位不正的习惯。

三、案例分析

本案例的验光配镜方面并无难度。但对于其原戴镜的验光配镜方面有如下问题值得我们探讨。

1. 复性近视眼的散光该不该予以矫正？

本案例中的被测者仅是一名中度复性近视眼，在戴用原眼镜时，感觉看远不及看近的视觉效果的原因可能有以下两个。

（1）屈光矫正镜度未得到充分的矫正 在假定被测者屈光矫正镜度没有变化的情况下，其原戴眼镜的欠矫的镜度右眼为 $-0.75DS-0.75DC\times180°$，左眼为 $-0.25DS-0.75DC\times30°$。按这样的欠矫镜度进行计算，被测者戴用原戴眼镜的矫正远点：右眼约为 1 米，左眼约为 2 米。在这种情况下，当然是看远不如看近的效果好，右眼矫正效果不如左眼好。

（2）散光矫正镜度没有矫正 在戴用原戴眼镜的这一年中，被测者的屈光矫正镜度是否发生了生理性的变化呢？这种可能性是存在的。假如这种可能性真的存在，视远不如视近的效果好的原因就与散光未得到矫正有着直接的关系。被测者散光程度还是比较轻的，注视近物时因视野范围相对较小，对视觉分辨率的影响就会相对较小。当注视远距离目标时，视野范围较大，同样的物体在视网膜上所成的像相对较小，就会感觉分辨率相对较差。

2. 眼镜戴用位置不正可能会产生什么现象？

眼镜戴用位置不正一定会对视觉产生影响。仅以本案例被测者情况来考察，这种影响有以下几方面：

① 两眼视觉效果不一样：本例中眼镜实际戴用位置偏右，这就是左眼的视线与光学中心的位置更加接近，而右侧镜片的光学中心就会更严重的向颞

侧方向偏移。这也是被测者左眼视物更清楚的另一原因所在。

② 会有头后仰视物习惯：本案例中导致后仰视物习惯的原因有：前倾角过小和镜腿弯点过长。

③ 看东西会有偏头现象：当需要精细分辨物体细节时，眼镜戴用位置不正就会引起眼镜戴用者偏头的现象，以便获得更为清晰的视像。本案例中的被测者，因眼镜的光学中心与左眼矫正关系更合理，故会通过向右侧偏转获取更良好的视像。

3. 眼镜戴用位置不正可能会对屈光产生什么影响？

眼镜戴用不正会对屈光的发展发生什么影响呢？当前尚没有确切的论述。在此我们也只能根据本案例被测者的情况进行推论。倘若被测者原戴眼镜配镜只是单纯去掉了散光的话，也就是说球镜度的检测是正确的情况下，一年后，右眼增长了 −0.75DS，而左眼仅增长了 −0.25DS。这种增长显然就是不均衡的。按一般规律进行考量，一年增长 −0.75DS 对一名 21 岁的被测者来说还是略显得多一些。为什么右眼会比左眼多增长了 −0.50DS 呢？会不会与眼镜配制及戴用的生理适应有关呢？应当说，这种可能是存在的。关于这一推论还有待各位同仁予以进一步探讨与考察。

四、专家点评

本案例中，存在一个应当引起验光师们注意的问题就是斜颈与屈光的关联问题。据郭静秋教授讲，南方某省一名眼科博士曾因脖子歪，接受过 2 次手术矫治，最终脖子还是逐渐走向歪斜。后经郭教授检查，确认其存在中度斜轴散光。经配镜进行矫治和行为指导矫正，使被测者获得了良好的矫治效果。在进行这样的带有治疗目的的屈光矫正时，一定要注意以下两个方面。

1. 对散光给予完全性矫正

对散光给予矫正的目的是：去除引起斜颈的屈光条件。被测者一旦接受完全屈光矫正镜度的矫正，就可以获得理想的矫正视力，倘若再采取斜颈姿势则视觉效果反而会下降，这就为纠正斜颈创造了良好的客观条件。

2. 叮嘱被测者主动修正斜颈

被测者的斜颈已经有相当的时日，应当说已经成为一种不由自主的习惯姿态模式。对这样的情况，仅凭屈光矫正的作用还是不易达到理想纠正效果的。因此，在一段时间内被测者主动有意识地修正斜颈姿态还是必需的。

尽管轻微的斜颈并无大碍，不过是形态略有瑕疵而已。之所以要对本案例中的被测者要叮嘱斜颈纠正的问题，是因为她学习的是医学美容专业，可能会因颈部疲劳影响将来的工作质量。

【例11】 微度远视眼的屈光矫正

微度远视眼，这是一种在经典文献中尚未提及过的屈光不正类型。在近两年接待的屈光咨询中，确实存在一种从屈光矫正的传统观念原则上不予矫正，但又的确存在屈光不正症状的极轻微程度的"正视眼"。

下面特借助于一个典型案例将这类远视眼介绍如下，并特别提醒各位同仁：在没有明显的屈光矫正镜度的情况下，采取完全否定屈光矫正必要的做法是不妥的。

一、案例

某某，女，23岁，原居住重庆郊区，初到北京，正在学习汽车驾驶，暂住在朝阳区。

1. 被测者家族屈光状况

被测者诉弟弟看东西不太清楚，可能是近视眼（屈光矫正镜度不详）。家族中其他成员未发现有视物不清楚的现象。自诉个人眼睛一直不错，裸眼视力达到1.5没问题。

2. 个人症状

在室外经常感觉周边视野有分散精力的现象出现，而且眼有被风吹干的感觉（学开车时这种感觉尤其明显），看远距离目标不愿眨眼，眨眼瞬间有视物略暗的趋势，晚上看电视（尤其是从事电脑操作）时间较长时有清晰度下降的感觉。特来本店咨询眼睛是否发生了什么问题。

3. 印象

体质相对较差，瞳孔大小正常，睑裂稍显宽大。其他未见异常。

二、屈光检测

对本案例的屈光检侧最重要的是确定到底存在不存在屈光不正，其次是要决定如何缓解被测者在现实生活中的眼部不舒适的感觉。

1. 单只镜片测试

我们首先使用+0.50DS、+0.25DS两只镜片进行单只镜片测试。被测者对+0.50DS镜片的反应是：对室内目标的观察感觉要更好一些。对+0.25DS镜片在镜眼距略大于12毫米时的感觉最佳。

2. 电脑验光仪检测

电脑验光仪显示数据如下：

```
R : +0.00DS+0.25DC × 90°
    +0.25DS+0.00DC × 90°
    +0.00DS+0.00DC × 90°
L : +0.00DS+0.25DC × 90°
    +0.00DS+0.25DC × 90°
    +0.25DS+0.00DC × 90°
R : +0.00DS+0.00DC × 90°
L : +0.00DS+0.25DC × 90°
    PD : 60
```

3. 镜片测试

使用镜片进行检测，被测者既不能接受正镜片，也不能接受负镜片。对不加入镜片的试戴镜架的反应没有感觉上的变化。当加入平光镜片时，被测者感觉注视的目标变亮，眨眼前后对目标物不再出现明暗的变化。当使用0.12DS镜片进行试验时，被测者视觉的变化与试戴平光镜的感觉类似。

4. 商品眼镜架测试

让被测者直接试戴装配有撑片的眼镜架，被测者感觉良好，原有症状全部消失。

被测者经行走试戴平光镜片，效果满意。

选择一款半框全金属眼镜架，定制一副防紫外线、防辐射的镜片。

对被测者实际戴用配制的平光眼镜的情况进行了两次（半个月后、1月后）随访，被测者自诉：以前的自我感觉症状未再出现。

三、案例分析

本案例眼的屈光到底是属于一种什么性质的状态，这是我们首先要考虑的问题。按我国著名生理学家、近视眼病专家汪芳润先生的经典分类法，本案例中的被测者应属于正视眼。但是，本例被测者有明显的自觉症状，这又是用正视眼概念解释不通的一个问题。而被测者又不足以使用最低正镜度镜片（+0.25DS）进行屈光矫正。正是基于这样的特殊情况，我们认为不妨将这样的屈光状态称为微度远视眼。如何确定被测者属于微度远视眼呢？我们建议诊断微度远视眼应具备以下条件：

① 被测者的屈光矫正镜度应介于0.00 ～ +0.25DS之间；

② 被测者的视觉反应相对比较敏锐；

③ 不能接受+0.25DS镜度的矫正；

④ 使用平光镜片可以明显改善视觉方面的不适感觉。

四、专家点评

微度远视眼是可以考虑使用的一个概念。在现实的屈光矫正中确实存在着具有类似视觉疲劳症状的正视眼。这些被测者也的确可以通过戴用平光镜获得缓解症状的作用。

为什么平光镜可以缓解微度远视状态的症状呢？这就要从平光镜的平板放大作用谈起。正镜片对光束具有会聚作用，负镜片对光束具有发散作用，而平光镜对光束既无发散作用也无会聚作用，透镜的这些作用必须在一个共同的条件才能实现，这个条件就是：平行光束。倘若光束性质发生改变，透镜的作用就成为一个难于获得一个明确答案的问题。例如平光镜在面对发散光束时，所发生的作用就会发挥发散的作用，这种作用就是眼镜光学中讲的平行透明板（平板玻璃）的放大作用。当视线通过平光镜片的前后两个界面时就产生了放大作用。这就是平光镜对微度远视眼进行矫正的基本原理。我们所使用的镜片又是凸面向外，这种放大的作用可能会更加明显一些。

尽管平光镜的这种放大作用在眼镜片的应用中的作用是非常有限的。但是，我们难于否定某些视觉过于敏感的人对这种作用的感觉能力。应当说这一案例，就是通过戴用平光镜成功消除微度远视眼视觉的典型案例。

建议验光师：在验光工作中，一旦遇到没有检测出被测者明确的屈光矫正镜度，但是确实存在类似于远视眼的时疲劳症状和难于说清楚的某些视觉症状之时，绝不可以认为被测者闲来无事，不妨尝试一下应用平光镜的效果，极可能获得事半功倍的屈光矫正效果。

五、知识链接

汪芳润教授根据临床屈光矫正镜度对屈光不正性质的分类标准：

远视眼：≥ +0.75DS。

正视眼：+0.75 ～ −0.00DS。

近视眼：≥ −0.25DS。

【例12】 远视眼屈光矫正的忽视

在眼屈光不正的矫正中，远视眼是最容易被忽视的一类屈光不正。而对青少年来说，远视眼几乎是百分之百被忽视的，又是几乎从未接受过屈光学检查的一种屈光不正。这种现象是与人们对眼视光学知识和眼睛保健常识相对缺乏深入了解有关。对远视眼检测与矫正的忽视，也为远视性屈光不正者留下了一定程度上的潜在危机。在此介绍的就是一例因忽视对远视眼的矫正导致的精细工作困难的案例。

一、案例

某某，男，25岁，医务工作者。

被测者自诉，从小视力很好。学习中从未遇到过"注意读、写距离"的提示现象。

据家长讲，孩子小时候曾有人建议通过验光查一查眼，经检查两眼视力均为1.5、眼底未发现异常，也就没当事。有人也曾说孩子有点斜视，但让孩子抬起头，家长没看到眼斜的现象。

自进入初中阶段以后，每次健康体检左眼视力1.5，右眼视力0.6。未发现生活中有明显的异常。学习不错，学业顺利，分配的工作也比较理想。但在实际工作中，经常感到注意力不集中、参与较大型的手术感到疲劳程度比同事更为严重。在担当手术中的器械助手时，发生器械交递偏差的现象相对较高。最后，自己主动提出调整工作科室的申请，

二、屈光检测

根据被测者的主诉内容，确定对被测者的屈光检测方案为：鉴别屈光性质；考察可能存在的并发症。

我们首先对被测者进行了正透镜尝试性检测。在注视标准对数视力表的情况下，使用+0.50DS、+1.00DS和+1.50DS的测试镜片分别对被测者双眼作尝试试验，试验结果如下：

R：使用+0.50DS的镜片，视力没有明显改善。使用+1.00DS的镜片，

视力略有提高（基本可以分辨0.8的师标）。使用+1.50DS的镜片，视力仍旧徘徊在0.8。

L：依次使用+0.50DS、+1.00DS和+1.50DS的测试镜片对左眼进行试验，并未见到视力下降的趋势。

根据正镜片尝试性检测，基本可以肯定被测者的眼应属于远视眼，可能存在单眼弱视的问题。进一步屈光检测结果基础之如下：

1. 常规屈光检测

使用主客观常规验光设备对被测者进行屈光检测，检测结果如下：

R：+2.50DS+1.00DC×180°，矫正视力0.8；L：+2.75DS+0.25DC×180°，矫正视力1.2。

经行走试戴检验考察，左眼使用散光镜度与否对模拟环境的视觉感受变化不大。右眼加入散光镜度与否对矫正视力没有影响。

2. 屈光学诊断

双侧复性远视散光；并发左眼轻度弱视。

3. 处方设计

根据被测者的年龄，弱视眼的矫治要想取得明显效果应当是极为困难的，只能说尚存在一定好转的可能性。又考虑到被测者的散光矫正镜度相对较大，为保证使右眼获得比较良好的光刺激，尽可能争取好转的一线希望，特将这只眼的屈光矫正镜度调整为：

R：+2.75DS+0.50DC×180°；L：依据行走试戴考察的结果，将左眼的屈光矫正镜度调整为：+2.75DS。

经测量，被测者的注视远距离目标的瞳距为64mm。

4. 配镜

被测者挑选使用的眼镜架的规格为：54□16—140。考虑到被测者在实际工作中，近距离工作更多，要求也比较精细。经向被测者说明，适当减小镜片的光学中心距以兼顾近距离的特殊需求。

R：+2.75DS+0.50DC×180°；L：+2.75DS。

$CD_{D \to N}$：双侧各内移4毫米。

三、案例分析

本案例属于一种特殊类型的远用屈光矫正不足导致的配镜困难的案例。

在这一案例中有以下几方面值得探讨：

首先，人们往往认为1.5就是好眼的标志。1.5只表示一个人远视力不错，但是不能说明眼睛就没有问题，至少不能排除存在远视屈光不正的可能性。而远视眼正是一种表现为远视力正常（或下降——高度远视眼）近视力不正常的屈光不正。

其次，体检项目对屈光状态的忽视。这是因为任何层级的体检都未将眼屈光检测列入检测项目，这也是远视眼不易发现的一个间接因素。

正是以上两种因素，导致了人们对远视性屈光不正矫正需求的忽视。

提请人们对远视眼的矫正问题给予更多的关注是非常必要的，对这一问题的忽视极有可能对一个人的职业选择或从事的具体工作产生或多或少的影响，本案例中的被测者尽管对所从事的职业性质没有受到影响，但终究对他从事外科医疗工作产生巨大的影响，这一影响就在于：是本不应该的原因致使他没有能从事外科医疗工作的遗憾。

四、专家点评

对本案例进行接待的关键是认真听取主诉，对主诉内容进行分析并作出初步判断，只有这样才能确定正确检测方向，本案例主诉可疑分成以下3个方面。

1. 读写距离

读写距离没有被提示过有两种可能。

① 自我约束力较强，只使用正确的读写距离；

② 受到自身调节力的限制，想再近也近不了。

从本案例的自述汲取光检测的结果看，被测者在读写时使用相对较远的距离，应当是远视眼自身调节力的限制所致。

2. 有点斜视

这里说的有点斜视，应当是注视近距离目标时表现出来的一种暂时性的斜视状态，这种暂时的斜视现象很显然是远视眼并发症的一种体现，而这一信息又是被始终忽视的。在本案例中涉及的斜视建议有2个：

① 比较含蓄的，建议验光检查；

② 比较露骨的，有点斜视。

3. 视觉疲劳

本案例中涉及视觉疲劳的相关信息有3个：

① 注意力不集中；

② 容易出现视觉疲劳，疲劳程度比较明显；

③ 判断近距离目标位置的偏差率相对较高。

对一名处在正常工作中的青年人来说，有视觉疲劳现象，主要说明有远视性（或散光性）屈光不正。本案例中的被测者容易发生视觉疲劳，疲劳程度比较明显，也提示远视性（或散光性）屈光不正的可能性。而本案例对近距离目标位置判断偏差率较高，表明近距离深径觉、立体视觉欠佳，这极可能和远视眼导致的弱视、潜在性斜视等并发症有关。

上述信息均说明被测者存在远视性屈光不正的可能性。有关读写距离、视力 1.5 的状况，也说明被测者的屈光状况与近视眼的关系不大，更支持远视眼的可能性。

应当提醒验光师们注意，视力 1.5 不一定就是正视眼，这样的视力中有不少人是远视眼，这部分轻度远视眼的屈光矫正同样是不可忽视的。

【例13】 正透镜矫正无反应的远视眼

一般来说，不论什么类型的屈光不正，在使用相应性质的透镜时，视觉的分辨力都会发生相应改变。但是，也有个别的被测者，对相应性质的透镜没有相应反应的案例。这种现象在近视眼被测者中至今尚未见到，但在高度远视眼中则是偶尔可以遇到的，一旦遇到这种案例，绝大部分会被诊断为：高度远视眼合并弱视。这样的案例虽经反复检查与矫治，但矫正视力很难有明确的提高。这样的案例的矫正视力还能有所改善吗？答案应当是：有可能提高的。这里介绍的就是这样一例少年高度远视眼。

一、案例

某某，女，9岁，小学生。

1. 家长主诉

孩子在学校听课，看不清楚黑板上的字。看报纸上的字也是模模糊糊。写的字相对较大，学习较差。

2. 屈光矫正经历

因视力不好曾到某配镜中心进行检查，检查情况如下：

两眼裸眼视力均为 0.2。

（1）**检影镜检测**　双眼屈光矫正镜度均为+1.50DS。使用相应的正透镜视力没有明显的提高。配镜中心怀疑有明显的调节痉挛。

（2）**散瞳屈光检测**　经使用1%阿托品眼膏点眼（每晚1次，连用1周）。1周后的复查结果如下：

两眼裸眼视力仍为0.2。

检影检测：

R：+7.00DS，L：+7.50DS。

（3）**复瞳后检查**　通过主观屈光检测被确认：双眼对屈光矫正镜度的变化反应不明显。双眼可供参照的屈光矫正镜度均为+6.50DS，矫正视力均为0.6。被诊断为双侧高度远视眼合并双眼弱视。

检测后建议并予以实施配镜的处方与建议如下：

屈光矫正处方：双侧均为+4.50DS眼镜一副。

弱视矫治措施：双眼等量交替遮盖，并接受相应的弱视矫治和双眼视功能训练。

3. 矫正与矫治效果

经过8周的矫正与矫治，被测者矫正视力仍为0.6。继诊为双侧高度远视眼，并发双眼难治性弱视。建议继续使用原配眼镜，继续进行弱视矫治及训练。

二、屈光检测

在了解案例的屈光检测与配镜经历后，我们首先就是要证实原戴眼镜的屈光的屈光矫正镜度，其次就是要确认被测者到底存在不存在弱视问题。

1. 基本检测

我们对被测者进行了屈光矫正镜度的检测，基本检测结果如下：

使用电脑验光仪进行检测，检测结果：

R：+6.50DS，L：+6.75DS。

检影镜检测结果与电脑验光仪一致。将上列镜度设置在综合验光仪上，进行视力检查，被测者双眼的单眼矫正视力均为：0.6。使用上述屈光矫正镜度对被测者进行集簇视力表视力检测，未能发现被测者存在"拥挤现象"。瞳距为55毫米。

2. 初步印象

双侧高度远视眼，调节不应性弱视。

3. 屈光矫正方案

（1）屈光矫正处方

R：+6.50DS；L：+6.75DS。

远用光学中心距：55毫米。

（2）视觉训练方案

① 继续坚持双眼等量交替遮盖：每只眼1天（8～12小时），双眼轮换遮盖。

② 近距离精细劳作视觉训练：在戴用新配眼镜的条件下，使用针线进行串珠操作训练，每天两次，每次练习时间为1小时。

③ 叮嘱：a.停用原戴眼镜，坚持戴用新眼镜；b.认真做好双眼的视觉训练；c.每4周复检1次。

三、复查

1. 第一次复查

在使用上述屈光矫正方案4周后进行了第一次复查，复查结果如下：

双侧单眼的矫正视力为0.7，双眼矫正视力为0.8⁻，检查"拥挤现象"阴性。

根据被测者情况，停止对眼的遮盖，继续坚持近距离精细劳作训练。并增加蹼状（flipper）镜调节训练。

蹼状镜训练方法：将蹼状镜一侧的两只镜片与被测者的双眼对正。当被测者看清楚目标后，迅速翻转蹼状镜。当被测者看清楚目标后，再次反转蹼状镜，如此循环往复。每天两次，每次10分钟。

本案例最初所使用的蹼状镜的镜度是：±0.50DS。当被测者反转次数达到10次/分钟时，换用±1.00DS的蹼状镜。在换用蹼状镜训练达到10次/每分钟后，请来进行第二次复查。

2. 第二次复查

第一次复检后5周，检测蹼状镜反转次数已达到12次/分钟。被测者单眼的矫正视力均为0.8。

处置：

① 请继续按前述方法依次换用±1.50DS、±2.00DS的蹼状镜。当达到±2.00DS蹼状镜翻转次数达到8次/分钟时终止此项训练。

② 一年后，再来复诊。

四、案例分析

本案例，是一例双侧高度远视眼并发双眼弱视的特殊案例。在这一案例中有一个值得探讨的问题是：

原配用眼镜与矫正方案，为什么没有产生矫治效果？

原矫正方案，之所以没产生预期矫治效果的原因就在于：配用眼镜的屈光矫正镜度属于矫正不足的镜度。原镜镜度设置方法是以一种比较陈旧的理念作为理论基础的。这一陈旧的理念就是：对全部远视镜度进行部分屈光矫正镜度的戴用矫正，具体矫正镜度的确定，可以在下列2种方法中予以选择：

① 显性远视度与隐性远视度二分之一的和；

② 总远视矫正镜度的三分之二。

本案例原戴眼镜矫正镜度（+4.50DS）应当是根据第2种方法确定的。在使用这一矫正镜度时，被测眼的视网膜是否获得理想的投影视像呢？这是必须要考虑的问题。如果视网膜得不到这样的精细的投影视像的话，视细胞的功能就不会被重新唤起，矫正视力就不可能得到提高。

本案例的被测者是一名存在弱视问题的高度远视眼，眼对注视点的精确调节是极其不理想的，在这种情况下，使用远用屈光矫正镜度欠矫镜度+1.50DS的眼镜，视网膜是无法获得理想的视像刺激的，视细胞的功能也就无法唤醒，这就是本案例原戴眼镜没有能取得预期矫治效果的重要原因。

另一个值得探讨的问题是，没有视觉"拥挤现象"的弱视仅是个例呢？还是在青少年弱视中占有一定比例呢？倘若占有一定的比例，那么在弱视眼的治疗中，蹼状镜的应用就将具有普遍的意义。

五、专家点评

双眼弱视检测应注意哪些问题？从本案例中至少可以得出这样的结论：至少应当对现实的视力及功能、最终的矫正视力目标这两个问题上给予关注。

1. 现实的视力及功能

所谓现实的视力是指其裸眼状态下的视力，如本案例中被测者的裸眼视力为0.2。但是仅满足于得到这个数据是不够的，还应当检测被测者是否存在视觉的"拥挤现象"。

倘若存在"拥挤现象"说明弱视程度比较严重，这就要求验光师：不论是屈光矫正还是复查间隔时间上都要掌握得更紧凑一些。

假如被测者没有"拥挤现象"，说明弱视的程度相对比较轻微，视觉功能恢复的可能性就会更大。复查间隔的时间就可以采取更长一些的方式进行处置。

2. 目标：矫正视力

潜在的视力是指可能恢复到的视力。从现实的客观性来说，被测眼的潜在视力对验光师和被测者都是未知的。但对矫治开始所设定的目标来说，则必须以最佳的矫正视力作为标准。

为了达到矫正到获取最佳矫正视力的目标，就需要使用最理想的屈光矫正镜度进行配镜。那么，什么样的屈光矫正镜度才是最理想的屈光矫正镜度呢？应当说，最理想的屈光矫正镜度就是常态瞳孔条件下检影检测到的屈光矫正镜度（当然也可以使用电脑验光仪检测的屈光矫正数据。但要注意：数据一定是在最良好的人-机配合瞬间检测到的数值）。

那么，我们为什么不能将散瞳后即时检测的屈光矫正数据作为理想的矫正数据呢？这是因为在瞳孔散大的情况下，眼的球面像差、色像差都会增大，眼的生理调节张力丧失，这就使眼的屈光矫正镜度向正镜度方向偏移（这种偏移产生的屈光矫正镜度变化一般为+0.50～+1.00DS）。使用这样的数据配置的眼镜必然会发生：常态瞳孔下一定程度的矫正过度。这样的话，在常态瞳孔矫治条件下，被测眼的视网膜仍旧不能获得最佳的视像投影，这显然会影响弱视的矫治效果，从而也就会降低视力提高的速度和延宕弱视的治愈时机。

六、知识链接

蹼状镜（图1-1）是训练调节力最常用的一种工具，这种工具可以在销售眼视光设备的商店购到。

当被测者视觉分辨力在镜度的变化时呈现不应答的表现时，就被称为弱视。但是，这一现象到底是因视细胞功能低下，还是因为调节力低下所造成的呢？或是因两种因素的共同作用下发生的呢？关于这一问题，至今尚未在文献中见到。但从屈光学这一领域来说，要想甄别这两种原因还是比较困难的。尽管甄别困难，但不予理睬的处置方式还是不可取的。视细胞功能的唤醒，我们是要通过使用常态瞳孔下客观检测的屈光矫正镜度得到解决的。

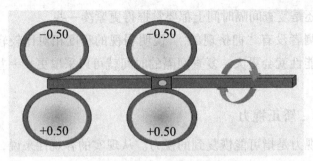

图1-1　蹼状镜操作示意

关于调节力低下的问题，我们可以尝试使用蹼状镜（临床上习惯将其称为反转镜）进行调节功能的训练来解决。训练中应注意以下2个问题：

① 从低度蹼状镜开始。在达到训练指标后，提高0.50DS镜度，继续训练。

② 训练目标：使用 ±2.00DS 蹼状镜试验时，当反转次数达到表1-2中数据要求就说明调节力已经达到正常。

表1-2　年龄与蹼状镜（±2.00DS）反转正常值及标准差参照表

年龄	单眼标准值		双眼标准值	
	正常值	标准差	正常值	标准差
6	5.5	±2.5	6	5.5
7	6.5	±2.0	7	6.5
8～12	7.0	±2.5	8～12	7.0
13～30	11	±5.0	13～30	11

【例14】 因1.5视力未矫正而又需要矫正的青年远视眼

一般来说，具有1.5视力的眼就被认为是好眼。具有这样裸眼视力的人，自己也会有一种自豪的感觉。应当说，这是一种不太正确的观念。1.5的裸眼视力确实是不错的视力，但是，具有1.5的视力不一定就代表眼睛没问题。这里介绍的就是这样一个案例。

一、案例

某某，男，22岁，大学生。

自感眼睛从小就非常好，在历年学生健康体检中的裸眼视力均保持在1.5。但是，近年来经常感觉眼睛很累，头痛现象也时有发生，因自觉眼睛好，故总认为是看书太多造成的。特别是进入高三后，常有难于维持长时间阅读的现象发生。最近有同学半开玩笑地说："你有点老花眼吧。"这时被测者才发现：自己看书的距离是要比其他同学要远10厘米左右。因希望了解自己到底是否真的得了老花眼，更担心这是一种早老的现象，带着这样的疑问特来咨询。

二、屈光检测

在了解上述主诉后，首先用+0.50DS检测镜片对双眼分别进行加入试验，双眼注视远距离目标的视觉效果均未出现分辨力下降的变化。

根据正镜度加入试验的情况，特向被测者解释了以下3个问题：

① 1.5的裸眼视力只能说明不可能存在近视性屈光不正，但不能肯定这样的眼就不存在屈光不正的问题。

② 轻度（甚至中度）远视眼就是具有这样视力的眼。

③ 被测者极可能就是远视眼。

根据上述初步试验结果，对被测者进一步的屈光检查过程如下

1. 初检

（1）裸眼视力检查　使用"E"视标和"C"视标，对被测者进行裸眼视力检查，双眼均为1.5。

（2）电脑验光仪检测　检测结果如下：

R：+2.25DS+0.75DC×180°　；L：+2.25DS+1.00DC×180°。

2. 雾视

在上述屈光矫正镜度基础上再两眼均加入+3.00DS进行双眼完全性雾视，以缓解可能存在的调节的高张力状态。

3. 综合验光仪检测

在充分雾视和应用综合验光仪的条件下，对被测者进行了主观屈光检测。检测结果如下：

（1）主观降度检测　在综合验光仪上设置屈光矫正镜度如下：

R：+5.25DS+0.75DC×180°　；L：+5.25DS+1.00DC×180°。

检查左、右眼的矫正视力为0.1。

通过降度法对双眼的屈光矫正镜度，当屈光矫正镜度降到：

R：+3.25DS+0.75DC×180°　；L：+3.25DS+1.00DC×180°。

两只眼的矫正视力仅为0.7，双眼可在7厘米视距看清报纸上的文字。当

屈光矫正镜度降到：

R：+2.25DS+0.75DC×180°；L：+2.25DS+1.00DC×180°。

两只眼的矫正视力均为1.0，可以清晰阅读报纸上文字的距离为10厘米。当屈光矫正镜度降到：

R：+1.75DS+0.75DC×180°；L：+1.75DS+1.00DC×180°。

两只眼的矫正视力仍可维持在1.5，能保持清晰阅读报纸上文字的距离为15厘米。

（2）精确检测　通过应用红绿试验和交叉圆柱面镜检测，分别对被测眼的球面屈光矫正镜度、圆柱面矫正镜的轴向和镜度进行了检测。检测结果如下：

R：+2.25DS+0.75DC×180°，矫正视力1.0。L：+2.25DS+1.00DC×180°，矫正视力1.0。

双眼矫正视力为1.2。

直尺测量远用瞳距为66毫米。

4. 行走试戴

使用精确测定的屈光矫正镜度进行行走试戴，被测者感觉头晕，不太适应。调整屈光矫正镜度继续进行试戴，调整后的屈光矫正镜度如下：

R：+2.50DS+0.25DC×180°；L：+2.50DS+0.50DC×180°。

被测者头晕明显减轻。尝试去掉矫正镜度中圆柱面镜成分，被测者感觉清晰度有所下降，被测者更愿意接受含有圆柱面矫正镜度的处方，再次核对：双眼的矫正视力分别为1.0，双眼明视矫正视力为1.2，双眼近点距离为11厘米。

5. 配镜

根据前述检测情况，可以确认被测者的双眼屈光性质是：散光程度相对较小的复性远视眼。考虑到被测者的年龄，建议被测者按下列处方予以配镜

R：+2.50DS+0.25DC×180°；L：+2.50DS+0.50DC×180°。

眼镜光学中心距为66毫米。

叮嘱被测者注意阅读视距。尽管可以在11厘米从事阅读工作，但仍要坚持在≥30厘米的距离进行近距工作，以保证较高的工作和阅读效率。

三、案例分析

对本案例被测者，我们并未推荐其散瞳，之所以未建议被测者散瞳的原因有以下3个。

① 被测者年龄已经22岁，属年龄相对较大者，调节干扰作用相对较小；

② 精确验光前实施的完全雾视已经起到比较好的控制调节作用，散瞳的必要性降低；

③ 被测者没有明显的眼位异常。

在检测中，我们对"保持清晰阅读报纸上文字的距离"进行了数次核对，目的只有一个，这目的就是检测到被测者精确的近点距离。被测者最终的屈光矫正镜度使被测者具有了10厘米的近点距离。这说明被测者在使用这一组屈光矫正镜度时，眼的调节幅度为：10D。这一数据与年龄22岁的人应具有的生理调节数据（10.7D±2.2D）基本一致。这一数据检测的目的是：进一步考察已经基本确定的眼用屈光矫正镜度的合理性。这名青年远视眼通过所使用的屈光矫正镜度，既获得了合理的远用矫正视力，又得到了与年龄相符的近点距离，应当说屈光矫正镜度是合理的。

既然屈光矫正镜度是合理的，为什么还要进行调整呢？可不可以不调整呢？这是2个问题。

验光配镜的目的是：为被测者提供既能最大限度改善视觉分辨力，又戴用舒适的眼用器具，以达到最大程度上改善、提高被测者生活、工作的质量。

什么情况下可以不对镜度进行调整呢？屈光矫正镜度已经最大限度改善了被测者的视觉分辨力，尽管戴用感觉不太舒适但主观可以承受，预料短期生理适应后可以接受。这样的情况就没有必要进行镜度调整，只要关照戴用注意事项就可以了。

倘若被测者感觉极不适应，就应当进行相应的镜度调整。本案例从未使用过屈光矫正眼镜，对镜度的生理适应的时间可能相对较长，再考虑到初次使用镜度较大的凸柱面透镜，透镜的放大效应会使视觉感受更加突出。根据这些原因对屈光矫正镜度进行了必要的等效球镜处置，在保证良好的视觉质量的同时也使被测者获得了比较舒适的戴用视觉感受。

被测者在6个月后来复查，屈光矫正镜度未变，近点距离未变，视觉疲劳症状未再发生。

四、专家点评

本案例中的被测者是轻度远视眼，自恃视力好，客观存在的屈光不正问题一直未能得到应有的重视。进入青年期后，与远视性屈光不正相关的视觉疲劳症状逐渐显现。在偶然的话语中产生了排疑、解惑的心理愿望，这是被测者寻求咨询并得到相应处置的原因。一般来说，轻度远视眼在青少年时期都是很难得到应有的屈光健康关照的，这与"视力好眼睛就没问题"的不正确的观念有关。这一案例也提醒我们，轻度、中度远视眼的健康关照和屈光矫正问题也是青少年眼的健康保健工作中必须得到重视的一个问题。

【例15】 散光眼轴位矫正错误的修正

在对散光眼进行屈光矫正时，经常会遇到原戴眼镜散光轴位不正确的案例。对这样的案例进行验光，往往会发现被测者不但对原使用轴位不能适应，对新检测到的轴位也难以适应。验光师在处理这样案例往往采取 $\left(\dfrac{原轴角度+新轴角度}{2}\right)$ 的方法予以处理。经过这样的处理，有的被测者基本没有戴用不适的现象，但是也有一些被测者的视觉反应却很大。验光师一般都会向被测者解释这种现象，并建议被测者通过戴用适应来解决这一问题。

但是，为什么有的人可以适应，有的人却难于承受呢？对这一问题当前并没有特别明确的答案。在此，谨借本案例的矫正过程来探讨修订、更正轴位错误的几点体会。

一、案例

某某，女，26岁，教师。

因眼镜片崩边，准备重新配镜并咨询眼的问题。

被测者主诉：自己的屈光类型为复性近视散光，自初中戴用眼镜至今已有15年戴眼镜经历。一般情况下，被测者2年半左右验光配镜1次。每一次验光屈光度均有所变化，主要表现在散光度及轴位的变化不恒定。每次戴用新配的眼镜都要经过较长时间的适应。

二、屈光检测

对本案例被测者所使用的原戴眼镜进行了检查和测定。并对被测者进行了屈光检测。

1. 原戴眼镜检查

原戴眼镜的眼镜架为纯钛半框眼镜架，右侧镜片135°方位有一块8毫米×5毫米崩边缺损。右侧鼻托略低，镜腿偏差角＞2.5°。铰链螺钉偏松。眼镜的屈光矫正数据如下：

R：-4.25DS-1.75DC×180°；L：-4.75DS-1.50DC×180°。

眼镜的光学中心距为62毫米。

2. 屈光检测

（1）**客观屈光检测** 使用电脑验光仪进行初检的结果如下：

R：−4.50DS−1.25DC×160°；L：−5.25DS−1.00DC×20°。

瞳距为64毫米。

使用检影镜进行复核检测，结果如下：

R：−4.25DS−1.25DC×160°；L：−5.00DS−1.00DC×20°。

（2）**综合验光仪检测** 使用综合验光仪对被测者进行了如下检测：

① 球面镜度初检；②球面镜度精确检测；③散光轴位精确检测；④散光镜度精确检测。双眼的屈光矫正镜度如下：

R：−4.25DS−1.25DC×160°；L：−5.25DS−0.75DC×20°。

使用瞳距尺测量被测者的远用瞳距为64毫米。

根据检测结果向被测者说明原戴眼镜的问题所在。

3. 行走试戴

将综合验光仪检测的矫正数据设置在试戴眼镜架上进行试戴。被测者在横向扫视中感到明显头晕。将散光轴位调整到180°进行试戴，感觉基本相同。

被测者说，头晕的话在上课时很容易分心，请求尽可能帮助解决这一问题。

对被测者的散光轴位进行调整试戴，被测者在R：−170±2.5°、L：−10±2.5°的散光轴位时感觉相对比较良好和能够承受。

经与被测者说明，建议被测者使用R：−172°、L：−12°散光矫正轴位。经试戴略觉头晕，但能够承受。

4. 配镜

根据被测者在行走试戴中的体验及相应调整的数据，配制远用屈光矫正眼镜一副，具体数据如下：

R：−4.25DS−1.25DC×172°；L：−5.25DS−0.75DC×12°。

远用视线距：64毫米。

同时叮嘱被测者两件事：

① 坚持戴用新配眼镜。

② 3～6个月后，重新检测，考虑配制正轴足度屈光矫正眼镜。

三、案例分析

本案例是一例以散光轴位矫正偏差为特征的矫正不当的案例。

原戴眼镜散光镜度及轴位均存在偏差，两种偏差中轴位的偏转是主要因素，散光度偏差则是因轴位偏差而继发的。轴位得不到纠正，散光矫正镜度也不可能得到有效的纠正。

在本案例中之所以建议使用R：−172°、L：−12°散光矫正轴位，是鉴于两个因素：

① 被测者这两个矫正轴位能够耐受；

② 为散光最终得到正轴足度的矫正建立更良好的预备条件。这次配镜先纠偏12°轴位，剩余待纠偏8°，这就为下一次再次纠正轴位偏差建立了相对比较良好的条件。

本案例原戴眼镜可能还存在等效球镜度转换不规范的问题。假如我们将原戴眼镜左眼的散光度的一半转换为球镜度，恰好是−0.50DS，与其球镜度相加恰好是−5.25DS，这样的话，球镜度并无差错。这就是说，那位验光师有可能从球镜度中拿出了−0.50DS转为了散光度。这虽然在两只眼的屈光矫正镜度方面似乎显得平衡了，但这可能就是造成剩余散光，进而导致被测者屈光矫正镜度不稳定的原因所在。

四、专家点评

验光师在屈光检测实践中，遇到主诉有散光轴位不稳定经历的被测者并不是件新鲜事。关键是配镜用的散光矫正轴，怎么确定，而这一轴位在屈光矫正中得到地处什么位置，这才是验光师在验光过程中应当关注的问题。以下介绍的第1个问题就是关于纠正散光轴位的基本做法。

1. 关于矫正轴位偏差体会

对于原戴眼镜散光矫正轴位不正确的情况进行处理的最简单办法，就是将"正、误轴位之和除以2"。这种方法被相当多的验光师在验光中应用着，这也是"师傅带徒弟"和"课堂教学"教育中必然要传授的方法。

但是，验光师在验光实践中经常会觉得这种方法有时不太灵，被测者不舒适的感觉也比较明显。遇到这种情况，验光师的意识中就会存在"理当如此"认识，这种认识，对于一律采用"正、误轴位之和除以2"方法的验光师一定会遇到对轴位纠偏感觉明显不适应的问题。这种看来似乎是亘古不变的定律，在什么时候会不太灵光呢？

一般而言，偏差角度≤5°时，对轴位偏差直接予以完全修正应当不成问题，一般都会即刻适应；偏差角度5°～10°直接一次纠偏，大多都会有所察觉与反应，尽管直觉敏锐的被测者会有所感觉，但一般会在十几分钟至数小时后消失；当偏差角度 > 15° 时，就会很难令被测者获得即时满意的效果。尤其是在散光矫正度比较大的情况下，带新配眼镜后不舒适的感觉就会更加明显。

本案例所介绍的就是对原戴眼镜轴位偏差进行修正的过程。该案例将散光轴位一次修正到位既然难于做到，只能分次进行纠偏。本案例采用的是 2 次纠偏的做法。第一次纠偏的操作中本案例采取的做法是：①适当纠偏；②并为第 2 次纠偏创造更好的条件。

在此特别说明一点，本案例散光为中等程度的散光，倘若遇到高度散光，1 次纠偏的允许角度可能会更小。散光度越高，散光轴位偏差越大，能承受纠偏的角度可能就会越小。纠偏角度越小，过渡性纠偏的次数也应当更多。

总之，对散光轴位的纠偏矫正必须建立在被测者知觉可以耐受的限度内。凭经验给定纠偏轴位，反复告知被测者一定要适应的方法，的确是一种有用的方法。但是，对所有相关案例一律采用这种方法进行轴位的纠偏，这种方法终究还不能算是以人为本的方法。

2. 等效球镜度的转换问题

等效球镜度的转换时应有一定规矩的，不能想怎么转就怎么转。在临床实践中有人甚至将 −2.00DC 转换成 −1.00DS 进行实际配镜。应当说，这样的转换不可能是被测者获得理想的视觉，因为这样的转换就不符合生理的眼视光学规律。

要使等效球镜的转换达到比较良好的效果，使所配制的眼镜具有比较舒适的戴用效能，就一定要遵循以下基本规律：

① 将柱面矫正镜度转换为球面镜度（不宜将球面镜度转换为柱面镜度）；

② 将 0.50DC 散光镜度转换为球面镜度不会发生明显视知觉的改变；

③ 对 1.00DC 散光镜度转换为球面镜度应采取慎重态度。

不经视觉分辨试验，就不应当对中、高度散光的全部镜度进行等效球镜转换，即便转换也应明确向被测者说明两者的在视觉上的差异。当然，对中、高度散光中的 0.50DC 转换为 0.25DS，将其余量继续留作散光保留还是可以的。

例如：

实际屈光矫正镜度：−2.00DS−1.50DC×180°。

上述屈光矫正镜度即可以转换为：−2.25DS−1.00DC×180°。

但是，将其转换为：−2.75DS 是不应当的。

另外，将其转换为：-2.50DS-0.50DC×180° 也是非常不妥的。

因为，后两个转换镜度在视觉效果上，不可能与-2.00DS-1.50DC×180° 的视觉效果相同。

【例16】 散光眼轴位矫正的以错就错

散光眼的屈光矫正涉及2个密切相关的数据：散光的矫正轴位和散光的矫正镜度。散光矫正轴位的偏差必然会导致屈光矫正镜度的变化，当矫正轴位偏转45°时，原有的圆柱面镜度在屈光矫正轴上只能发挥其1/2的矫正效力。这种矫正的结果也必然导致眼的屈光状态发生新的变化。此时，戴用不正确矫正镜度的眼镜后，原有的眼的屈光与不正确的矫正数值又会形成一种新的"镜-眼"屈光状态——即屈光矫正残余。屈光矫正残余显然是不能取得满意的屈光矫正效果的。

散光眼的这种屈光矫正残余对视觉分辨力的影响取决于与散光度的大小，眼所具有的散光度、使用散光镜片的散光度越大，这种影响也就会越大；反之，所产生的影响也会越小。本案例介绍的就是一例散光矫正轴位矫正偏差而又影响相对较小案例。

一、案例

某某，女，24岁，学生。

主诉：即将毕业，想配1副相对漂亮点的眼镜。

被测者自初中二年级开始戴用眼镜。每一次验光时，进行屈光矫正镜度的调整的时间都比别人要长。对戴用新的眼镜的适应时间有时比较短，有时又会比较长。适应时间较长时，在上体育课和回头时头晕的感觉相对比较明显。但是，总能得到适应。

二、屈光检测

1. 原戴眼镜检查

眼镜架为鼻托固定性板材眼镜架。眼镜架的规格为：50□18-140。

镜腿：弯点后置，垂内角≤20°，镜面角<170°。

镜片磨损比较严重。镜片的屈光矫正镜度如下：

R：-3.25DS-2.25DC×20°；L：-2.75DS-2.00DC×160°。

CD（镜片光学中心距）：68毫米。

2. 屈光检测

（1）原戴镜矫正视力　在确定被测者远用屈光矫正镜度的基础上，对戴用原戴眼镜进行矫正视力的检测。检测结果为：R：0.7，L：0.8，双眼矫正视力为0.8。

（2）屈光矫正镜度初检　使用电脑验光仪检测的结果如下：

R：−3.25DS−1.25DC×180°；L：−3.00DS−1.25DC×180°。

PD（远用视线距）：64毫米。

（3）综合验光仪检测　通过球面镜度、交叉柱镜、红绿试验等检测，双眼的屈光矫正镜度及矫正视力如下：

R：−3.25DS−1.00DC×180°，矫正视力1.0。L：−3.00DS−1.25DC×180°，矫正视力1.0。

双眼矫正视力1.2。

3. 行走试戴

（1）试戴观察　对被测者实施新镜度的试戴检验的具体过程如下：

① 单眼矫正比较：可以分辨40米以外的门牌数字。自感分辨清晰度明显提高，但感觉环境有些过亮。

② 双眼矫正视觉：注视物体时感觉层次感有所提高。自感环境光过亮，清晰的有些过分。

③ 行走视觉感受：正视前方感觉未见异常。走路时略感头晕。站在路边，注视行驶的电车、汽车，感觉明显头晕。

（2）镜度调整

① 调整球面矫正镜度 ±0.25DC：增加，清晰度改变不明显；减少，清晰度有所降低。

② 调整圆柱镜矫正度 ±0.25DC：增加，头晕感有所增强；减少，清晰度有所降低。

③ 调整圆柱镜矫正轴位：

a. ±5°：头晕、清晰度没有明显改变。

b. ±10°：头晕有所改善，清晰度有所下降。

c. 回归原戴眼镜矫正轴位：头晕感明显改善，清晰度有所降低（检测视力介于0.7 ～ 0.8之间）。被测者希望获得高的视觉分辨度和好的适应感觉。

经反复调整镜度，试戴，被测者确认：环境亮度适宜、适应感觉最好，该屈光矫正镜度及矫正视力如下：

R：-3.50DS-1.25DC×20°，矫正视力1.0⁻。L：-3.25DS-1.50DC×160°，矫正视力1.0⁻。

双眼矫正视力为1.0。

再次使用红绿试验来确认：被测者报告红、绿背景下字符的清晰度基本一致（红背景字符略显清晰）。

（3）近用效果的考察　对经反复调整镜度、试戴并确认的远用屈光矫正镜度进行近用阅读效果观察。观察分为两个环节：

书报阅读：以《明明白白配眼镜》和《北京青年报》作为阅读材料。

常规工作：以笔记本网页搜索、阅读为对象。

在上述观察中，均未发现矫正视觉的异常及视觉疲劳现象。

4. 配镜

被测者选择一款金属半框眼镜架，规格为：50□18—140。按下列数据定制远用屈光矫正眼镜一副：

R：-3.50DS-1.25DC×20°。L：-3.25DS-1.50DC×160°。

光学中心移动：各内移2毫米。

叮嘱被测者每3个月复查一次，在复查中时倘若可以对散光轴位进行纠偏，一定要重新配镜，直至将散光轴位纠正为正位为止，这是使双眼获得最佳视觉效果一定要做的工作。

三、案例分析

本案例，应当说在屈光矫正实践中遇到的1个相对比较特殊的案例。其特殊性根源于：接受不正确屈光矫正的时间较长，已经对错误的轴位养成了依赖性的适应习惯。

1. 试戴调整难度的主要因素

被测者之所以在静态正面注视没有太多异常矫正反映的镜度，却在动态视觉中出现适应问题的原因是：在屈光矫正经历中经过长期适应，已经对错误的矫正轴位形成比较稳定的生理适应。这种生理适应经过长期强化就导致了被测者在屈光矫正的特殊的动态视觉均衡。这种特殊的状态尽管可以在一定程度上满足被测者的视觉需求，但这种状态是不属于正常的矫正生理状态的。

当验光师遇到上述验、配镜者的时候，这种状态显然是未知的。应当说，验光师不经过精细的屈光检测与行走试戴调整，是不可能做出正确判断的。

被测者对最终的矫正要求相对较高也是导致长期试戴调整难度较大的另一个原因。要求较高，随机调整的次数就会增多，调整时间就会相对较长。这又会导致被测者视觉辨别阈限值增大、视觉对比分辨能力的降低。在这种情况下所确定的屈光矫正镜度的合理性自然会大打折扣。

2. 修正为正位的可能性

散光的矫正原则是正轴足度矫正。本案例中的被测者最终使用的散光矫正数据，明显与原则不符。那么，本案例中被测者的散光矫正轴位，是否可以修正到正确的方向呢？这种可能性是存在的。但是，要想将这种可能性转化为现实，就必须做好以下几件事：

（1）向被测者告知以下三个方面的问题

① 当前屈光矫正中存在的客观问题；

② 正轴足度矫正的道理；

③ 矫正偏差可能出现的问题。

（2）主观纠偏愿望　对于存在散光过度矫正的被测者进行修校正纠偏，一定要获得被测者的积极配合，这就是说被测者一定要有明确纠偏愿望的表现。

（3）被测者在修正轴位与柱镜度的偏差时，可以承受下列生理适应反映。

① 在修正柱镜偏差的过程中，可能轻微的晕动觉。

② 在修正柱镜偏差的过程中，可能主观视觉分辨会略有改变。

（4）要达到最终目标可能至少需要使用1副过渡用眼镜。

只有做好以上工作的情况下，修正散光矫正轴位偏差才能付诸实施。在此需要特别说明的是：在一般情况下，像本案例中这样的矫正偏差，只要使用1副过渡矫正眼镜一段时间，再进行配镜时就可以实现正轴足度矫正的目标。对于虽然纠偏数据较大，只要被测者对镜度、轴向变化的耐受力相对较大，一次配镜修正到位也是可以实现的。

3. 保持原矫正轴位的可行性

本案例柱镜轴位偏差最好的对策当然是纠正偏差。但是，该案例中并未采取这种矫正方案，而是采取了以错就错的方案。这种方案是否可行呢？这就得从被测者的原戴镜说起。

当初验光时，验光师的初检数据是不会发生偏差的。问题极可能是发生在行走试戴中，当调整球镜度对分辨力影响较大而散光度又相对较大时，有些验光师就会进入这样一个验光操作的误区：力图通过圆柱面镜的轴位调整为主导的方式，使视觉分辨力在渐变过程中达到理想的矫正效果。这一过程所导致的结果只能是：轴位不正情况下的散光度的过度矫正。

经反复调整、试戴的考察，所确定的屈光矫正镜度是获得单眼达到1.0⁻、双眼1.0的矫正视力比较理想的矫正效果。红绿试验来证实红背景字符略显清晰，说明可能存在轻微的负镜效度矫正不足。既然可以获得比较理想的矫正视力，尽管存在轻微的负镜效度矫正不足应当也是可以接受的。倘若一定要追求红绿背景字符的一致性，极可能会进入双色试验的交替状态。

这里说的轻微负镜度矫正不足是指：$< \dfrac{镜度递进值}{2}$ 的矫正不足。使用这样的镜度获得了比较理想的效果，而这种效果是我们通过适当增加球镜度，而换取圆柱面矫正镜度大幅降低的方式来达到的，这样就减少了对运动视觉不适应的强度。

四、专家点评

本案例散光矫正中存在着对两种偏差纠正：散光度的过度矫正，散光轴位的明显偏差。从眼视光学的比较意义上讲，散光度的过度矫正所带来的危害会更为严重。因此，在对被测者进行屈光矫正纠偏时，首先采用修正散光矫正度的方案是正确的。而对于散光轴位的偏差的纠正，则是放在将来去解决的处置也是合理的。

对于散光轴位、镜度均存在偏差的情况，不能强求一步到位的纠正方式。尤其是在两个数据偏差均比较大的情况下更是如此。

在这里要特别提醒验光师：在对这样的案例进行验光时，一定要注意以下几个问题。

（1）操作要精细　在检测中，散光轴位、镜度均存在偏差的被测者对轴位的知觉常常会在一定程度上呈现轴位飘移的现象。假如操作不精细，轴位的确认就会出现偏差。

（2）试戴要精心　当前验光中的行走试戴，经常是没有验光师跟随、关照。这样的试戴在一般情况下还可以。但对散光轴位、镜度均存在明显偏差者来说，则需要验光师在其行走试戴中予以跟随和关照，只有这样我们才能在被测者视觉感受随时变化中获取相关的信息。

（3）过渡与目标　对于必须使用过渡眼镜的被测者，一定要讲清足度正轴矫正的道理，验光师在讲明这一道理之时，一定要认识到：被测者的复查不一定会回来，但应当让他明白，达到足度正轴矫正是科学、正确的目标。

在实施矫正轴位修正过程中，为了获得更好、更舒适一些的修正感受，实施之前最好在当天停止戴用原戴眼镜为佳，对于偏差较大的案例最好是能停戴3～5天。特别需要注意的是不宜摘了原戴镜立即换用新配镜。

【例17】 单纯散光眼的矫正不足

在临床屈光矫正实践中遇到的散光形式，绝大多数为复性散光形式：复性近视散光眼、复性远视散光眼，而单纯性散光眼则相对比较少见。正是因为这样客观因素的限制，验光师在确定单纯性散光眼的屈光矫正镜度时往往会显得举棋不定。这也是有相当多的单纯性散光眼使用复性近视散光眼镜的原因，说到底还是在验光时验光师提供的屈光矫正镜度不正确的必然结果。本案例中的被测者就是一名症状迟发型的散光眼矫正不足的案例。

一、案例

某某，女，55岁，学校后勤管理人员。

被测者曾于3年前，自感视物不太清晰，在某眼镜店验光并配屈光矫正眼镜1副。戴用后，视力并未见有明显的改善。被测者诉：戴眼镜看不清楚，不戴眼镜也看不清楚，而且戴眼镜看近距离目标感到单侧头部钝痛。

被测者请求眼镜店予以复查。眼镜店说，光度没问题，还是对新眼镜的适应问题。并告知需要约2周的适应。

关于视近头痛的问题，眼镜店建议购置老花镜予以解决。购置老花镜1副，在使用老花镜从事近距离阅读工作，在短时间内能勉强应付，但难于进行持久的近距工作。而且仍旧难于从事自己喜爱的"十字绣"制作活动。

自配用屈光矫正眼镜和购置老花镜各1副后，除偶尔戴用屈光矫正眼镜外，老花镜基本上极少使用。

二、屈光检测

1. 原戴眼镜检测

被测者使用的眼镜有2副，1副为远用眼镜，1副为老花镜。对这2幅眼镜的检、测结果如下。

（1）远用眼镜 眼镜框为全框金属眼镜架，眼镜架的规格为57□18，连接部铰链较松，左、右镜腿倾斜偏差＞5°，眼镜镜片的屈光矫正镜度如下：

R：-1.00DS-0.50DC×90°；L：-0.75DS-0.75DC×90°。

DCD（远用光学中心距）为73。

（2）**老花镜**　老花镜为全金属带眉眼镜架，镜度为+3.00DS，光学中心距为70毫米。

2. 屈光检测

（1）**远用屈光矫正镜度**　在应用综合验光仪的条件下，对被测者进行了客观验光与主观验光的检测，被测者双眼远用的屈光矫正镜度分别为：

R：−1.50DC×90°；L：−1.75DC×90°。

LD（远用视线距）：65毫米。

通过行走试戴予以考察，被测者的右眼对±0.25DC的调整后的视觉分辨程度均有所下降。被测者左眼在分别使用−1.75DC×90°或−1.50DC×90°注视远距离目标时，没有明显的视觉改变。

最终确定双眼的屈光矫正镜度均为−1.50DC×90°。

（2）**近用屈光矫正镜度**　在综合验光仪上，双眼均首先设置−1.50DC×90°。经检测，被测者的近用附加正镜度的具体情况如下：

①（35±3）厘米：add+1.50DS。

②（28±2）厘米：add+2.00DS。

③（25±2）厘米：add+2.25DS。

（3）**屈光矫正方案**　根据前述检测结果，被测者有必要分别配制远用眼镜和近用眼镜，两副眼镜的矫正方案如下：

① 远用屈光矫正方案。

R：−1.50DC×90°；L：−1.50DC×90°。

LD（远用视线距）：65毫米。

因被测者选用的眼镜架的规格为：54□16，定制眼镜时双侧镜片作各内移2.5毫米处理。

② 近用屈光矫正方案。因考虑被测者有从事"十字绣"的爱好及打算，建议被测者以（28±2）厘米视距为准，设定近用眼镜的屈光矫正镜度。具体近用矫正方案如下：

R：+0.50DS+1.50DC×180°；L：+0.50DS+1.50DC×180°。

LD（远用视线距）：60毫米。

被测者按上述建议配制近用眼镜1副。

三、案例分析

这是1例典型的远用屈光矫正不正确导致的矫正眼镜难于达到理想效果

的案例。之所以会发生难于达到理想矫正效果的问题，和被测者所具有的中等程度单纯散光这一特殊情况有着非常密切的关系。倘若被测者只有0.50DC的散光，矫正不正确的问题就会被等效球镜的转换所掩盖。在这一案例中有以下几方面值得探讨：

1. 单纯性散光的初步确定

当被测者仅具有较低的屈光矫正镜度，在使用矫正眼镜中没有明确矫正视力的改变时，应考虑存在单纯散光矫正镜度不正确的可能性。本案例是球镜度过度矫正和散光矫正不足的综合案例，本案例因矫正错误，使戴用者戴用原眼镜的情况下的镜眼状态处于明显的复性近视状态（本案例中被测者大约处于−1.00DS−1.50DC×90°的状态）。因此，被测者戴上原有眼镜的清晰度可能比裸眼还要差。这就是原眼镜不被经常使用的根本原因。

2. 成品老花镜与散光矫正

成品老花镜是不包含散光矫正镜度的，这种成品老花镜对含有≤0.50DC的散光的老花眼还是没有问题的。但对像本案例中度散光程度的被测者，使用成品老花镜后其矫正视力可能仅能达到0.6左右，这样的矫正效果对阅读日常书籍和报纸来说是比较困难的。

因此，对有中、高度散光成分的屈光不正是不适宜使用成品老花镜的，均应采取定制近用眼镜的方法来解决近用阅读及工作的问题。

3. 习惯工作视距与近用附加正镜度

在确定老视眼近用附加正镜度值时，应结合被测者的视觉习惯及工作、爱好的特殊性来确定。习惯近用工作距离较大的人，给的近用附加正镜度就应当适当小一些；而习惯近用工作距离相对小一些的人，给的近用附加正镜度就应当适当大一些。本案例中的被测者有从事"十字绣"的爱好，并有继续发挥这一特长的愿望，在兼顾必要时看报的视觉需要的情况下，特建议使用适用于（28±2）厘米近用视距的近用附加正镜度。

四、专家点评

本案例中的被测者是一名双眼均为单纯性近视散光的案例，原戴用的远用眼镜的屈光矫正镜度却是复性近视性散光用眼镜，这显然是一种明显的屈光矫正错误。这也正是被测者戴不戴眼镜视觉差异不大，而看近又极不舒适的原因所在。

本案例中的被测者所使用的近用眼镜应当是购置的成品老花镜，从球镜度来讲应属于矫正过度，过度矫正的幅度达到+2.50DS（按球柱镜混合镜度计算，过度矫正幅度也应在+1.75DS）。显然，这样使用老花镜是无法得到理想满意的效果的。

　　不论是被测者的远用眼镜，还是近用眼镜（老花镜），都没有对被测者所固有的单纯性散光进行有效的矫正。而且这两副眼镜在戴用中，都会使"镜-眼系统"处于屈光矫正残余状态。

　　远用眼镜戴用时存在的屈光矫正残余量为：

　　R：-1.00DS-1.00DC×90°（即+1.00DC×180°）；

　　L：-0.75DS-0.75DC×90°（即+0.75DC×180°）。

　　使用+3.00DS的老花镜时两只眼的屈光矫正残余均为：+2.50DS+1.50DC×180°（即+4.00DS-1.50DC×90°）。显然，这样的近用屈光矫正镜度，对本案例中的被测者来说实在是有点太高了。

　　被测者不管是在戴用原配远用眼镜时，还是戴用+3.00DS成品老花镜时，都不可能获得舒适的视觉，也不太可能获得清晰的矫正视觉。

　　这一案例警示我们：老视眼的验光也是不能草率的，一旦出现错误，可能就会两副眼镜都起不到应用的矫正效果。倘若，被测者配的是渐进眼镜，我们还可能会给人造成相对比较大的损失。这一案例也提醒我们：不能仅仅认为对老视眼的服务工作就是卖给人1副老花镜的问题。对有解决视近困难问题这种诉求的被测者，必须坚持没有调查就没有发言权的原则。这里所说的调查就是指：对诉求者首先要进行规范验光，其次才是解决问题的方法。

【例18】老年中度散光镜度矫正不足引起的近用矫正困难

　　在现实的验光配镜服务中，对中老年人的屈光矫正，一般都是以阅读用眼镜的验光与配镜作为重点，对其远用屈光矫正镜度的验光与配镜的问题的重视程度则是不够的。对中老年人远用屈光矫正镜度之所以会重视不够的原因有以下两个：

　　① 通过简单戴用比较的方法销售老花镜，这是当前绝大多数老年人选择老花镜的主要方式；

　　② 而眼镜店对验完光仅仅卖出1副成品老花镜也会觉得不太划算。

　　正是基于以上两种原因，才使得地摊上的老花镜有了适销对路的途径。

但是，这种选择老花镜的方法显然存在着明显的不合理因素。这里介绍的就是1例由于散光度矫正不足的远用屈光矫正失误，这种矫正的失误又进一步导致了近用矫正难于达到预期目的的实际案例。

一、案例

某某，女，55岁，已退休，料理家务。

这名被测者来店时并未戴着眼镜。

被测者说，自己有1副远用眼镜，也有几副老花镜。但是，哪一副眼镜也不好用。戴上看远的眼镜后会感觉到头晕，戴上看近的眼镜，进行十字绣作业时却会感到头疼、恶心。被测者最大的心愿就是配1副能够使自己重新从事十字绣作业的眼镜。

二、屈光检测

1. 原戴眼镜检测

对被测者提供的原戴用眼镜（1副远用眼镜、3副近用眼镜）进行了屈光矫正镜度与自然状态质量的检查。

原戴远用眼镜的检查结果：眼镜架为全框金属镜架，镜腿的弯点长偏大，前倾角近乎于0，镜片的镜度分别为：

R：-0.50DC×180°；L：-0.50DC×180°。

眼镜左、右镜片的参考光学中心的距离为70毫米。

原戴近用眼镜的检查结果：

眼镜架分别为：全框金属镜架、半框金属镜架和注塑眼镜架。3副眼镜均为双侧镜度相同的球面单光眼镜，镜度分别为：+2.00DS、+2.50DS、+3.00DS。

对被测者原戴远用眼镜进行矫正视力检查，结果为0.6。

2. 屈光检查

（1）经检测，远用屈光矫正镜度为：

R：-1.50DC×177°；L：-1.50DC×05°。

单眼矫正视力为：1.0；双眼矫正视力为：1.2。

（2）近用屈光矫正镜度为：

R：+1.00DS+1.50DC×87°；L：+1.00DS+1.50DC×95°。

单眼近矫正视力为：1.0；双眼近矫正视力为：1.2～1.5之间。

（3）**行走、阅读试戴** 经行走试戴，被测者在使用远用屈光矫正镜度时，没有出现戴用不适的感受，感觉看东西的清晰程度有明显提高。

在对远用屈光矫正镜度进行试戴后，又对近用屈光矫正镜度进行了在25～30厘米这一视距范围的尝试性戴用。被测者在使用近用屈光矫正镜度时，已经可以读出《参考消息》中缝的广告字迹。阅读《参考消息》20分钟，没有异常症状出现。

按上述检测的远、近用屈光矫正镜度，并以被测者在注视远目标与模拟十字绣的实际状态下测量的视线距离作为配制眼镜的镜片光学中心的参照位置，为被测者配制远用、近用眼镜各1副。

被测者在戴用新配制的眼镜后，获得了比较理想远用屈光矫正效果，也实现了配1副可以重新从事十字绣作业的愿望。

三、案例分析

本案例属于一多年因远用屈光（散光）矫正明显不足导致的配镜不适的案例。在这一案例中导致该案例散光矫正不足的最大可能是：验光师自信力的不够。该验光师还可能会有因验光导致退镜或重新制镜的经历。当这样的验光师在检测中遇到被测者稍有不适的情况时，采取的办法就是尽可能降低镜度。这也正是本案例中散光矫正不足的原因所在。

本案例提请我们有必要注意：在近用屈光矫正中一定要关注对远用屈光矫正镜度的检测问题。在对本案例进行屈光检测中，我们正是首先从远用屈光矫正镜度考察为起始点，在解决了远用屈光矫正镜度的基础上再来确定近用的屈光矫正的问题。我们认为，不对远用屈光矫正镜度进行精确的检测，就不可能高效地解决好近用屈光矫正需求的问题。

四、专家点评

本案例被测者的陈述中有一个非常鲜明的特点：多次配眼镜，反复买老花镜。最后，就把配1副能够从事喜好活动的眼镜当做自己的一种愿望了。应当说，被测者的这种特殊经历是不应当发生的，但它终究发生了。在这本不应当发生任何问题的案例中，有以下3个比较值得眼视光工作者思考和回味的问题。

1. 原戴用的远用眼镜为什么会"戴不如不戴"？

被测者的陈述中，原戴眼镜存在着戴不如不戴的感觉。难道有-0.50DC

散光还不如一点散光都没有么？当被测者-1.50DC一点都不予矫正时，眼的调节就会对其不予理睬，而眼就会心甘情愿地容忍视物不清的现象存在。这是因为对于较大散光，眼睛很难调节到清晰的状态，只要被测者不进行高度关注程度的视觉作业就可以应付日常生活。但是当被测者戴用-0.50DC的散光眼镜时，剩下-1.00DC未得到矫正，戴上这样矫正不足的眼镜反而会启动被测眼的调节。在屈光矫正的实践中，0.50~1.00DC的散光（或矫正不足）是最易引起视觉疲劳的散光镜度范围。这也就是案例中的被测者感觉到原戴眼镜戴不如不戴的原因所在。

2. 原使用的近用眼镜为什么不能成功解决近用的问题？

原来使用的近用眼镜均为成品类型的老花镜。因这几副眼镜均没有圆柱面矫正镜度，故矫正视力不会达到理想的程度。因此，使用原来的几副老花镜，就不可能满足从事需要比较精确视觉分辨力的十字绣作业的要求。应当说，近用眼镜不具备对中度散光进行矫正的功能，是导致原来的几副眼镜不能成功解决近距精细作业问题的原因所在。

3. 戴用新配制的眼镜为什么能立即适应？

一般来说，在最初戴用-1.00DC以上散光镜度的眼镜时都会有一定程度的不适感觉。而这名被测者在使用完全散光性屈光矫正镜度的时候，能够即刻适应的原因有可能是：间断戴用散光矫正不足的眼镜有关。当间断戴用散光矫正不足的眼镜的不适感受成为一种心理定势后，在使用完全散光性屈光矫正镜度时，对完全回归生理调节状态就不再会感受到由调节适应状况回归正常调节状态变化。

【例19】 近视屈光参差远用矫正不足与老视矫正困难

在近视眼的屈光矫正中过度矫正是最为常见的矫正偏差，而近视眼的矫正不足则是比较少见的。近日，接待了一名由于近视性屈光参差导致原戴用眼镜矫正不足的特殊案例。这名被测者并非是矫正视力不好来寻求帮助的，而是因年龄的原因发生视近困难，借带女儿来店配镜的闲暇时间顺便咨询自己解决阅读书报问题的办法，通过问讯了解基本情况，建议被测者进行验光检查。在被测者接受建议验光师，这才发现这名被测者需要通过重新配镜才能得到解决的诸多问题。现特将该案例验光配镜的情况，以及后续应当解决的问题的基本矫正思路介绍给各位同仁，以供参考。

一、案例

某某，女，56岁，退休。

被测者自述自年轻时就视力不好。戴用屈光矫正眼镜的时间也相对较早，现在戴用的眼镜是在2年前配的。这副眼镜自开始戴用就赶到看远的清晰度比看近的清晰度要好，但是看书看报觉得却不是很舒适。2年来，看远的情况变化不大，但看书看报感到累的感觉却越来越明显。曾到某眼镜店进行咨询，营业人员告知老花眼了，验光后说这样的老花镜没法配，使用店家推荐成品老花镜又不能用。

二、屈光检测

1. 原戴眼镜检查

被测者原戴眼镜使用的是全框合金眼镜架，镜片为非镀膜树脂镜片。检测眼镜的屈光矫正数据如下：

R：-2.00DS-1.25DC×89°；L：-2.00DS-0.50DC×88°。

两只镜片的光学中心距为：68毫米。

眼镜的装配质量未发现异常、眼镜结构未发现明显变形改变。

2. 电脑验光检测

让被测者裸眼视远（即轻度雾视）15分钟后，进行电脑验光仪检测，检测结果如下：

R：-3.25DS-1.75DC×84°，矫正视力1.0。L：-1.50DS-0.50DC×66°，矫正视力1.0。

PD：62毫米。

3. 综合验光仪检测

戴用原戴眼镜，双眼的矫正视力均为0.8，双眼矫正视力0.8。

先将电脑验光仪检测的球镜度设置在综合验光仪上。检查被测者的视力，右眼矫正视力均为0.6⁺，左眼矫正视力为0.8。

使用散光表、交叉圆柱面镜，对屈光矫正镜度进行进一步的检测，被确认的被测者双眼的屈光矫正镜度及远用矫正视力如下：

R：-3.25DS-1.50DC×85°，矫正视力1.0。L：-1.50DS-0.50DC×65°，矫正视力1.0。

双眼矫正视力为1.0⁺。

将双眼所使用的屈光矫正镜度同时减去−0.75DS，在应用偏振镜实施视觉分离的情况下比较双眼的分辨精细程度，左眼感觉比较清晰。在左眼使用的屈光矫正镜度中再减去−0.25DS后双眼的分辨率大致相同。

去除双眼的偏振镜，给予0.6、0.8、1.0视标帧页进行注视，并以−0.25DS步频在双眼同步加入屈光矫正镜度，当双眼的屈光矫正镜度达到：

R：−3.50DS−1.50DC×85°；L：−1.50DS−0.50DC×65°时，双眼的视力达到1.2。分别遮盖左、右眼，检测单眼矫正视力均为1.0。

4. 行走试戴

行走试戴效果：双眼视物清晰，注视远距离目标时感到境界清楚、层次分明。两眼的分辨率及视野明度感没有明显差异。

使用瞳距尺测量，被测者的原用瞳距为：62毫米。

5. 配镜及叮嘱

被测者选用的是半框合金眼镜架，规格为：54□18。为被测者配制远用屈光矫正眼镜一副，处方如下：

R：−3.50DS−1.50DC×85°；L：−1.50DS−0.50DC×65°。

双侧镜片光学中心各内移3毫米。

在定制眼镜时，特别叮嘱以下两件事。

（1）眼镜戴用注意事项　在最初使用时，看相对较近的目标时应注意低头的幅度要略大一些。

（2）关于近用眼镜建议　建议被测者在戴用远用眼镜一段时间后，再进行验光配镜。

三、案例分析

被测者双眼的屈光矫正镜度尽管没有达到屈光参差的医学临床指标（≥±2.50DS），但被测者在配镜的经历中已经遇到不小的困难，对被测者两眼屈光矫正镜度的差异可以确认为：配适性屈光参差。这名被测者到底遇到了什么样的配适问题，可能还会遇到什么问题。这都是值得思考的问题，要想了解这些情况，就得从原戴眼镜的配适状况说起。

被测者原戴眼镜是在2年前配制的，时年54岁。按一般规律讲，这样的年龄屈光矫正镜度基本是比较稳定的。但是，被测者原戴眼镜与新检测到的屈光矫正镜度的差异（图1-2）实在是太大了。

原戴眼镜的屈光矫正镜度	新配眼镜的屈光矫正镜度
R：−2.00DS−1.25DC×89°。	R：−3.50DS−1.50DC×85°
L：−2.00DS−0.50DC×88°。	L：−1.50DS−0.50DC×65°

图1-2　被测者原戴眼镜与新检测到的屈光矫正镜度的差异

对于一名已经处于屈光基本稳定的老年人，两次验光配镜的屈光矫正镜度为什么会有这么大的差异呢？这得从原戴眼镜屈光矫正镜度的确定及由此带来的问题说起。

1. 导致原戴眼镜矫正问题的根本原因

下面我们首先来分析原戴眼镜的屈光矫正镜度出炉的基本过程。

有些验光师的经验认为：对屈光参差的矫正要遵循高低相互将就的办法处理，并认为这是避免双眼视像不等的有效方法。

本案例的原戴眼镜的屈光矫正镜度正是根据这样的理念来确定的。其中，为了降低单眼视像过小的问题，右眼的综合屈光矫正镜度降低了−1.00D（散光度降低−0.25DC忽略不计）；为了双眼的镜度更为一致，又将左眼的屈光矫正镜度人为增加了−0.50DS。这就是原戴眼镜屈光矫正镜度数值出炉的基本过程。这样确定的屈光矫正镜度显然是不正确的，最根本的错误就在于左眼近视镜度的过度矫正。

我们必须明确一点：不管在什么情况下，近视眼的过度矫正都是违反屈光矫正原则的。

2. 原戴眼镜处理方式造成的不良影响

经上述处理后，原戴用矫正眼镜对被测者产生的影响有两个方面。

（1）被测者未能获得最佳的双眼视觉效果　被测者在戴用原配眼镜时，只具有0.8的矫正视力，其双眼的明视觉远点分别为：0.67米、2米。以这样的明视远点距离，要想获得理想的双眼视觉（特别是远距离双眼视觉）效果是比较困难的。

（2）对被测者的近距阅读造成了潜在的困难　被测者戴用原配眼镜在注视0.3m距离的目标时，双眼分别使用的调节力为：1.8D、2.8D。双眼所付出的调节力相差1.0D，这显然是被测者难于应付较长时间阅读的生理需求。当然下述两个因素也是被测者进一步加重阅读困难持续加重的重要因素：

① 因年龄较大所导致的近距阅读困难。

② 双眼屈光参差导致的潜在性隐斜视。

3. 现实问题的解决

首先需要为被测者解决的问题就是：单、双眼矫正视力偏低和双眼视觉不佳的问题。经过屈光检测确认：被测者在使用适宜的屈光矫正度的情况下是可以获得比较理想的矫正视力的，双眼视觉反映良好。

4. 有待解决的问题

有待解决的问题是：近用屈光矫正的问题。对于屈光参差性屈光不正的阅读问题，一般来说可以通过两种方式来解决。

① 对年龄较轻需要使用远用屈光矫正眼镜兼做阅读使用者，可以通过镜片光学中心的位置调整使三棱镜效应达到远用与近用均可耐受的方法来解决（具体方法请参见呼正林编著的《眼科屈光矫正学》第八章第六节）。

② 对不宜使用远用眼镜担当近用的人，则应考虑另行配制近用眼镜。本案例的被测者已经并发老视现象，显然属于不宜使用远用眼镜兼做近用眼镜之用，以配制专门的近用眼镜为宜。

本案例之所以没有即刻解决近用眼镜的问题，是考虑到被测者接受不正确屈光矫正的时间较长，倘若同时解决的话，被测者将同时面对两副眼镜的戴用问题。这样的话，在适应上可能会有一定的难度。鉴于此，特叮嘱被测者在戴用远用眼镜一段时间后，没有问题（或戴用适应后）时再解决近用眼镜的配置问题。在这段过渡时期，被测者不可避免会使用远用镜度兼做近用，为避免近用时潜在隐斜视的问题，故叮嘱被测者看近距离目标时一定要注意视距和低头幅度要都大一些，目的是：借助眼的调节，尽可能通过镜片中心区域解决看近的问题。

四、专家点评

本案例原戴眼镜的镜度调整方法，是一些验光师设计屈光参差矫正方案的惯例。但必须说明一点，尽管经过这样的调整双眼的视力状况会显得均衡，但从视觉生理方面考虑，这种处理方式是不合理的。下面就以这一案例为例来说明这个道理。

被测者右眼的屈光矫正镜度被明显降低，这种矫正不足在屈光矫正中尽管不恰当，但不犯近视眼屈光矫正的忌讳，也不会发生什么严重的问题，充其量也就是这只眼矫正视力达不到理想矫正效果而已。

近视眼屈光矫正的最大的忌讳是什么呢？在近视眼的屈光矫正中，过度矫正就是近视眼屈光矫正的忌讳。而本案例中的左眼经过屈光矫正镜度调整后，恰好就犯了这个忌讳。调整镜度以后，被测者使用的屈光矫正镜度既不是最低的，矫正视力也不是最佳的。这样的调整显然超出了近视眼"使用最低的近视屈光矫正矫正镜度，获得最佳的屈光矫正效果"的原则范畴。

经过验光确定了配镜用的屈光矫正镜度以后，验光师会不会想到：被测者戴上眼镜，他的视觉处于一种什么状态呢？可以肯定说，这是验光师极易忽略的问题。在这个案例中，确定原戴眼镜屈光矫正镜度的验光师，在书写处方时肯定不会想到这个问题。我们就这一问题来考察原戴眼镜戴用时的视觉状态：

右眼：近视镜度-调低→近视矫正不足——人为的1.50D矫正不足；

左眼：近视镜度-调高→近视矫正过度——人为的0.50D远视状态；

右眼、左眼的单眼矫正视力均为0.8。双眼矫正视力：0.8。

右眼因矫正不足处于轻度近视状态，左眼因矫正过度处于人工远视状态。两只眼处于不同的屈光状态，随着年龄增长眼的调节降低，两眼在屈光方面的不协调表现就会加大。这就是导致被测者现实与潜在屈光矫正问题根本原因。

通过这个案例，提示我们验光以后，一定要对"被测者戴上眼镜，他的视觉处于一种什么状态"这一问题进行思考。这种思考是避免验、配镜某些偏差发生的有效途径。

在此，特别强调一点：验光配镜中对两眼屈光度进行凑合的做法是不可以为之的。

【例20】 轻度屈光不正伴混合屈光参差，戴用渐进眼镜难以适应的矫正问题

不论是医院还是眼镜店，在矫正老视眼时都更倾向推荐戴镜者使用渐进眼镜。有相当多的人都认为，这是出于过分强调经济利益的目的。实际上，这种认识并不完全正确。尽管渐进眼镜的价格的确比较贵。但是，渐进眼镜的确有单光眼镜所不具备的功用和特点。例如，在一副眼镜上没有明显痕迹，而又解决了远距离与近距离视觉的兼用。

医院或眼镜店在推荐渐进眼镜时，考虑更多的还是：满足戴镜者在视觉

需求和社会需求方面更高的视觉质量问题。不可否认的是，对没有戴用过屈光矫正眼镜的老视眼被测者来说，关于渐进眼镜戴用的验光配镜的要求还是比较高的。验光配镜中不经意的疏忽或不慎，都有可能导致渐进眼镜戴用的不舒适问题，甚至还会导致配镜的失败。

本案例介绍的就是按传统方式处置远用屈光矫正镜度后，导致戴用不舒适问题的一个鲜明案例。

一、案例

某某，女，54岁，某市某局副局长。

4～5年前，被测者感觉阅读文件经常会出现眼睛发胀、发酸的现象。周围的人建议被测者使用老花镜。购置老花镜时感觉效果不错。在老花镜的实际使用中，尽管阅读文件时间略有延长，但仍旧难于获得满意的效果。

经人推荐，特到某医科大学附属医院眼视光学门诊接受屈光检查。

二、屈光检测与配镜

1. 第一次验光

（1）客观屈光检测 由门诊部杨医生接待。

经进行问诊、了解被测者在实际生活与工作中的视觉表现。在实施双眼雾视后，经电脑验光仪检测并经检影检测，被测者视远的屈光矫正镜度如下：

R：$-1.00DS-1.00DC\times90°$ ；L：$+0.50DS-1.50DC\times90°$ 。

（2）主观球面镜度屈光检测 使用综合验光仪进行精确检测。在右眼设置$-1.00DS$球镜度，在左眼设置$+0.50DS$。

首先，遮盖左眼。在单用右眼视孔中所设置$-1.00DS$球镜度的情况下，矫正视力为0.6。调整球镜度检测矫正视力变化情况如表1-3所列。

表1-3　综合验光仪球：右眼镜度调整季矫正视力状况

球镜度调整			矫正视力
设置调整顺序	视孔中的（D）	新增镜度（D）	
1	$-1.00DS$	-1.00	0.6
2	$-1.25DS$	$-0.25DS$	0.8
3	$-1.50DS$	$-0.25DS$	0.8
4	$-1.75DS$	$-0.25DS$	0.6

根据上述球镜度的检测情况，可以确定：－1.25DS是该阶段检测右眼的精确球镜度值。经红绿双色试验验证：被测者在使用该镜度时，对红色背景和绿色背景下的辨识程度基本相近。

其次，遮盖右眼。左眼在使用+0.50DS情况下，其矫正视力为0.6。

表1-4　综合验光仪：左眼球镜度调整季矫正视力状况

球镜度调整			矫正视力
设置调整顺序	视孔中的（D）	新增镜度（D）	
1	+0.50DS	+0.50DS	0.8
2	+0.75DS	+0.25DS	0.8⁻
3	+0.25DS	－0.25DS	0.8
4	+0.00DS	－0.25DS	0.8

根据上述球镜度的检测情况，同样可以确定：+0.50DS是在该阶段检测左眼的精确球镜度值。经红绿双色试验验证：被测者在使用+0.50DS镜度时，对红色背景和绿色背景下的辨识程度基本相近。

经以上检测，被测者此阶段被确认的双眼的屈光矫正镜度如下：

R：－1.25DS；L：+0.50DS。

（3）**主观柱面镜度屈光检测与试戴**　首先使用散光表对被测者双眼进行散光定性检测。双眼均表现为：对垂直放射线条最为清晰，而对水平方向的线条比较模糊。

根据被测者对散光表识别状况，在综合验光仪上增加设置圆柱面镜情况如下：

R：－0.50DC×90°；L：－1.50DC×90°。

经过应用交叉圆柱面透镜对屈光矫正镜度中的圆柱面透镜进行精确核定，确认加入的散光轴位及矫正镜度准确无误。

（4）**第二次红绿试验**　在双眼使用下列屈光矫正镜度的基础上，分别对其右眼、左眼进行第二次红绿试验。

R：－1.25DS－0.50DC×90°；L：+0.50DS－1.50DC×90°。

右眼：感觉绿色中的数字更为清晰。将该眼镜度调整为：－1.00DS－1.00DC×90°，被测者感觉红色背景、绿色背景中数字的清晰程度基本相同。

以上述修正的屈光矫正镜度为基准，对被测者进行双眼平衡测定。证明经修正的屈光矫正镜度完全正确。

使用瞳距仪检测到的被测者瞳距为：右32.5毫米、左32毫米。

（5）**行走试戴**　行走试戴中，被测者感觉头晕，有些难于承受。尝试降低左眼的球面屈光矫正镜度，降到−1.50DC×90°时被测者略感头晕。

对比双眼使用屈光矫正镜度的矫正效果，感觉右眼略显不适应。特将右眼屈光矫正镜度中的圆柱面透镜降低−0.25DC。被测者感觉不适应的状况明显减轻。

（6）**近用屈光矫正镜度检测**　在使用经调整后的屈光矫正镜度的条件下进行近用附加正镜度的检测，当正镜度增加到+2.00DS时，具有比较理想的在0.3m距离的近用视觉分辨力。

2. 第一次配镜

根据上述检测结果，定制眼镜数据如下：

R：−1.00DS−0.75DC×90°；L：−1.50DC×90°；add：+2.00DS。

双侧镜片的远用光学中心距设定为：64毫米。

选择合金全金属镜圈眼镜架一副和短通道PC渐进镜片。

3. 第二次验光

上述配制眼镜经过1周的实际戴用，因感觉视近工作难以适应而来进行复验检查。门诊医生检测，判定验光无误，建议再进行1周的戴用适应。又经1周的适应性戴用，被测者不舒适感觉没有明显改善，再次来门诊接受复诊检查。经检测确认被测者真实的屈光矫正镜度仍为下列数据：

R：−1.00DS−0.75DC×90°；L：+0.50DS−1.50DC×90°。

医生认为：前一次所配制的眼镜并非被测者的完全屈光矫正镜度。当被测者戴用经过镜度调整的屈光矫正镜度之时，就会出现双眼屈光矫正不均衡的问题。医生建议重新配镜，并应允为被测者重新配一副完全屈光矫正镜度的镜片。

经检测被测者的add为+2.00DS；瞳距为：右32.5毫米/左32毫米，

4. 第二次配镜

为被测者依旧选择了与前一次配镜所用眼镜架完全一样的眼镜架，为被测者选择的镜片仍旧是□□□短通道PC渐进镜片，配镜处方如下：

R：−1.00DS−0.75DC×90°；L：+0.50DS−1.50DC×90°；add：+2.00DS。

眼镜远用NCD为：65毫米。

5. 第二次所配镜的戴用状况

对再次重新配制的眼镜进行约1周的戴用同样感到难以适应。正是在这种情况下，笔者在两位医生邀请下，在视光学门诊同两位医生共同接待了这位被测者。对被测者的代用情况进行了分析。

三、案例分析

对本案例中被测者戴用渐进眼镜出现的适应困难应从以下几个方面来进行分析。

1. 没有明确的戴用屈光矫正眼镜的经历

本案例中的被测者没有戴用屈光矫正眼镜的经历，而在第一次戴用的眼镜就选择了渐进眼镜。这种处置后所遇到的戴用适应问题应当是渐进眼镜配制中比较常见的问题。为什么在这样的情况下会出现对渐进眼镜适应难的问题呢？这是因为：

（1）**裸眼习惯视像的心理定势**　多年来，被测者在使用裸眼观察事物的过程中，其视觉行为必须关照自己的眼客观存在的屈光不正问题。久而久之，就会自然地建立其自身特有的视觉行为定势。在相对年轻时，有比较充分的调节力予以保证：可以使被测者获得自己比较满意的视觉效果。但当被测者年龄逐渐增大而调节力逐渐减退的情况下，双眼在注视统一目标时，双眼调节力的失衡就会显现出来。本案例中的被测者正是这种状况：当被测者用右眼可以看清楚的情况下，其左眼必须使用约1.50D的调节力才能看清同一目标。

在现实生活与工作的实践中（尤其是被测者近用工作负担相对比较大），单眼的频繁调节运动就造成了比较严重的视觉疲劳，过度疲劳时还有可能会放弃这种单眼的调节而导致单眼注视性的视觉作业。此时，视觉疲劳会明显缓解，而立体视觉、径深感觉则会明显降低。这里需要注意，在视觉疲劳的情况下，只要被测者规避开近用工作，视觉疲劳就会减退，原因是：频繁的单眼调节运动明显减少。

（2）**渐进镜片多光区使用规律**　这样的被测者，不要说使用渐进眼镜，即便是戴用完全矫正镜度的眼镜也需要有一个适应时期。这是因为，尽管两眼调节不均衡，但是多年形成的视觉行为定势突然被中断，一直需要使用调节力予以补偿的左眼，却突然要处于不能再进行补偿的状态，已经形成视觉行为定势经常会表现出调节运动的偏差，这就会使眼的调节处于适应屈光矫正这一新的变化之中。只要被测者的调节尚未达到适应这一变化的情况，这种不适应就必然导致戴用完全屈光矫正眼镜的不舒适。

而渐进眼镜的镜片镜度的变化特点，并非是同心圆形式，而是有着其自身特有的规律，而且这种变化的幅度要更大，像质差异也更大。对于渐进镜片的这种变化，即便是对有戴用屈光矫正眼镜经历的人也是需要给予必要指导的。对本案例中的被测者来说，戴用渐进眼镜的适应困难问题也就很难避免了。

（3）对散光矫正镜度的生理适应性 被测者从不戴眼镜到戴用眼镜，可能还存在自身生理对散光不矫正的状态已经适应。当突然使用散光镜度予以矫正时反而出现需要适应的生理需求。再加上使用渐进镜片，镜片的光度分布的特点进一步加重了戴用不舒适的感觉程度。

从以上分析，可以得出这样两个结论：

① 就当前的现实情况，第一个结论是：这名被测者首次戴用屈光矫正眼镜就选用渐进眼镜不是最佳方案；

② 这名被测者到底可以不可以使用渐进眼镜，在现在做出结论还为时过早。

倘若被测者不能取得戴用渐进眼镜的成功，不论是对被测者还是对验光的医生都可能产生不良的心理影响（尤其是对后者）。

2. 眼镜的装配质量问题

（1）镜片的性能 从镜片本身进行分析，基本可以确定以下3点。

首先可以确定的是：两副眼镜的镜片均使用的是同一品牌的渐进镜片，应当说不论从镜片的光度变化还是材料的光学物理性能都应当是一样的。因此，在同等条件下，第2副镜片不会比第1副镜片产生更优越的视觉矫正效果。

其次，第1副镜片左眼的屈光矫正镜度使用的是不全矫正镜度，而第2副镜片的屈光矫正镜度则属于完全矫正镜度，两副镜片都产生了戴用不适应问题。根据这样的戴用情况可以确定：戴用后发生不适应的现象并非是直接原因。

再次，从对镜片进行直视观察看，所使用的镜片应属于像散程度相对较大的类型，这也应当是这名被测者发生戴用不适应问题的不可忽视的原因。

（2）磨边与装配 被测者使用的渐进镜片是用"◇"来标记水平基准点的，标记清晰可见。粗看同一镜片中的2个基点略有偏差，对其中1副眼镜进行重新标记划线后测量，可以确认2只镜片的基准点均存在略大于1毫米的偏差，两只镜片的偏差方向一致。经询问加工人员，加工中均使用了贴标的方法。

根据上述调查结果，可以得出以下2个结论：

① 镜片方位的偏差的影响。镜片方位的偏差有可能对戴用者发生了不良

的影响，这种影响归根结底是使各个光度区域发生了偏转，当戴镜者使用了这样的渐进眼镜，就可能会产生以双眼近用难以适应为特征的戴用问题。

② 导致偏差的原因。2只镜片发生同样性质及程度的偏差，可能有以下两种原因。

第一，与贴标的手法有关：加工人员贴标时两手用力不均匀或用力过小有关，前者会直接导致镜片方位的顺应性偏差，而后者则会在加工启动时导致自然的旋移。

第二，与模板固定孔有关：倘若所选用模板的固定孔过大，在加工时也将会使模板的方位与加工的镜片的方位发生偏差。

四、处置建议

尽管造成渐进眼镜戴用不适的原因很多，但就本案例而言应特别注意以下两个问题。

第一，被测者虽然是轻度屈光不正，但却存在着中等程度的参差，而且长期没有接受过屈光矫正。这就使被测者的视觉处于一种习惯适应的顺应状态中。倘若不能改变这种顺应状态，新的舒适的矫正视觉状态就不可能建立起来。而习惯顺应状态只能在实际的屈光矫正中才能被打破。

第二，当这名被测者面对镜片像散程度过大和加工偏差等比较复杂的眼镜时，只能产生对戴用不适应情况的强化作用。

对于这种情况，建议如下：

1. 将建立新的视觉适应状态放在首位

被测者从未使用过屈光矫正眼镜，而且屈光不正还存在着中等程度的混合性屈光参差，这都决定了其在最初戴用屈光矫正眼镜时发生戴用困难的可能性。

对本案例中的被测者应首先进行完全矫正镜度的试戴。试戴中可能会出现两种情况：

① 倘若对完全屈光矫正镜度可以耐受，应当直接使用这样的镜度定制远用屈光矫正眼镜。

② 倘若完全不能承受完全屈光矫正镜度，则应经适当降低屈光矫正镜度再行试戴，直至达到可以耐受的镜度为止，以可以耐受的屈光矫正镜度配制远用屈光矫正眼镜。此时配制的眼镜只能担当过渡矫正眼镜使用。在经过戴用达到完全适应后，再配制远用完全屈光矫正眼镜。使用过渡矫正眼镜的时间一般都在0.5～3个月。

不能适应完全屈光矫正镜度的情况，一般经过0.5～3个月的坚持戴用都会得到满意的矫正效果。

2. 解决带用渐进眼镜戴用问题

关于本案例中被测者是否戴用渐进眼镜的问题，则应在其建立起对完全屈光矫正镜度的自动适应时再解决。但在实施时应当注意以下几个方面：

（1）选择视像质量相对较好的渐进镜片 具体地说，就是要选择像散程度相对较小的渐进镜片。这样的选择应当有两种价值：

① 可以提供更容易适应的渐进镜片；

② 可以降低原选镜片的负面影响。

（2）应用渐进镜试戴镜片 在即将准备实施渐进眼镜配制方案时，验光的行走试戴中，最好能使用渐进镜片的试戴镜片进行尝试。这样确定的初次戴用渐进眼镜的类型，可以接受的近用附加正镜度就会更加合理。

（3）加强戴用指导 在戴用按上述要求配制的渐进眼镜时，一定要指导被测者学会正确使用不同的光度区。尤其是要在对中距离目标（如脚下）进行精确定位时，应使用远用光区的视觉行为问题。

【例21】 屈光术后再发低度近视导致视觉疲劳

当前，屈光手术被认为是"治疗"近视眼的一种方法。尽管这种手术在发达国家并不提倡，但是在国内却是非常流行的，相当多的人把屈光手术作为"终生摘掉眼镜"的目标来实现，当然从事屈光手术工作的人员往往也会这样进行说教。应当说，这是一种误解。屈光手术只是通过消薄角膜中心区域的厚度，在角膜上人工制造了一只近视镜片，这种方法实质上仍旧是光学矫正。接受这种手术的人对屈光手术的期望值普遍较高。但是，术后的结果也存在一些差强人意的问题，如这些问题包括：过度矫正、干眼症、眩光，以及近视眼再发、过早老视等。这里特选一例手术过度矫正的案例，以提请验光师注意。

一、案例

某某，男，28岁，机关办公室工作人员。

被测者，原近视矫正镜度为：

R：−4.50DS−0.50DC×180°；L：−5.50DS−0.50DC×180°。

2015年8月接受屈光手术（LASIK）。自诉对手术效果满意，但从事近距离阅读工作感到很容易疲劳、眼睛感觉发干。术后复检、年检：裸眼视力均正常，对于眼睛易疲劳没有给出明确的结论。对于眼睛发干的建议是使用眼药水造成的，视觉疲劳的困扰问题始终未得到解决，严重影响工作的效率和情绪。

二、屈光检测

1. 初检

使用电脑验光仪对被测者双眼的屈光进行初步检测，远用屈光矫正镜度的结果是：

R：+1.00DS+0.75DC×120°；L：+0.50DS+1.00DC×135°。

使用"R：+4.50DS；L：4.00DS"镜度，进行雾视20分钟。经与被测者沟通，知悉接受屈光手术时，曾被告知：为了保证更好的矫正效果、减少近视再发生的可能性，特将手术量进行了调整。

2. 综合验光仪检测

（1）**远用矫正镜度检测** 首先，通过散光表对被测者进行散光的精细检测，检测结果如下：

R：−0.75DC×30°；L：−1.00DC×45°。

其次，进行球面镜度检测，检测结果为：

R：+1.75DS−0.75DC×30°；L：+1.50DS−1.00DC×45°。

再次，使用红绿试验，核对双眼的屈光矫正镜度。结果：右眼红、绿图标清晰度一致，左眼绿色图标略清晰。

（2）**近用矫正镜度检测** 在上述远用矫正镜度基础上，进行30～40厘米近距离视距的屈光矫正镜度检测。使用上述远用屈光矫正镜度检测近距离阅读核对：30厘米无法看清近视力表中0.8的视标；40厘米可以看清近视力表中0.8的视标，但感觉眼睛"累的慌"。

加用正镜度进行核对，确认被测者的近用附加正镜度为：+1.50DS，应使用的近用屈光矫正镜度为：

R：+3.25DS−0.75DC×30°；L：+3.00DS−1.00DC×45°。

3. 配镜建议

综合验光仪只有"负柱镜"形式，没有"正柱镜"形式，因此，书写配

镜镜度按惯例均须转换成"最终处方形式",转换后远用、近用屈光矫正镜度如下:

远用屈光矫正镜度:

R:+1.00DS+0.75DC×120°;L:+0.50DS+1.00DC×135°。

近用屈光矫正镜度:

R:+2.50DS+0.75DC×120°。

三、案例分析

近视眼屈光手术后的"近视回退"是个比较普遍的问题。手术者为了减少或延缓这种现象的发生,往往会凭"个人经验"提出"轻度过度矫正"的方案,这种方案一般都会被接受手术的人接受。这个案例就是在接受这种矫正方案后出现近距离阅读困难。

本案例,通过屈光检测,确认其当前为复性远视散光。对于一个远未达到老年的成年人而言,对于"R:+1.00DS+0.75DC×120°;L:+0.50DS+1.00DC×135°"这样的镜度,看远时一般不会感觉出明显的视觉感受的异常,但在长时间近距离工作时就会出现视觉疲劳。

对于这样的案例,最理想的矫正方案应当是对看远、看近都应当予以矫正。但是,对于一个接受过屈光手术的人来说,这种最合理的矫正方案很难被接受。

我们的建议是:只要看远,没有明显自觉的视觉疲劳,可以采取不配镜方案。

但是对于需要从事长时间近距离阅读工作的人,则一定要建议配用近用眼镜,否则既影响工作效率,也会使"近视回退"加速。

四、专家点评

近视眼的人渴望通过屈光手术摘掉眼镜,几乎成为一种时尚,但对屈光手术后可能发生的问题,往往会因为各种原因被淡化。世界著名眼屈光手术专家蔡瑞芳明确告诉大家:"你既然要接受这个方法,就可能要面对做这个手术后未知的风险,这并不像做了一个美容手术那样简单。"除"近视回退"外,蔡瑞芳还明确给出了以下三种屈光手术的并发症:

① 眩光,大家都有,只是程度不同。

② 夜间视力减弱是99%做过手术的人都会有的。

③ 眼睛干涩症候群的概率大致是60%～70%。

蔡瑞芳根据自己多年的临床经验，还明确指出了："这些症状会一辈子跟着你（过去我们说，半年内这些症状就不会有了）"。

应当说，屈光手术对于"近视眼"来说，是一项充满梦幻希望和即将面对现实风险的历程，对于近视眼的人来说，还是慎之又慎选择为宜。

这一案例，就是施术者的"好心"导致了受术者尴尬处境的实例。远视屈光不正，从视光矫正学而言是应当矫正的，否则的话，不但容易发生视觉疲劳，长此以往还会在未来发生最佳矫正视力降低的情况发生。理想的屈光手术尽管矫正了眼的屈光，但不能改变眼的近视内环境和生理状况，近视眼的调节力是相对较低的状况很难得到改善，这就是屈光手术后看近时容易发生视觉疲劳的原因所在。而这一案例已经是"人工远视眼"，视近阅读困难自然也会更为明显，不矫正自然就会很痛苦。

但是，已经做过屈光手术的人，很难接受再戴眼镜的现实视觉需求。对于这种情况，验光师只能根据具体情况来处理。对这种情况的处理原则有以下三个。

① 适当满足被测者的需求。可以不配的，说明情况，暂时不配。例如这一案例看远没有明显的症状就可以不配。

② 对于近距离阅读的矫正需求，应当积极建议配镜。近距离阅读的矫正镜度，一定要以被测者实际应用环境情况来确定，同时还要为被测者提供配镜的说辞，而最合理的说辞就是：为了避免近视回退配镜。

③ 强调屈光复查的必要性。一般而言，屈光手术后，随时间的推移眼的屈光矫正镜度都会向负镜度方向发展，发展的速度大多与用眼的强度有关。因此，复查就显得很重要，一般每年接受一次规范的验光即可。当眼的屈光矫正镜度有所变化时，则应及时更换新眼镜。

第二节　近用工作验光配镜案例

【例22】 IT工作轻度近视眼持续性视觉疲劳

目前，电脑已经成为人们生活及工作不可或缺的一部分，不但工作中离不开这种办公工具，即使在家庭日常生活中，也是人们离不开的一种工具。在大、中城市中，一个新崛起的职业已经形成，并且在以前所未有的速度扩大着自己的队伍，这个职业就是：IT职业。这个职业包含信息技术和互联网技术两种最基本的业态。在北京从事这一职业的人数则更多，而且有相当多的人员是从事基础性的编程设计和软件开发的工作。从事这一职业的人员几乎都是近视眼的人，根据资料显示，接待的IT从业人员，或多或少地存在着视觉疲劳的问题，其中戴眼镜的人无一例外的存在这个问题。

从验光、配镜工作中，我们深深体会到：IT从业人员在工作中对屈光矫正的视觉需求，还没有得到眼视光学临床工作者的普遍、充分的认识。做好这方面的工作，显然是我们为经济建设不断发展所必须尽到的义务。为了达到提高各位同仁的认识，我们特从几年来积累的案例中精选了两个案例推荐给大家，以期达到沟通信息，进而达到抛砖引玉的作用。当然这里所举的案例，并不能对所有的问题兼容并蓄。对于在临床验光实践中遇到的问题，还需要我们根据被测者的实际情况和检测的结果进行具体的分析，只有这样才能做好我们的工作，才能使被测者获得相对比较理想、满意的屈光矫正效果。

一、案例

某某，55岁，四川人，IT业程序设计员。

被测者在高中二年级时，因在课堂上看黑板上的字迹感觉模糊，经到眼科验光确诊为轻度近视眼，并配眼镜一副。根据被测者的记忆，当时所配的眼镜的度数双眼均为-0.75DS。

几年来，一直坚持上课、看书、工作时戴用眼镜。前年大学毕业后进入IT业从事软件开发设计工作，考虑到个人形象和能以更良好的视觉状态从事自己的工作，进行了重新验光配镜。新配眼镜的屈光矫正镜度为-1.25DS。

工作两年来，感觉视力下降的速度明显加快。具体表现：在工作中，发现电脑视屏上的文字经常会发生瞬间模糊、跳动的现象。曾经几次到医院、眼镜店接受检查、检测，没有发现眼睛有实质性的改变，而验光检测出来的眼的屈光矫正镜度是一次一个样，根据这些数据配的眼镜都不能从根本上解决视屏上文字瞬间模糊、跳动的问题。被测者一天工作下来感觉头晕脑涨，原本很中意的工作逐渐成为一种心理负担。近一年来，被测者一直在寻找解决这一困惑的办法。

我们告诉被测者，一定要星期日上午来来咨询，并明确告知头一天晚上别再看电脑、手机，把眼睛充分休息好。

二、屈光检测

1. 屈光与视觉调查

笔者在仔细听取被测者的陈述后，进一步询问了目前的工作状况，了解被测者的工作环境及劳动强度。在与被测者充分交流后，笔者就三个方面向被测者做了如下分析。

（1）**视觉症状** 看电脑视屏上的文字发生瞬间模糊、跳动现象，原因就是视觉疲劳造成的。这种现象会随着工作时间的延长，发生的频率与程度也会越高、越重（被测者承认这是事实）。

（2）**屈光症状** 两年来多次验光呈现屈光度不稳定，说明眼睛的调节张力偏高，而验光时眼的调节张力不能得到有效控制的情况下，就会导致检测的数据发生偏差。屈光矫正镜度所呈现的不稳定，只能说明：每一次验光时，眼的调节张力没有得到很好的控制，而且每一次验光时的调节张力都不一致。

（3）**眼镜戴用不合理** 配的既然是看远用的眼镜，从工作性质与特点来说，可以肯定眼镜戴用是不合理的。

2. 原戴眼镜检查

原戴眼镜为全框非金属眼镜架，镜片为镀膜树脂镜片。

应用电脑焦度仪检测，原戴眼镜的屈光矫正镜度为：

R：-1.75DS；L：-1.75DS；

光学中心距：72毫米。

3. 屈光检测

（1）**电脑验光仪检测** 使用电脑验光仪检测，被测者双眼的屈光矫正镜度及瞳距数值如下：

R：-1.75DS-0.50DC×90°；L：-1.50DS-0.50DC×90°。

PD：60毫米。

（2）**裸眼视力及原戴眼镜的矫正视力检测**

① 裸眼视力：

R：0.5；L：0.5。

② 原戴眼镜矫正视力：

R：1.2；L：1.2；

双眼矫正视力：1.2。

（3）**雾视** 以电脑验光仪检测的数据为基础，以雾视量+3.00DS（即右眼为+0.75DS+0.50DC×180° ；左眼为+1.00DS+0.50DC×180° ）雾视为基准。实际实施的雾视量所使用的镜度则是+1.50DS。

雾视要求：单纯看远15分钟。

（4）**综合验光仪检测** 将综合验光仪双眼窥孔的数据均设置在0.00DS。检测过程如下：

首先将左眼窥孔遮挡，对被测者的右眼进行检测。

① 球面矫正镜度检测。通过递增负镜度的方法进行检测。当负镜度增加到−0.75DS时，被测者的矫正视力到了0.6，暂停对右眼的检测。

关闭右眼窥孔，打开左眼窥孔，开始对左眼进行递增负镜度的检测。当负镜度增加到−0.75DS时，被测者的矫正视力也到了0.6，暂停对右眼的检测。

② 圆柱面镜度核对检测。关闭左眼窥孔，重新打开右眼窥孔。给予散光表（放射状检测图）投放，对被测者的右眼进行散光表的检查。被测者报告各条放射线的清晰程度基本一致。

关闭右眼窥孔，打开左眼窥孔，对左眼进行上述检查。被测者报告各条放射线的清晰程度与右眼基本一致。

③ 球面镜度的精确检测。关闭左眼窥孔，重新打开右眼窥孔。给予0.6、0.8、1.0的三行型"E"字视标图投放。请被测者报告能看清楚的视标的行数。

被测者报告能看清楚的仅有第一行0.6的视标。请被测者继续注视视力表，在能看清楚第三行（1.0）视标的时候及时报告。

以每−0.25DS/2″的递增速度，对右眼进行递增镜度检测。当递增总量达到−0.75DS时，被测者报告已经看清楚第三行（1.0）的视标。

立即给予红绿视标投放，并请被测者对红、绿背景的视标的清晰程度进行比较。被测者报告绿色背景的字迹略显清楚。再增加−0.25DS，报告红色背景的字迹更清晰。减去新增的−0.25DS，保留绿背景略清晰时的屈光矫正镜度。

关闭右眼窥孔，打开左眼窥孔，并以上述方法对左眼进行检测。

当左眼的递增总量达到−0.75DS时，被测者报告已经看清楚第三行（1.0）的视标。经红绿试验核实：两种背景下的视标清晰程度一致。

经上述检测，获得的屈光矫正镜度双眼均为：−1.50DS。

④ 瞳距测量。采用瞳距尺测量，远用瞳距为60毫米。

4. 行走试戴

将−1.50DS测试镜片设置在试戴眼镜架上，请被测者试戴。

（1）核对矫正视力状况：R：1.0；L：1.0；

双眼矫正视力：1.2。

（2）行走试戴

首先，使用光学中心距60毫米规格的试戴眼镜架进行行走试戴，试戴未见异常。

其次，使用光学中心距58毫米规格的试戴眼镜架进行行走试戴，试戴亦未见异常。

对比两个规格试戴眼镜架戴用的情况，被测者感觉使用58毫米规格的更为舒适。

5. 配镜

被测者选择半框合金眼镜架，眼镜架规格：48□16。

以双眼均为−1.50DS屈光矫正镜度予以配镜。选用的镜片为普通折射率的镀膜镜片。

加工要求：双侧镜片的光学中心各内移3毫米。

6. 配发

对所配眼镜进行了适应性戴用调整。

叮嘱事项：所配眼镜是远用眼镜，应当在看中、远距离目标时使用。在长时间专注视屏工作时、看书写字时一定要摘掉眼镜。

三、案例分析

1. −0.25DS过度矫正对IT一线从业人员的影响

本例被测者是一位低度近视眼被测者，原戴眼镜存在−0.25DS镜度的轻微过度矫正。对于近视眼来说，过度矫正显然是不正确的，对于−0.25DS的过度矫正一般都会在"眼的适应"中得到解决，而这名被测者却最终没有获得这样的结果。应当说，这和被测者从事的职业，尤其是与视觉劳动强度有关。据被测者陈述，一旦进入软件项目的设计，就几乎是不间断地十几个小时盯着电脑视屏，而这也是他感觉最难于承受的时刻。在戴着远用眼镜的状态下从事这样长时间近距离高专注度注视性工作，对−0.25DS的过度矫正是不可能被眼睛所适应的。这就是被测者长期困扰于视觉疲劳而又始终找不到解决办法的原因。

2. 验光结果不稳定最常见的原因

本例被测者一年来虽经反复验光，屈光矫正镜度却表现出不稳定，是否说明被测者眼的屈光发生了什么异常改变呢？应当说，这种可能是存在的，但没有充分的证据可以证实。但多次验光结果所呈现的漂移性不稳定，说明被测者一年来的验光中，验光师对被测眼调节的控制未达到理想状态（或根本没有进行控制）有着密切关系，造成这种状况的原因可能是验光师心里没有"控制调节"的弦，采用了"摘了眼镜即刻验光"的习惯性操作模式的结果。

3. 关于眼镜戴用建议的说明

对于这名被测者，我们给予的使用建议很明确：只在看中、远距离目标时使用，在长时间近距离注视时一定要摘掉眼镜。从事电脑作业时是不需要戴眼镜的。

之所以要给出这样的建议，还得从视觉疲劳的原因予以说明。视觉疲劳是在什么时候发生的呢？毫无疑问最常见的原因就是过度使用眼的调节力之时，而这名被测者发生视觉疲劳的原因正是：经常性的十几个小时的电脑视屏前的注视工作。要使这名被测者获得比较舒适的工作状态，就必须减少被测者在工作中对于调节力的过度使用。当被测者摘下眼镜，其明视远点在0.67米。这也就是说被测者只要摘下眼镜就可以在不使用调节力的情况下看清楚0.67米距离的目标。IT业人员一般会将电脑视屏的距离设置在0.4～0.6米。这也就是说，这名被测者摘去眼镜，看清楚0.4～0.6米距离的目标是没有问题的，而这也恰好实现了少用或不用调节力的目的，视觉疲劳也就自然而然不会发生了，"瞬间模糊、视像跳动"现象自然就会消失。这就是我们基于这名被测者"从事长时间近距离工作摘掉眼镜"建议的根本原因。

四、专家点评

随着社会经济的进步与发展，出现了很多新的职业与工种，作为从事服务行业工作的部门和工作人员就面临着：主动适应这些新职业、新工种的主、客观需求的意识和措施。IT行业从业人员对矫正视力的主、客观需求就是眼视光学工作面临的现实问题。就这一案例来说，值得眼视光学工作者思考的有以下三个方面的问题。

1. 近用工作距离：不是经验的，而是现实的

当说到近用工作距离，大家都会不约而同地想到0.30米，也有人会想到0.33米（即1尺，这一距离又与1拳、1寸合成了正确书写姿势的"三个1"概念），这是多年以来积累的经验数据，这一数据在电脑未介入我们的生活

与工作时显然是正确的。但是在电脑已经深刻介入我们生活与工作的方方面面的今天，这一数据就显得过于局限了。只是因为，任何人在现实工作环境中不会在0.30米注视电脑视屏，一般而言，工作中习惯将电脑视屏置于眼前0.40～0.60米。不管被测者的年龄如何，不管被测者有没有配制近用眼镜的计划，验光师在验光中都应将这一视屏工作距离作为一个考察内容。当然，在笔记本电脑已经非常普及的今天，我们的验光工作又面临着如何兼顾台式电脑和笔记本电脑使用的问题。在这个问题上，建议验光师在验光中做好以下的工作。

① 将办公室视屏距离的屈光检测列入验光标准检测程序的必检项目。

② 对于近视眼屈光矫正的检测，应考虑对视屏视觉作业、阅读视觉作业两种视距的检测。在验光前（或验光中），对被测者对使用电脑的情况的询问应列入视觉状态调查的重要项目。

③ 对于主诉中有持续视觉疲劳症状者，对检测到的近用屈光矫正镜度，应在接近实际的条件下予以模拟试戴、调整，以便全面考察被测者既是潜在的，又是现实的视觉矫正需求。

2. IT 工作视觉情境的基本状况

在今天，从事办公室工作的人员是不可能离开电脑这一办公用具的。因此，验光师在验光中必须在主观上确立：为现代办公室环境下工作人员视觉矫正需求服务的意识。当我们的检测对象的确是办公室的工作人员，我们就应当对其进行下列情况的询问和观察。

（1）工作状况

① 工作距离；②工作性质；③工作时间。

（2）屈光状况

① 屈光不正的程度；②是否存在知觉性屈光参差；③是否合并老视眼。

（3）身体状况

① 有无影响屈光的眼病；②有无与屈光有关的全身病。

只有对上述情况有了最基本的了解，我们才可以根据这些情况确定检测的重点、模拟试戴的条件和确定精确数据的基本原则并制定合理的矫正方案。

3. 解决近用屈光矫正需求

解决近用屈光矫正需求总的概念是：要根据被测者远用屈光矫正镜度和近用的具体情况来确定。对于从事持续性长时间视屏工作的被测者，原则上应当解决近用屈光矫正的问题，有责任和义务向被测者提出相应的建议。

（1）**近视眼**

① 对于等于（或低于）-2.50DS的近视眼，应建议：在持续长时间视屏工作时摘掉眼镜。

② 对于高于-2.50DS的近视眼，原则上应建议配用与其工作条件相适应的近用眼镜。

（2）**远视眼** 不管被测者是否定制远用眼镜，但是都应建议其持续性长时间视屏工作时使用与其工作状况相适宜的近用眼镜。

（3）**散光眼和屈光参差** 不但要提出相关的建议，而且在检测中一定要注意以下两个问题：

① 视近与视远轴向的偏差。人在看近距离目标时，眼睛存在轻微的外旋。这种轻微的改变对于常规阅读而言，采用忽略不计还是可以的。但是，对于IT业专注视屏10小时以上的情况，应注意考察，一律采用忽略不计的办法并不一定妥当。

② 按约定标准，两眼屈光参差 ≥ ±2.50DS就被称为病理性屈光参差。从理论上讲，当两眼屈光参差量大于这一数值时，两眼就有可能发生同心性复视和近距离阅读时的潜在性隐斜视。目前在验光中一直沿用这一标准来判定双眼的视觉状况。但是，对于专注视屏10小时以上的这种工作，这一数值显然是偏高了。就近年来遇到的案例，参差量在±1.50 ～ ±2.00DC这一范围就可以引起一定的视觉疲劳。根据这种情况，笔者建议：对 ≥ ±1.50DC的散光参差者，配用近用眼镜都应当核对其近用的散光轴位的核定。

【例23】 屈光参差IT工作近距离用镜的配镜处置

在现实的屈光不正中，左、右眼屈光矫正镜度完全一致的是少数的，但是能引起双眼视像不等复视的也是少数。从理论上讲，当参差量 ≥ ±2.50DS时，就被认为是病理性屈光参差。正是这种现实与理论导致人们机械地认为：当参差量 ±2.50DS就是一个尺度。对于达到和超过这一数值的被测者就被认为在理论上存在复视，在配镜中就需要对镜度进行必要的修正。对于低于这一数值的被测者就认为不会出现复视，在配镜中也不需要给予特殊的处理。应当说这种认识和做法有一定道理，但是这一认识也有一定局限性，以此作为刻板的规矩来执行则是不适宜的。特别是配镜中的"经验法"更值得深思，例如，对近视性屈光参差有的验光师，将偏高度数的眼的度数降低，将偏低的眼的度数适当升高，以使两眼镜片的度数接近。这种做法并不正确，近视矫正是不可以过度矫正的，而将偏低的眼的度数升高就是过度矫正。

对于从事IT业工作的屈光参差者来说，到底有哪些影响，验光配镜中应当注意哪些问题。在这里我们选择了一个生理性屈光参差验光、配镜的案例，通过这一案例来说明这几个问题。

一、案例

某某，男，26岁，湖南人，某软件公司程序编制员。

被测者从初中二年级开始戴用眼镜，矫正效果一直不理想，自我感觉：自戴眼镜后矫正后近视度数基本上没有发展。大学毕业后很快参加了工作，1年半前应聘进入一家软件公司从事软件程序设计工作。

进入这家公司后，尽管工作用不了多少体力，但工作一天下来感觉很疲乏，总觉得眼睛有睁不开的感觉。在下班后乘公交车，偶尔还会发生因困倦坐过站的事情。在单位体检时，曾就自己的问题咨询过体检的大夫，大夫告知：身体很健康，没有异常发现。另外还口头告知：可能是疲劳综合征，歇几天就会好。这种昏昏欲睡的感觉在回乡探亲的时候的确消失了。当重新恢复工作后，这种自觉疲劳的症状又重新发生了。

经同事提醒。被测者在2012年"5.1"期间挂验光专家号，进行了重新验光，并根据验光专家的建议定制了一副舒适型（全新版）DFB普通型渐进镜片。取眼镜时感觉两只镜片厚度差异相对比较大。在新眼镜的使用过程中，被测者并未体验到视觉疲劳症状缓解的作用，反而感觉到颈后部僵硬的感觉有加重的趋势。曾经向验光专家咨询、检查、眼镜调整，视觉疲劳的症状仍没有改善的迹象。

被测者在浏览网页时，偶然发现《渐进眼镜原理·验光·配镜》的作者在太德明眼镜店担任技术顾问、负责疑难案例的咨询和技术指导工作，特慕名来咨询。

二、屈光检测

在耐心听取了被测者的陈述和主观诉求后，根据被测者的情况，我们讲了初步的看法，并帮助其寻找发生问题的原因。以下为我们对被测者进行眼镜检查及检测的经过。

1. 原戴眼镜检查

原戴眼镜使用的是眼镜框为半框钛金属眼镜架，镜片为舒适性渐进镜片（N=1.502）。

应用电脑焦度仪检测原戴眼镜的屈光矫正镜度为：

R：−1.50DS；L：−3.25DS；

add：1.00DS。

经实际测量，远用参照光学中心距为：65毫米；渐进通道直线距离长度为：17毫米。

2. 屈光检测

（1）**电脑验光仪检测** 使用电脑验光仪检测，被测眼双眼的屈光矫正镜度为：

R：−1.50DS；L：−3.50DS；瞳距：60毫米。

（2）**裸眼视力及原戴眼镜矫正视力检查**：

① 裸眼视力：

R：0.3；L：0.1。

② 原戴眼镜远用矫正视力：

R：1.0；L：1.0；双眼矫正视力：1.2。

（3）**检测前准备** 根据电脑验光仪检测的结果，设置雾视量：右眼使用+2.00DS测试镜片，左眼使用0.00（平光）镜片。经视力检测确认：两眼雾视视力均不高于0.1。

雾视时间设定为20分钟。

（4）**综合验光仪检测** 将综合验光仪上的矫正镜度设定为：右眼为0.00，左眼为+2.00DS。

① 右眼初步检测：

a. 球面矫正镜度初步检测。对右眼进行遮盖，先确认左眼使用+2.00DS测试镜片，确认此时的矫正视力为0.1。通过增加负镜度逐渐达到去除雾视的作用，具体操作过程如表1-5所示。当增加负镜度达到0.6，进入散光核对步骤。

b. 圆柱面矫正镜度核对。给予放射状散光图（散光表）投照，请被测者对图中各方向的线条进行模糊程度对比。被测者报告各方向的放射状线条模糊程度一致。

表1-5　对右眼递增负镜度精确检测球面镜度的过程

步骤	操作	眼前测试镜片（DS）	矫正视力	双色（红、绿）试验
1		+2.00	0.1	
2	降低雾视量	+1.00	0.2	
3	降低雾视量	0.00		
4	降低雾视量	−0.50	0.4	
5	降低雾视量	−0.75	0.6	
6	使用散光表，进行圆柱面镜度核定			各方向线条模糊程度一致
7	降低雾视量	−1.00	0.8	
8	降低雾视量	−1.25	1.0	绿背景优于红背景
9	降低雾视量	−1.50	1.0	两种背景基本一致

c. 球面镜度继续检测。在矫正视力达到0.6所使用的镜度基础上，再增加−0.75DS，确认矫正视力为1.0。即刻使用红绿试验进行对比检测：

被测者报告，绿背景优于红背景，再增加−0.25DS；

被测者再次报告，红背景优于绿背景，减去最后加上的−0.25DS。

确认左眼屈光矫正镜度为：−1.50DS。

② 左眼初步检测：

a. 球面矫正镜度初步检测。对右眼进行遮盖，先确认左眼使用0.00（平光）测试镜片，确认此时的矫正视力为0.1。通过增加负镜度逐渐达到去除雾视的作用，具体操作过程如表1-6所示。当增加负镜度达到0.6，进入散光核对步骤。

b. 圆柱面矫正镜度核对。给予放射状散光图（散光表）投照，请被测者对图中各方向的线条进行模糊程度对比。被测者报告各方向的放射状线条模糊程度一致。

表1-6　对左眼递增负镜度精确检测球面镜度的过程

步骤	操作	眼前测试镜片（DS）	矫正视力	双色（红、绿）试验
1		0.00	0.1	
2	降低雾视量	−1.50	0.2	
3	降低雾视量	−2.00	0.4	
4	降低雾视量	−2.50	0.6	

续表

步骤	操作	眼前测试镜片（DS）	矫正视力	双色（红、绿）试验
5	使用散光表，进行圆柱面镜度核定			各方向线条模糊程度一致
6	降低雾视量	−3.25	1.0	绿背景优于红背景
7	降低雾视量	−3.50	1.0	红背景优于绿背景
8	降低雾视量	−3.25	1.0	绿背景优于红背景 （明确：绿背景略优于红背景）

c. 球面镜度继续检测。在矫正视力达到0.6所使用的镜度基础上，再增加−0.75DS，确认矫正视力为1.0。即刻使用红绿试验进行对比检测：

被测者报告，绿背景优于红背景，再增加−0.25DS；

被测者再次报告，红背景优于绿背景，减去最后加上的−0.25DS。

确认左眼屈光矫正镜度为：−3.25DS。

③ 双眼矫正视力检测：打开综合验光仪双眼的窥孔，投放三行式"E"视力表，双眼矫正视力为1.2。

④ 近用屈光度检测：保持综合验光仪刚刚检测的屈光矫正镜度的状态（即R：−1.50DS；L：−3.25DS），并将综合验光的近用视距调节杆向内拨至近用检测状态，将近用视力表悬挂杆前置为平置状态。请被测者注视悬挂在近用悬挂杆上的近视力表。

对被测者进行0.6～0.3米视距的近用附加正镜度检测。经检测当add值在+1.50～+2.00DS，均可获得比较满意的近用视觉效果。因被测者从事现工作的情况，建议使用：+1.75～+2.00DS。

（5）瞳距测量　采用瞳距尺测量，检测结果：远用瞳距为62毫米；0.3米、0.4米视距的近用光学中心距分别为57毫米、59毫米。

3. 屈光矫正镜度试戴

（1）行走试戴　将R：−1.50DS、L：−3.25DS设定在试戴眼镜架上，付诸于行走试戴。试戴中未发现有视觉异常及不适应的现象。

（2）近用模拟试戴　将R：+0.50DS、L：−1.25DS设定在试戴眼镜架上，进行视近模拟试戴。令被测者在15.6寸笔记本电脑上模拟办公。经20分钟实际操作，未见视觉疲劳症状发生。

4. 配镜处置

我们建议被测者：分别定制远用、暂不考虑使用渐进眼镜。

被测者选择 TR-90（塑胶钛）活动托叶式全框眼镜架两副，规格尺寸分别是：50□18、46□17。

远用眼镜加工要求：使用50□18眼镜架，双侧镜片的光学中心各内移3.0毫米。

近用眼镜加工要求：使用46□17眼镜架，双侧镜片的光学中心各内移3.0毫米。

5. 随访

通过一周两次电话随访，被测者报告，原来的视觉疲劳症状未再出现，唯一的感觉到的是近用眼镜看中、远距离显得有点模糊。

告知被测者：因近用眼镜是按照近距离日常工作要求配制的，度数要比远用眼镜的度数浅，因此看中、远距离的目标一定是模糊的，但从办公环境视觉需求而言应当是够用的。这样的话，办公环境够用，电脑工作不再出现视觉疲劳，才会在下班后感觉轻松舒适。

三、案例分析

根据对本案例中被测者验光配镜的经历，我们认为：对从事IT业高强度近距离视觉作业的人，特别是存在屈光参差情况的被测者，还是慎重推荐渐进眼镜为宜。

1. 渐进眼镜为什么没能解决近距离视觉需求

这名被测者之所以在戴用渐进眼镜后没有解决近距离工作时的视觉疲劳问题，是值得我们思考的，我们觉得至少应当从两个方面来讨论。

（1）劳动强度与被测者屈光不正的特征 持续长时间近距离注视性的工作属于高强度视觉作业，不同的屈光不正类型会有不同的视觉感受。一般来说在这种高强度的视觉作业中，视觉疲劳发生的概率（不舒适程度和发生的频率从高到低排列）可以归结为以下几个规律：

① 远视眼 > 正视眼 > 近视眼。

② 负镜度矫正过度 > 精确镜度矫正 > 负镜度矫正不足。

③ 屈光参差较大 > 屈光参差较小 > 无屈光参差。

而这一案例在屈光方面屈光参差量明显偏大。一般情况下，屈光参差量达到 ±2.00DS时，配渐进眼镜就应该采取慎重的态度。尽管这名被测者的屈光参差量是在"适应征：2.00DS"之内，但这一案例戴用渐进眼镜后却没能获得理想的结果。被测者之所以没能获得理想的戴镜效果，还是应当考虑到"持续长时间固定近距离视觉作业"的客观条件，极可能是"屈光参差量偏大"和"持续长时间近距离视觉作业"两种因素的共同作用导致了戴用渐进眼镜的失当。

（2）**渐进镜片的设计类型**　被测者所使用的渐进镜片的通道长度为17毫米，这一长度类型的渐进镜片，在日常阅读方面是有优势的，这样长的通道可以有效缩短对镜片的适应时间，尤其适用于老花眼第一次配用渐进眼镜。但是，对于长时间持续从事IT业的程序设计人员来说这是否是最佳方案，目前还没有明确的案例报告，而这一案例提醒我们这个问题值得给予更多关注。

电脑作业时所注视的目标位置比常规纸媒阅读的位置要高很多，使用17毫米通道的渐进镜片要想看清楚视屏上的目标，头部就一定要做一定程度的后仰，否则，"眼—镜片理想的近用区域—注视目标"就不可能会处于一条直线上。这样长时间的头部后仰显然是不舒适的，颈部的紧张程度也就会加大，这应当是被测者戴用渐进眼镜后感觉颈部僵硬的重要原因。

2."瞳距"与配镜

"瞳距"是屈光矫正配镜中一个非常重要的参数。我们在检测瞳距后，并没有按传统方法记录"近用瞳距"，而是记录为"0.3米视距光学中心距57毫米；0.4米视距光学中心距59毫米"，而在配镜时则是以"0.4米视距光学中心距59毫米"作为配镜参数的。我们之所以这样记录，既有理论上的依据，也有现实的必要。

（1）**光学中心距，并不恒等于瞳距**　眼镜配制中有一个重要的原则：镜片的光学中心应当位于正常使用距离的视线上。当我们注视无限远的目标时，此时双眼的视线平行，这就要求两镜片的光学中心距与我们的瞳距相一致。当我们注视5米距离的目标时，尽管两眼也有一定程度的会聚，但会聚的幅度很小，可以忽略不计。但当我们注视5米以内的目标时，双眼就会发生明显的会聚，双眼的视线就会呈集合状态，这时眼镜镜片的光学中心距一定会小于我们的瞳距，这也就是说近用眼镜加工配制中使用的不应当是"近用瞳距"，而是"近用光学中心距"，"近用瞳距"说法并不科学，这正是徐广第先生一次次倡导"视线距"的原因。而且不同的视距，配制眼镜的光学中心距也会不同（关于不同视距所对应的光学中心距，可以参见《验光操作流程图解》232页表12-1和233页表12-2）。因此，认为瞳距数据就一定等于光学中心距的认识是有很大缺陷的。

而这名被测者的远用瞳距为62毫米，但原戴眼镜的远用参照中心距设置在65毫米，这显然是不应该的。当然，这种比瞳距大的远用参照中心距也会使渐进镜片视近的最佳区域发生偏离视线的问题，这也应当是造成被测者戴用不舒适的不可忽视的一个因素。

（2）简介指示眼镜的适用范围　在定制、加工眼镜时，是否需要注明眼镜的应用距离并没有统一规定，也没有人关注。眼镜行业遵循的就是口头说明、告知，这种方法在现实中是行之有效的。但客观上讲，这样做也属于不太严谨的做法，一旦发生争议，这副眼镜的应用范围就没有直接的证明材料。我们的做法就是在配制近用眼镜时，明确应用范围，以更精确的信息提醒、指导眼镜的佩戴。

四、专家点评

持续长时间固定近距离视觉作业的工作强度对于人的视觉功能的负担是很沉重的。对于因这种因素引起的视觉疲劳是否可以通过使用渐进眼镜来解决问题。应当说，这在道理上是讲得通的，但是慎重还是必要的，必定配制一副渐进眼镜的费用还是很高的。在这里有必要注意以下几个问题。

1. 渐进眼镜与电脑作业

就目前而言，还没有一款专门针对"持续性长时间电脑作业"的情景而设计的渐进镜片。因此，倘若被测者的工作就是一天十几个小时盯着电脑屏幕，我们认为：这种情况，最好不选用渐进眼镜，应当尽可能配制专用的单光近用眼镜更为妥当。

2. 渐进眼镜的通道

渐进镜片是当前镜片中科技含量最高的镜片。要想成功配制高质量的渐进眼镜，仅仅掌握验光检测技能与配镜技术是不够的，还必须掌握渐进镜片本身的设计理念与相关数据，并将这些内容与视觉生理、戴用环境有机地结合起来。否则，要想配制高质量渐进眼镜，则只能凭运气。在这里，仅以"舒适型"两款渐进镜片为例来说明这个问题。表1-7就是"舒适型"渐进镜片两种通道长度与主要戴用感受方面对比的一览表

表1-7 "舒适型"两种镜片戴用感受对比一览表

镜片类型		渐进通道垂直长度	
		17毫米	14毫米
		标准通道	短通道
初次戴用	初戴异常感受	自觉症状：17毫米低于14毫米	
	近用视觉舒适度	17毫米高于14毫米	
	近用可视范围	14毫米高于17毫米	

续表

镜片类型		渐进通道垂直长度	
		17毫米	14毫米
		标准通道	短通道
	0.3米	17毫米比14毫米，约低33毫米。	
	0.4米	17毫米比14毫米，约低45毫米。	
最适宜的情景与范围		纸媒书籍阅读	电脑页面阅读
戴镜的适应难度（从难道易）	屈光类型	远视眼≥正视眼≥近视眼	
	屈光特征	中等参差镜度适应时间明显延长。	
		散光程度较大适应难度较大	
		散光参差量较大者适应会比较难	

对于验光师来说，记住这个表应当说是一件很容易的事情。只要将这些内容与被测者的视觉工作环境联系起来，就能够使自己所配置的舒适型渐进眼镜达到最佳的戴用状态。

本案例中的被测者没有实现成功戴用渐进眼镜的情况，尽管是一个特例，但至少有以下几个问题值得我们作为经验予以借鉴。

① 镜片周边区的像散现象对视觉疲劳的影响。对于高强度视屏作业者，使用单光镜片定制专用的近用眼镜，应当是最理想的选择。而使用渐进镜片对长时间视屏作业出现视觉疲劳的状态下，镜片周边区固有的像散现象有可能会成为加重视觉疲劳发生的一个光学诱因。这是一个值得探索的问题。

② 通道长度选择不适宜。被测者配镜时，被推荐使用了通道长度17毫米的渐进镜片，这样的话，被测者在保持正常戴用单光眼镜的投喂状态下，其最清晰的近用视区就会处于台式电脑视屏的下缘（甚至是低于下缘）。要想将这一最佳的视近区域对准视屏的中央区域，只能通过头部适当后仰来弥补，而这种后仰显然不是人们最习惯、最舒适的整理状态。这种状态也可能是加重渐进眼镜戴用不舒适的一个因素。

③ 通过渐进镜片看近，清晰区宽度明显小于单光镜片。一般来说，通过渐进镜片看远，与单光镜片很接近。但是，看近时的清晰区域明显要窄很多，老型号的渐进镜片视近时的高清晰视域宽度不足10厘米，这对于习惯于戴用单光眼镜的人来说是很难接受的，显然这对需要紧盯电脑视屏的人来说也会有一定影响。

④ 值得探讨的问题。倘若被测者原戴渐进眼镜的镜片通道是14毫米的

渐进镜片又会怎样呢？在这里我们只能做出模糊的推测：

a. 通过渐进镜片所看到的清晰区域的位置应当可以提高35～45毫米；

b. 通过渐进镜片所看到的清晰区域的宽度应当会有明显的增宽；

c. 视近时的舒适度会明显优于17毫米通道的渐进镜片。

但能否达到满足持久高强度视屏作业的视觉需求，目前还没有充分的证据，还有待将来偶遇的个案予以证实。当然，假如镜片设计人员能为"IT从业人员"设计出一款专用的渐进镜片那是最令人期待的事情。

第三节　眼病有关验光配镜案例

【例24】 老年白内障近用加光量的确定

对中老年人的屈光矫正，在解决阅读困难用眼镜时，只注重能不能阅读报纸和书籍的问题，而对被测者远用屈光状况的验光与配镜的问题一般不会给予太多的注意。对中老年人远用屈光矫正度之所以会重视不够的原因除前述两个原因之外，还有以下两个因素：

① 个别老年人存在着各种各样的老年性眼病，加大了屈光矫正方案设计的不屈定性；

② 老年人视觉反应相对不敏感，使检测发生偏差的可能性增加。

正是基于以上几种原因，有的验光师对老视眼的屈光检测就会显得不太精细。老人退休后收入减少，不愿多花点钱配眼镜，而有些验光师又图省事，这就会导致屈光矫正偏差问题的出现。

这里介绍的就是一例患有轻度白内障，因与医生沟通不畅导致误解，来进行咨询、配镜的案例。

一、案例

某某，女，55岁，已退休，料理家务。

被测者自称是远视眼，自小有睡前阅读报纸、书籍的习惯。45岁时因近距离阅读困难，在某眼镜店咨询，经推荐购置成品老花镜1副，眼镜的屈光矫正镜度不详。近两年感觉戴上老花镜，看报问题不大，但是总感觉看不清楚，眼睛又一层雾似的。被测者想了解自己到底发生了什么问题，什么样的眼镜可以帮她解决这些问题。

二、屈光检测

针对本案例的情况，可以肯定、了解眼的状况的重要性与准确验光具有同等重要的意义。

1. 眼的状况

对于眼的状况的信息，主要是通过聊天的方式来获取的。根据被测者诉说的内容，推断被测者可能存在早期白内障的问题。

以此推断为基础向被测者说明：被测者注视近距离时的症状最大的可能是由早期白内障所引起的。

被测者立即插话说："医生说我是有白内障，我就不明白，看远挺好，看近时怎么就会不一样。"眼的状况就是由被测者的这一句话来确定的。

通过通俗的语言给被测者解释了为什么白内障看近时会不一样的道理。

在聊天的过程中，就这一问题的解决方式也进行了必要的探讨与交流。也了解了被测者在近期并无手术解决这一问题的计划。

2. 屈光检查

（1）远用屈光矫正镜度的检测 在打开验光室顶灯及辅助照明的情况下进行远用屈光矫正镜的检测。

① 电脑验光仪检测的结果如下：

R：+1.75DS-0.50DC×90° （即+1.25DS+0.50DC×180°）；

L：+2.25DS-0.50DC×90° （即+1.75DS+0.50DC×180°）；

PD（远用瞳距）：60毫米。

② 综合验光仪检测：经过球镜度检测、交叉镜度检测和红绿试验检测确认：电脑验光仪检测的结果准确无误。

考虑到被测者是老年人，腿脚的灵活程度较差，同时被测者又从未戴用过屈光矫正眼镜，为避免可能出现不适应及伴随的未知问题，特对屈光矫正镜度进行了等效球镜转换的处理，即将被测者的屈光矫正镜度调整为：

R：+1.50DS；

L：+2.00DS。

经过对两种处方矫正效果比对，单眼的矫正视力均为0.8，双眼矫正视力介于0.8～0.9之间。应用红绿双色试验检测，两种背景上字符的清晰度基本一致。

（2）近用附加正镜度的检测　在设置被测者远用屈光矫正镜度的综合验光仪上，在标准近用距离进行近用附加正镜度的检测。当双眼的屈光矫正镜度各增加+2.50DS，即达到：

R：+4.00DS；

L：+4.50DS时，获得比较理想的矫正效果。

3. 行走、阅读试戴与处方确认

（1）行走试戴与远用处方确认　使用R：+1.50DS，L：+2.00DS进行行走试戴，被测者感觉景物颜色相对比较鲜亮、物体略大的印象。试戴中未出现戴用不舒适的反应。根据试戴情况确认远用屈光矫正处方为：

R：+1.50DS；

L：+2.00DS。

经测量确定远用瞳距为60毫米。

（2）阅读试戴与近用处方确认　在提供辅助灯光的情况下，使用：

R：+4.00DS；

L：+4.50DS，进行常规坐姿阅读试戴。

在阅读5号字书籍和小5号报纸字时，感觉良好、字迹尚清楚。当关闭辅助灯光时，视觉效果变化不大，仍可维持正常阅读。

将被测者的视距控制在25厘米，在维持辅助照明的情况下继续进行阅读考查。被测者感觉字迹边缘有点发虚，看字问题不大但感觉有些负担，持续阅读相对比较困难。再增加正镜度0.25DS，感觉字体略大，视觉负担感消失。

经过阅读试戴，确认被测者的近用附加正镜度如下：

① 常规视距近用add为+2.50DS。

② 25厘米视距近用add为+3.00DS。

4. 配镜

首先向被测者介绍了白内障疾病治疗的常识。并对被测者在行走试戴、阅读试戴中出现的视觉状况、感受的原因进行了必要的说明。进而说明以下三点：

① 远用眼镜可以不配，对视觉影响极小。

② add+2.50DS的近用眼镜：可供白天常规距离阅读使用，但睡前阅读相对较困难。

③ add+3.00DS的近用眼镜：可供临睡前阅读使用，但白天使用则需将距离适当缩短。

建议被测者配用add+2.50DS的近用眼镜。

被测者根据试戴的体验认为，倘若配制后两副眼镜，就可以使自己获得更为舒适的感受。因此，被测者决定定制25厘米视距和睡前卧姿阅读使用的眼镜各1副。被测者还对远用眼镜配制提出了计划：当前，天冷也不出门，待天气暖和了准备出去玩之前再配。

三、案例分析

本案例是1名远视合并老视并伴有早期白内障的被测者。通过接待、验光和配镜的体验，我们认为在对老视眼进行验光与配镜时，应当注意2个方面的问题。

1. 验光

本案例中，在验光上有两个方面值得引起注意。

（1）"远距离"和"近距离" 在验光中，不可以机械的理解远距离、近距离的概念。不能一说到"远"就认为是"无限远"，一说到"近"就认为是"33厘米"。验光师在为被测者确定近用屈光矫正镜度时，一定要精细地把握他的阅读距离——以被测者在现实生活实际状况作为检测的基本条件。

本案例中，被测者习惯睡前阅读报纸、书籍，显然是指睡前半卧姿势下在台灯照明条件下的阅读形式，而这种阅读形式的视距肯定小于30厘米。倘若被测者还想保持这种习惯，验光师提供的仍旧是常规视距条件下的add，就难于满足被测者这种阅读的需要。

（2）老视眼近用附加正镜度 在验光配镜实践中，老视眼的近用附加正镜度的确定，可以通过表1-8中的这一组经验数值作为设定基数的基础。

表1-8 老视眼常规阅读距离（0.3米）的近用附加正镜度（add）建议值

年龄	40	45	50	55	60	65	70	75
建议add（DS）	0.50	1.00	2.00	2.50	3.00	3.25	3.50	4.00

但是，这个表中的数值并不是一成不变的金匮铁律，只是建议值。在确认老视眼竟用附加正度时，一定注意以下两个方面的差异：

① 老视眼近用附加正镜度的个性差异。本案例中的被测者在常规距离所使用的add值与表中的建议值存在0.25DS的差异。这与被测者罹患白内障有关。这也说明，某些眼的疾患对眼的屈光矫正镜度是有影响的。当然不同类型的白内障对视觉的影响也是存在差异的，本案例的白内障明显属于周边型。这一差异还可以说明，不同个体的近用附加正镜度尽管存在差异，但这

种差异是比较小的，而这一差异又可以对戴用舒适性方面发生重要的作用。

② 老视眼近用附加正镜度的环境差异。任何一个人的生活习惯都是在长期生活、生存的经历中逐渐养成的，而人们对已经养成的习惯又是很难改变的。应当说，一个人为了戴我们配的眼镜，他需要改变多年养成的视觉习惯这种事情，恐怕只能是我们自己的一种善良愿望。

本案例中的被测者之所以主动要求配2副近用眼镜，这是其特殊使用环境与习惯所决定的。她要想在舒适的视觉体验中继续在她习惯的条件下进行她所喜爱的睡前阅读，当然就要解决这一特殊视距条件下的特殊需求。配2副近用眼镜似乎多花了100～200元，但视觉质量得到了明显提高。从当前人们的生活水平和对生活质量的要求看，多花这点儿钱还是物有所值的。

2. 配镜

在为本案例被测者配镜时选用的是绿色镀膜镜片，之所以选择这种颜色的镀膜镜片有两个原因：

① 绿色属于比较流行的镀膜颜色，比较大众化；

② 这种颜色可以起到加强对比度的作用，在视觉上会有一定的去雾作用，对有白内障的患者会产生在一定程度上提高对比度的作用。

四、专家点评

对于眼病，应当如何把握呢？对于验光师来说，有以下两个观念必须把握住：

① 了解多少说多少，不要不懂装懂，更不能信口开河；

② 人家的眼真有大问题的话，不会来眼镜店。

一般情况下，找到验光师的被测者即便患有影响视觉的眼病，眼病的程度也会相对较轻。但是特别要注意的是：通常情况下，被测者即便有眼病也是不会主动说的。这就要求验光师、配镜师一定要对能影响视觉的眼病有最基本了解。起码应做到能够在被测者的言谈话语中捕捉到这些信息。

白内障是一种常见病、多发病，应当了解得更多更深入一些。尽管白内障最好的治疗方法是手术治疗。但是，不管是谁都不会在白内障的早期就接受这种治疗。验光师所具有的责任就是：掌握这种病在手术前后如何使患者获得更高质量的视觉效果的意识及操作技能，随时准备给予他们：能够获得最佳视觉效果的专业技术服务。

【例25】 严重眼病并发特高度近视眼

在我国，近视眼的发生率是比较高的。在近视眼人群中，以低、中、高度近视眼比较常见，超过-10.00DS的近视眼相对较少，而超过-15.00DS的近视眼就更为少见了。一般将超过-10.00DS的近视眼称为重度近视眼，对于这样的近视眼应当怎样验光、配镜又能达到什么样的目的这两个问题，在当前还很难找到相关的明确答案。在此仅就一名因多种眼病导致特高性近视眼的屈光检测和配镜为例予以介绍。

一、案例

某某，女，60岁，四川成都人，退休从事家务。

被测者在幼年因患麻疹并发高热导致视力受损，在上小学时发现视力急剧减退，在两年之内从教室的中部座位一直被调到第一排，但仍看不清楚黑板上的粉笔字。验光发现屈光不正已经达到-8.00DS，经配镜矫正其视力只达到0.8。因视力不济最终辍学。进入中年以后，因眼病曾多次就医，先后被诊断为：视网膜脱落、广泛性视网膜炎、黄斑变性、玻璃体混浊等，并多次应用激光疗法治疗视网膜脱落。据被测者说，有些眼病本可以通过手术疗法进行治疗，但因其所患疾病的复杂性，手术的风险极高。因此医院建议被测者采用保守治疗的方法予以维持。

2年前经验光确认为低视力，并配制屈光矫正眼镜一副，自感：戴上比不戴要强，但是在双眼注视时不如单眼效果好。近日下楼时，因摔倒而致眼镜镜片出现破裂。继续戴用有裂纹的眼镜时发现：拿东西时位置判断事物现象频发。

从网上查到本店，特来本店咨询配镜。

二、屈光检测

1. 原戴眼镜检查

原戴眼镜使用的眼镜框为全框非金属眼镜架，镜片为镀膜玻璃镜片，镜片磨制的形式为：负缩径镜片，有效光学区直径为30毫米。其左侧镜片有一垂直断裂纹。

应用电脑焦度仪检测原戴眼镜的屈光矫正镜度为：

R：-21.00DS；L：-23.00DS。光学中心距为：69毫米。

2. 屈光检测

（1）**电脑验光仪检测**　使用电脑验光仪检测，被测者双眼的屈光矫正镜度如下：

R：-20.00DS-1.00DC×112°；L：-21.00DS-2.00DC×28°。

瞳距为：60毫米。

（2）**裸眼视力及原戴眼镜矫正视力检测**

① 裸眼远视力：

R：0.06；L：0.06。

② 原戴眼镜矫正视力：

R：0.08；L：0.08。

（3）**综合验光仪检测**　将电脑验光仪检测的双眼屈光矫正镜度各减-3.00DS，设置在综合验光仪上。对双眼依次进行检测，检测基本方法如下：

① 镜度矫正敏感度考察。

a. 考察球镜度变化的视觉反应：对被测者依次进行±0.25DS、±0.50DS、±0.75DS、±1.00DS球镜度变化对矫正视力影响的考察。被测者对±0.25～±0.75DS没有视觉改善的迹象。当增减幅度达到±1.00DS时，出现主观视觉效果的改善。

b. 考察柱镜度变化的视觉反应：对被测者右眼进行±0.25DC、±0.50DC、±0.75DC、1.00DC柱镜度变化对矫正视力影响的考察，被测者均没有视觉改善的迹象。

左眼对±0.25～1.00DC也没有视觉改善的迹象。去除-2.00DC亦无明显视力下降趋势。

② 单纯球面镜度检测。根据镜度校正敏感度的考察结果，去除综合验光仪中的柱面镜度，以R：-17.00DS、L：-18.00DS为起点进行屈光矫正镜度的检测。检测结果为：

R：-20.00DS，矫正视力0.1；L：-22.00DS，矫正视力0.1。再增加镜度，矫正视力不再提高。

③ 瞳距测量。采用瞳距尺测量，远用瞳距为60毫米，近用瞳距为55毫米。

3. 行走试戴

将R：-20.00DS、L：-22.00DS付诸于试戴行走。

被测者在试戴行走中偶尔出现眯眼状态，将双眼所使用的屈光矫正镜度再各加入-1.00DS，被测者眯眼症状消失。

4. 配镜

给予被测者R：-21.00DS；L：-23.00DS配镜。

被测者选择的眼镜架为全框注塑镜架，眼镜架规格尺寸为48□16。选用的镜片为玻璃镜片。加工要求：双侧镜片的光学中心各内移3毫米。

三、案例分析

根据对本案例中被测者验光配镜的情景，我们认为，对低视力进行屈光检测与屈光矫正至少应注意这样的一个问题：低视力对屈光矫正镜度的敏感度。

通过对这名低视力被测者的检测可以基本肯定：低视力被测者对矫正镜度的视觉敏感度相对较低。确切地说，就是像本案例这种重度低视力被测者，对较低的屈光矫正镜度递进率的增、减变化可能难于引起视觉敏感度的变化。本案例中的被测者则是对±0.75DS的镜度变化表现视觉反应迟钝。但是，在这一问题上尚有需要关注与探讨的问题：视觉反应敏感度与屈光矫正镜度高低的具体关系是怎样的。

本案例中的被测者对±0.75DS的镜度变化表现视觉反应迟钝。倘若被测者的屈光矫正镜度更低一些的话，也可能会表现为对±0.50DS的镜度变化表现视觉反应迟钝，甚至仅仅表现为对±0.25DS表现视觉反应迟钝。那么，到底多高的屈光矫正镜度会对±0.25DS视觉反应迟钝；多高的屈光矫正镜度又会对±0.50DS视觉反应迟钝；对±0.75DS视觉反应迟钝的最低矫正镜度是多少？在今天，我们对这一问题还是难于做出定量评估的。这无疑需要通过不断积累，只有在大量案例的基础上才能使我们更进一步。

四、专家点评

低视力的诊断并非是一件很困难的事情，但是对低视力的矫治却是一个既费力又很难取得显著效果的事情。本案例就是一个眼病复杂、严重，医院建议保守治疗的特殊的低视力案例。验配镜工作人员对于低视力被测者的服务中应当注意以下两个问题。

1. 对低视力进行屈光矫正的目标应当是什么？

所有使用屈光矫正眼镜的人，戴用眼镜的共同目的都是：提高主观视觉分辨力。主观视觉分辨力的提高给予被测者的根本目的就会是：提高生活的质量、提高工作的效率。那么，生活质量、视效率、工作效率到底被提高到什么程度，在当前还仅是一种比较模糊的概念。我们特编制表1-9供参考。

表1-9　视力状况能胜任的工作及视效率的关系

视力	胜任工作	视效率/%	视力	胜任工作	视效率/%
≥1.0	精细工作	100	0.2	近距离工作	15
0.8	稍精细工作	100	0.1	视效率低于10%被视为工业盲	2
0.6	粗放工作	95	0.08		基本接近于0
0.4	一般观察	50	≤0.06		

2. 低视力配镜应当注意的两个点？

尽管低视力对屈光矫正镜度变化的敏感度相对较低，但并不能说为低视力配镜就可以不管不顾。一定要注意以下两点。

第一，要求：光学中心距与瞳距相符。

① 光学中心位置：正前稍下方注视状态下，光学中心应在视线上。尽管对低视力被测者进行屈光矫正时一般都是以精确到1.00D为准。但是对镜片加工装配的要求比中、低度屈光不正却相对要高。这是因为，同样距离的光学中心偏移，低视力所使用的高屈光镜度所产生的棱镜效应要大得多。如一只镜片的屈光矫正镜度为−1.00DS和一支屈光矫正镜度为20.00DS的镜片，在光学中心均向颞侧偏移0.5厘米的条件下注视前方，前者只产生0.5$^\triangle$底向内的棱镜度，这样小的棱镜度对被测者所能产生的影响基本可以忽略不计。而后者则将会产生10$^\triangle$底向内的棱镜度，显然这样大的棱镜度被测者是难于承受的。因此，对低视力的矫正一定要将光学中心精确设计到位。

② 光学中心距：应略小于瞳距，或与瞳距相等。当被测者的活动是以室外运动为主，并基本可以识别5米距离的目标时，光学中心距应以瞳距一致为宜。当被测者的活动是以室内活动为主时，光学中心距以略小于瞳距（如：NCD＝PD−1）更为妥当。

③ 光学中心的垂直位置：应略低于眼镜水平。眼镜的光学中心所在的水平线应略低于瞳孔中心水平线。这是因为任何人在正常行走状态下，双眼的注视点都在正前方10～20米的位置。正是根据这样的情景，为戴镜者配眼

镜时光学中心应当略低于瞳孔中心水平线为宜。

第二，镜度偏差。

不论是什么程度的屈光不正，在矫正时都要求屈光矫正镜度准确。但是，屈光矫正镜度不同，要求的尺度是有差异的。一般来说，在屈光矫正镜度的精度要求方面有以下2个规律：

① 屈光矫正镜度越低，镜度的精度和矫正视力的要求也就越高。反之，镜度的精度和矫正视力的要求也就会相对较低。

② 同样绝对值的屈光矫正镜度，近视镜度比远视镜度达到的矫正视力要更好一些。

在该案例屈光矫正中，被测者能获得的最佳视力仅为0.1。对这名被测者进行验光就是要想确定能达到1.0矫正视力所需使用的最低屈光矫正镜度是不太现实的。验光中所确定的最低屈光矫正镜度是否存在一定矫正不足呢？这种可能性有可能是存在的（如-0.25DS或-0.50DS，甚至-0.75DS的矫正不足），但凭当前的技术、设备水平还不足以确定或排除，我们只能确认这一镜度就是理想的屈光矫正镜度。

【例26】 白内障摘除人工晶体植入后视近困难

白内障是一种常见的眼科疾病，最真实有效的医学治疗措施就是：晶体摘除+人工晶体植入。一般而言，患者对手术后的效果都会非常满意。但是，在其生活、工作中的视觉应用中，也会感到一些不如意的方面。这里介绍的就是白内障摘除人工晶体植入后经常遇到的一种情况。

一、案例

某某，男，65岁，退休干部。

主诉：自身有糖尿病。曾患白内障，在点眼药治疗白内障无效的情况下，在2014年接受白内障手术并植入人工晶体。手术三个月后，因近距离阅读感到吃力，到医院复查，诊断为：术后复性远视散光。医生建议：配一副远用眼镜养眼；配一副近用眼镜用于日常阅读。

配镜后戴用的感觉：①戴用远用眼镜看东西清楚了，但对"养眼"的效果没有体验出来，长时间戴眼镜后还是想摘下来休息一会儿。②戴用看近的眼镜，可以看清楚书、报上的字迹了，但时间一长眼睛会感到胀痛，很影响看书看报的情绪。

经多次复查，检查结果呈现：双眼的散光度不稳定。建议：继续观察。

经人介绍，特来咨询并寻求帮助，希望能解决看书、看电脑发生视觉疲劳的问题。

二、屈光检测

1. 原戴眼镜检测

（1）原戴用远用眼镜检测

R：+1.50DS+0.75DC×180° ；L：+1.25DS+1.00DC×180° 。

光学中心距（CD）：68毫米。

（2）原戴用近用眼镜检测

R：+3.50DS+0.75DC×180° ；L：+3.25DS+1.00DC×180° 。

光学中心距（CD）：65毫米。

眼镜架规格：57□18—140；眼镜架镜面角：小于170° 。

2. 电脑验光仪检测

R：+0.50DS+2.00DC×180° ；L：+0.75DS+2.25DC180° 。

瞳距：68毫米。

3. 核对原戴远用眼镜的矫正视力

两眼矫正视力均为：0.8。主诉：视标有虚影。

4. 综合验光仪检测与试戴核对

（1）远用屈光矫正镜度检测

① 使用散光表结合交叉柱镜，对被测者圆柱面镜度进行检测。

右眼检测结果：+1.75×180° 与2.00DC×180° ，视觉分辨效果一致。

左眼检测结果：+2.00×180° 视觉效果优于2.25DC×180° 。

确认：R为+1.75×180° ；L为+1.75×180° 。

② 以电脑验光仪检测结果为参照，增加+0.75DS使被测者处于低度雾视状态，应用"降度法"分别确认右眼、左眼远用屈光矫正镜度。并用红绿双色实验核对，检测结果如下：

R：+1.00DS+1.75DC×180° ，矫正视力：1.0。

L：+0.75DS+2.00DC×180° ，矫正视力：1.0。

③ 打开综合验光仪的双眼视孔，核对双眼视力为：1.2。

（2）**远用屈光矫正镜度行走试戴**　通过试戴眼镜架戴用屈光矫正镜度，进行静态看远、行走看远，被测者主诉：看东西没有虚影了，清晰度提高了。上下台阶也没有不舒适的感觉。

（3）**近用附加正镜度检测**　将综合验光仪置于近用镜度检测状态，并在左、右眼分别设置上述检测出的远用镜度，通过"递增法"考察30～40厘米这一视距范围的近用附加正镜度的检测。最终确认这一视距范围的近用附加正镜度为：+3.00DS。与之相适应的近用镜度如下：

R：+3.00DS+1.75DC×180°；

L：+3.75DS+2.00DC×180°。

（4）**近用屈光矫正镜度阅读试戴**

① 让被测者使用近用屈光矫正镜度和近用参照瞳距的情况下，阅读《参考消息》第一版的内容，文字清晰，未发现有不舒适的问题。

② 让被测者观察、阅读17寸笔记本视屏的页面，并搜索感兴趣的页面15分钟，被测者的主观感受可以用其说的一句话来概括：家里的电脑这回又闲不住了。

5. 瞳距仪检测

使用瞳距仪进一步核实瞳距。PD：65毫米；NCD：60毫米。

三、案例分析

应当说，这名被测者主要的问题，就是视觉疲劳。被测者接受人工晶体植入后，虽戴用了远用与近用眼镜，但三年来，视觉疲劳现象始终没有得到有效的控制。那么，导致这名被测者视觉疲劳的原因是什么呢？

从被测者的主诉来看，可能有两个方面的可能性：①血糖含量不稳定，导致眼的屈光矫正度不稳定；②眼镜的光度和眼的屈光矫正镜度之间存在偏差。

经询问，近年来通过口服降糖药物和控制饮食，血糖被控制在比较恒定的水平。这基本上可以排除血糖不稳定导致屈光度不稳定的这种可能性。

通过当前验光结果和行走试戴的效果，来推测原戴眼镜的问题，应当是散光矫正镜度没有给到位。下面仅以左眼镜度为例：

原戴眼镜镜度：+1.25DS+1.00DC×180°

当前验光结果：+0.75DS+2.00DC×180°。

这说明，原戴眼镜的镜度，极有可能是将其中的"+1.00DC"通过"等效球镜"转换到了球镜度里。这样就给这只眼屈光留下了"残余散光",这一残余散光应当就是被测者发生视觉疲劳顽症的最根本原因。

被测者使用原来的近用眼镜,之所以会"可以看清楚书、报上的字迹了,但时间一长眼睛会感到胀痛",应当和"残余散光"有一定联系。但是主要还应当是:近用附加正镜度值偏低所致。在这里,我们不妨通过简化的数据来推测一下:白内障手术后眼的调节力就到了基本可以忽略的程度,使用"+2.00DS"的近用附加正镜度的最理想的视距应是:50厘米。这显然不能满足被测者看书、操作电脑的视觉需要。这在近用附加正镜度的检测中已经得到证实。

四、专家点评

白内障是一种常见病,最为权威的治疗手段无疑是:晶体摘除手术并植入人工晶体。但是就目前而言,术后往往还会存在或多或少散光问题,也很难能做到将术后的屈光数值精确控制的程度。因此,患者往往会因为术后视力的明显改善而忽略了术后大多存在的屈光问题,从而造成了长时间的视觉疲劳问题,而影响了生活、工作的质量。这一问题应当引起从事眼视光工作人们的重视。

白内障手术后,往往都会残存一定程度的散光,而且1.50DC±0.50DC这样的中、高度散光并不鲜见。对这样明显的散光,不论是医院的大夫还是眼镜店的验光师,在处理上都会比较小心,但是这种小心经常会导致处理不当。例如这名被测者主诉中提到的"散光度不稳定",实际上并非是散光度不稳定,只不过是过分小心导致验光偏差的一种外在表现形式而已。

对于白内障术后的散光问题的处理,一定要注意以下两个问题。

(1)"**轴正足度**"**矫正散光** 按验光配镜的"老经验"的口传亲授,处理散光矫正镜度的惯例是"能不给的尽可能不给,能少给的就少给",但是这种"老经验"的做法是不符合屈光矫正原则的。对散光矫正的原则应当是:轴正足度。暂时不能适应的"轴正足度"矫正的,应使用过渡镜度眼镜,为最终使用"轴正足度"矫正创造条件。

(2)**慎用**"**等效球镜转换**"**方法处理散光** 等效球镜转换的方法,在0.50DC散光时,一般不会发生明显的视觉异常。当散光达到1.00DC时,应用等效球镜转换后,视力都会有所下降(至少降低一个视力行),视觉疲劳就有可能出现。而将≥2.00DC的散光镜度进行等效球镜转换后,视觉疲劳就会持续存在,这是因为残留的1.00DC恰好就在容易发生视觉疲劳的屈光范围。

第四节 斜视、隐斜视配镜案例

【例27】非正交潜在隐性斜视

应用三棱镜矫正双眼视功能异常，是眼视光学的一个极为重要的课题。而这一课题又是最容易被人忽视的一个课题。在当前验光配镜中，隐斜视的检测与矫正应当是一项非常薄弱的环节。相当多的屈光检测人员很少对隐斜视进行检测，有一部分屈光检测人员从来就没有使用过"沃茨四点检测图""十字偏振检测图""方框对合检测图""双环十字检测图"。

一、案例

被测者为女性，年龄为52岁，职业教师，长期从事学校的教学管理工作。

一年前曾因视物模糊问题，到某配镜中心店验光并配制近视眼镜1副。所配制的眼镜在实际戴用中，不论是注视远方目标、还是阅读文件（或批改作业）都会出现头痛、头晕，在批改作业时还会出现恶心、干呕的症状。被测者只好采取放弃戴用的方法予以处理。

后又到某公司中心店进行了重新验光。验光检测、行走试戴中有以下比较突出的视觉感受：

① 双眼视觉的不适感受明显大于单眼，在使用双眼进行水平扫视时仍旧感觉难以适应；

② 右眼的矫正效果明显比左眼要差，具体表现是：用单眼正视前方目标时，右眼戴不戴眼镜视觉没有明显的变化；左眼的视力有比较明显的提高。

验光师认为，右眼可能存在弱视，所配眼镜戴用的适应期可能会比较长一些。并建议尽早配镜。尊验光师叮嘱，配制远用屈光矫正眼镜1副。

戴用新配制的眼镜被测者有以下两种异常感觉：

① 新的眼镜仍旧未能解决近距工作所存在的问题；

② 戴用新的眼镜在迎面相逢时，对距离判断有时会出现一定偏差。

基于上述感觉，被测者对这副新眼镜仍旧采取了弃之不用方式予以处理。

上述两次验光配镜，验光师对被测者诊断均为：轻度近视眼合并右眼弱视。

二、屈光检测

首先对被测者的原戴眼镜的屈光矫正镜度、矫正视力及眼镜的光学中心距进行了检查与测定。

1. 原戴眼镜镜度及戴用检查

首先对被测者的原配眼镜的基本状况进行了检测，眼镜架为金属板框架，装配质量未发现明显异常。眼镜镜片的屈光矫正镜度检测情况如下：

R：-1.00DS，矫正视力为0.2。

L：-0.75DS-1.00DC×50°，矫正视力0.8。

光学中心距：64mm，使用原配眼镜双眼矫正视力为0.6～0.8。

在对原戴眼镜的实戴检查中发现，在闭合一只眼时，被测者除对矫正视力不满意外，并无明显异常感受。但双眼同视远距离目标时，视物的清晰程度时好时坏，采用倾侧头位感觉略好一些。

2. 屈光检查

根据被测者的主诉与原戴眼镜镜度及戴用情况观察，对被测者双眼屈光状况的初步印象有以下几点：

① 屈光矫正镜度存在偏差；

② 双眼视觉协调异常；

③ 潜在隐斜视。

根据以上印象，制定了首先进行屈光检查，再进行双眼融合功能检测的视光学检测顺序。依照标准的验光程序，对被测者进行了单眼屈光矫正镜度的客观与主观屈光检测，屈光检测的结果如下：

R：-3.25DS-0.50DC×50°，矫正视力1.0。

L：-0.75DS-1.00DC×20°，矫正视力1.0。

PD：65mm。

被测者使用上述镜度，再用单眼观察视力表，不论是左眼还是右眼，单眼的矫正视力均可以达到1.0。但是，倘若使用双眼，不但矫正视力得不到应有的强化，而且会有一种说不清的难受感。请被测者注视悬挂在综合验光仪近用检测杆上的近用视力表。被测者只看了一眼就说，"我都恶心了，还是别看了吧。"

鉴于上述检测的情况，单眼矫正视力正常，双眼同时时出现视觉干扰问题。说明被测者存在双眼视觉功能异常的问题。

3. 双眼融合功能检测情况

对被测者的双眼视功能进行了包括马氏杆试验、偏振十字试验等多种项目检测，各种检测均显示被测者存在双眼视像不能融合的问题。

最后选择使用双环十字视标对被测者进行双眼视像合成的检测。在使用前面检测出使单眼矫正视力达到1.0的屈光矫正镜度，用双眼同时注视双环十字视标，被测者报告十字不在圆的中心，双环与十字的偏移呈斜向。

经单侧眼在水平与垂直方向使用三棱镜进行双眼视像合成试验，均未能找到最佳视觉效果三棱镜使用的方法。进一步尝试在双眼同时使用三棱镜检测后进行检测，基本方法如下：

在一只眼通过基底水平方向放置的三棱镜来检测水平方向双眼视像分离的棱镜度。在另一只眼放置基底呈垂直方向的三棱镜来检测垂直方向双眼视像分离的棱镜度。对检测出的三棱镜度按双眼均分的原则，进行了计算分配。经过行走试戴，最终得到确定的三棱镜使用方案如下：

R：$1^{\triangle}$底朝向160°；L：$1^{\triangle}$底朝向20°。

试用检测出来的屈光矫正镜度和三棱镜度设置方案，被测者报告十字已处于圆的中心。双眼矫正视力达到1.2。此时，双眼所使用的光学镜片综合状况如图1-3所示。

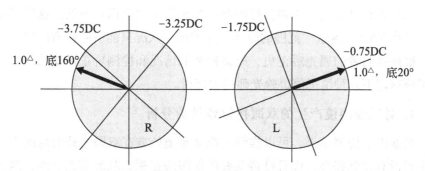

图1-3 被测者镜度处方情况的综合示意图

4. 配镜

本案例配镜的特点是不仅要在屈光矫正眼镜上反映屈光矫正镜度，还需要对被测者的融像功能的矫正需求设计棱镜矫正方案，既要在水平和垂直方向上设计相应的棱镜度。经计算，得出的配镜所使用的处方如下。

R：$-3.25DS-0.50DC\times50°$。

$0.35^{\triangle}$底朝上垂直棱镜，$0.95^{\triangle}$底朝外水平棱镜。

L：−0.75DS−1.00DC×20°，1$^{\triangle}$底朝向20°。

0.35$^{\triangle}$底朝上垂直棱镜，0.95$^{\triangle}$底朝外水平棱镜。

PD：65毫米。

被测者选定使用"太阳纤"版框眼镜架和依视路A2膜镜片。配镜1副。经随访，戴用效果良好。

向被测者说明眼睛的情况。对被测者想定制远近两用的渐进镜片给予了劝阻。并说明所配眼镜的使用的注意事项：

① 眼镜应当经常戴用；

② 这副眼镜只是看远用的眼镜，看近可以在较远的距离予以使用；

③ 这副眼镜可能只是暂时性的过渡眼镜。

对于近距离阅读问题，暂时不宜解决。这是因为远用棱镜度有可能会在戴用眼镜后发生一定的变化。只有在眼睛的隐斜状况稳定以后，才能更准确可靠地确定近用的屈光状况。

特别叮嘱被测者一定要在3个月后进行复查。

三、案例分析

根据以上检测结果，可以推测：原戴眼镜处方在双眼注视的情况下，视力不但没有得到提高，维持良好的单眼矫正视力状况都做不到，这应当是视力波动在0.6～0.8这一范围的原因。这种视力状况只能引起视力模糊。

根据被测者的屈光矫正史、原镜检测的情况和检测矫正镜度的情况，这一案例有以下几种情况值得验光师们去探讨。

1. 对原戴眼镜产生的双眼视觉效果的分析

根据以上检测结果，可以推测：原戴眼镜处方在双眼注视的情况下，视力不但没有得到提高，而且维持良好的单眼矫正视力状况都做不到，这应当是视力波动在0.6～0.8这一范围的原因。这种视力状况只能引起视力模糊。感觉很不舒适，看得越近不舒适程度越重则与视力模糊无关，这应当与双眼视觉的协调状况有关。

2. 原戴眼镜出现镜度偏差的产生原因

原戴眼镜的镜度之所以会出现较大的偏差，应当与单眼屈光矫正镜度的实际检测过程无关。产生镜度偏差的两个可能原因是：

① 验光师不太清楚双眼视功能对屈光矫正的影响作用，因此忽略了双眼

融像功能的检查；

② 检测者对知识的运用过于死板，只有正向隐斜视的概念。这两种原因都将产生以下的镜度调整过程。

问题的发生应当出现在单眼屈光矫正镜度结束后，进入双眼同视情况下的双眼矫正视力和定与镜度调整核定这一阶段。

应当说，原戴镜左眼的镜度是相当准确的，但是柱镜轴向偏了30°。很显然，处方上的轴向是经过调整后的检测结果，因为任何一名验光师不会漠视将视力矫正到1.0的结果，既然镜度不变、轴向偏转，矫正视力降低，这显然是对屈光矫正镜度调整后的结果。那么，为什么不调整球镜度呢？在实际检测中也可能曾经调整过球镜度，但没能解决实际问题。这是因为，左眼所具有的特殊屈光矫正镜度所致。

倘若将左眼的球镜度按右眼被调整的幅度进行调整的话，左眼的镜度即应为：+1.50DS-1.00DC×20°，镜度转换后的结果应为：+0.50DS+1.00DC×110°，这显然已将屈光矫正镜度由近视镜调整成了远视镜，眼镜透镜的性质、轴向都变了，被测者在视觉上不能接受。这样的话，只能对右眼的屈光矫正镜度进行调整。为什么要调整那么大的幅度呢？原因只能有一个，右眼只要有较好的视力就会发生双眼不协调的问题。当在验光师人为降低被测者右眼矫正镜度的过程中，达到视力基本失去双眼合像价值时，也就达到了暂时的形式上的双眼同视，但又融不了像的单眼矫正效果。

四、专家点评

本案例验配镜的经历与此次验光的过程，有以下3个方面值得探讨，这也是验光师在验光实践中需要得到充分注意的几个问题。

1. 隐斜视，可能存在非典型的现象

就检测过程与检测结果看，被测者应属于一种并非标准类型的隐斜视。在使用凹透镜进行屈光矫正状态下，应用以底朝外为主要方向的三棱镜实现双眼融合，说明被测者存在着外隐斜视现象。而该例被测者三棱镜的底的朝向，并未严格按照绝对朝内、朝外的典型状态分布。从配制矫正眼镜角度考虑，为被测者双眼配制的镜片均使用了下列复合型三棱镜的方案：

$0.35^{\triangle}$垂直棱镜，$0.95^{\triangle}$水平棱镜。

对于这种情况，尚未在屈光学的书籍中见到。笔者认为：可以将这种情况叫做非典型外隐斜视，或叫做差异型外隐斜视。既然有非典型外隐斜视，

非典型内隐斜视可能也是存在的。

2. 屈光矫正中，有必要对双眼融合功能给予关注

在原戴眼镜镜度的检测中，验光师在判定右眼为弱视眼的情况下，将右眼的屈光矫正镜度降低到-1.25DS，以达到减小双眼矫正镜度差异、不能实现双眼单视的目的。应当说，这种牺牲一眼视力消除双眼融合困难的做法是不妥当的。双眼在单眼检测时，矫正视力都能达到1.0的眼是不可能有弱视存在的。实际情况应当是，在双眼难于实现双眼单视的情况下，验光师在无奈的情况下采取了牺牲双眼视觉敏锐程度的办法。

这一案例提醒我们验光师，在做出大幅降低镜度的决定之前，有必要对被测者双眼融合的状况进行考察。

3. 非典型隐斜视的发生机理值得探讨

这种非典型隐斜视到底是怎样发生的呢？根据这一视案例进行推测，这种非典型内隐斜的发生，可能至少与下列4个因素有关：

① 双眼存在明显的屈光矫正镜度差；

② 两只眼的单眼矫正视力状况良好；

③ 与长期的长时间从事某种工作的性质有关；

④ 屈光不正与隐斜视的状况长时间未得到有效矫正有关。

本例被测者的两眼的屈光矫正镜度的球面镜度参差量达到±2.50DS（球柱联合镜度参差量达到±2.00D），在单眼检测中又均可以获得比较满意的矫正视力。配制的眼镜基本处于闲置状态，屈光不正和隐斜视也就不可能得到有效矫正。而且被测者又是一名长期从事书案工作的人，长期高强度的近距离读写工作，有可能导致了眼外肌肌力的进一步失衡。这一案例说明，上述4个因素是发生非典型外隐斜的基本条件，而长期高强度的近距离用眼所导致的眼外肌肌力的进一步增强，则是发生非典型外隐斜的直接动力因素。

4. 案例在未来的验配镜中要发生的问题

通过使用三棱镜比较好地解决了本案例被测者的远用屈光矫正问题。但是，在未来即将进行的验光配镜中，还会有一个必将会发生的配镜问题。这就是，被测者近用屈光矫正中有关三棱镜使用的问题。在此，特对这一尚未发生的又必将发生的情况进行一下展望。

被测者的年龄已经52岁，已经到了应当使用老花镜的岁月。根据被测者

屈光矫正的情况，就要考虑应当是用什么样的老花镜的问题，至少要考虑到以下几个问题：

（1）**远用眼镜与近用眼镜** 该位被测者之所以暂时配用1副远用眼镜，而不是采取平常同时配制远用、近用各1副眼镜的方案。这是因为，被测者在戴用现配眼镜一段时间后，通过屈光矫正与隐斜的矫正，被测者眼的隐斜情况会有一定程度改变，这可以归结为：眼对屈光矫正与隐斜矫正的一种生理适应过程。

因此，对初次接受隐斜视矫正的被测者，都必须首先对其存在的隐斜视进行尝试性矫正。坚持戴用1个月，待被测眼完成生理适应以后，再次进行验光，以便确定其最终使用的远用矫正眼镜。

（2）**双眼屈光参差的近用问题** 被测者的另一个值得关注的问题就是：双眼屈光参差的问题。即便被测者不存在隐斜视的问题，在眼镜被利用来从事阅读、写字的时候也会存在一个潜在性隐斜视的问题。这是因为被测者在视近工作时，双眼通过镜片的视线会以同样的长度和斜度，向镜片的内向移动。尽管移动的视迹是等长的、对称的，但两只镜片的镜度有明显的差异，这就会产生一个新的问题：两眼在镜片的视近点所遇到的三棱镜度明显的不一致：右眼的三棱镜度将会高于左眼。这同样又导致了新的隐斜视，这种因两眼屈光参差导致的视近时的隐斜视就被叫做潜在性隐斜视。显然，在为案例中被测者配制近用眼镜时，就不能不考虑这一问题。

（3）**隐斜视的矫正数据** 为本案例中的被测者检测、确定屈光矫正镜度不应当成为困难的事情。但是，如何使用三棱镜为被测者矫正隐斜视的才是真正要认真考虑的问题。在此仅提供以下处理远用眼镜、近用眼镜的两个基本要点：

① 远用眼镜 只要使用远用屈光矫正镜度检测中检测出来三棱镜度，就可以满足被测者注视远距离目标的要求。

② 近用眼镜 倘若有对近距隐斜视碱性检测的设备，直接检测当然更好。但是，当前验光配镜单位基本上尚不具备这种设备。那只好通过以下方式来解决这一问题：

a. 记录远用检测中矫正隐斜视的三棱镜的镜度及底的朝向；

b. 计算双眼在视近时，因镜度参差所产生的三棱镜的镜度及底的朝向；

c. 将上述两个方面的三棱镜的镜度及底的朝向进行综合计算，以保证双眼在注视近距离目标时的眼位处于视觉生理允许的范围之内。

后续篇

被测者在配镜3个月后，曾戴着配好的眼镜赴美国考察。在考察中对眼镜的矫正效果非常满意。但是，在考察中不慎将眼镜遗失。回来后一直觉得很懊恼。因工作实在太忙，一直未再配镜。被测者于2010年9月再次来太德明眼镜店要求按原处方配镜。

推测：被测者不戴眼镜已经难于胜任其日常工作，而且至今已有近两年未戴眼镜，对原处方是否还能适用应当予以核定。

向被测者讲清情况，并对其进行重新验光。经检测、核实，被测者的屈光矫正数据未变。仍依照原配镜处方数据配镜1副。

对于被测者存在的近距离阅读问题，店中特别出借1副镜度规格为+2.00DS的手持眼镜，以解决暂时的需要。并叮嘱被测者一定要在眼镜使用3个月时来复查。

第五节　老视眼验光配镜案例

【例28】 老视眼戴用老花镜后仍存在视近困难

老视眼，是人在进入老年后的一种自然生理变化。在一定意义上说，老视的发生就是人进入老年时期的一个客观指标。

在"手机不离手"的时代，老视眼的矫正已经日益成为视光学重视的一个领域。当前在购置老视镜方面，有相当多的人仍旧采用的是传统的购置成品老花镜的办法。但这种方法缺陷也会经常出现，这里举出的案例，就是一个自诩"眼睛超好"的配镜案例。

一、案例

某某，男，45岁，汽车驾驶员。

被测者，自称眼睛"超好"，视力可达到2.0。近两年看书、看报感觉吃力，有人提醒可能发生了老花眼，到眼镜店咨询、试戴老花镜，试戴老花镜的确感觉阅读困难的问题解决了，因此就购置了一副+1.50DS的成品老花镜。

但在实际使用中，出现了两种情况：①白天看得比晚上清楚。②虽然看得清楚了，但时间稍长就会头疼。

二、屈光检测

1. 初检

使用电脑验光仪对被测者双眼的屈光进行初步检测，远用屈光矫正镜度为：

R：+2.00DS+0.75DC×180°　；L：+1.50DS+1.00DC×180°　。

使用电脑镜度检测仪，检测被测者提供的现实使用的老花镜的镜度是：+1.50DS。

裸眼视力检测：在确认精细辨别力的情况下，右眼裸眼视力0.8～0.6，左眼裸眼视力0.8。

2. 综合验光仪检测

（1）远用矫正镜度检测

首先，给上初检的球镜度。通过散光表对被测者进行散光的精细检测，检测结果如下：

R：+2.75DS −0.75DC×90°　；

L：+2.50DS −1.00DC×90°　。

其次，进行球面镜度检测，检测结果为：

R：+2.50DS −0.75DC×90°　；

L：+2.50DS −1.00DC×90°　。

再次，使用红绿试验，核对双眼的屈光矫正镜度。结果：

R：+2.50DS −0.75DC×90°　，矫正视力1.0；

L：+2.50DS −1.00DC×90°　，矫正视力1.0。

（2）近用矫正镜度检测　在上述远用矫正镜度基础上，进行30～40厘米近距离视距的屈光矫正镜度检测。使用上述远用屈光矫正镜度检测近距离阅读核对：30厘米无法看清近视力表中0.8的视标；40厘米可以看清近视力表中0.8的视标，但感觉眼睛"努的慌"。

加用正镜度进行核对，确认被测者的近用附加正镜度为：+1.50DS，应使用的近用屈光矫正镜度为：

R：+4.50DS−0.75DC×90°　；

L：+4.50DS−1.00DC×90°　。

3. 配镜建议

综合验光仪只有"负柱镜"形式，没有"正柱镜"形式，因此，书写配镜镜度按惯例均须转换成"最终处方形式"，转换后远用、近用屈光矫正镜度如下：

远用屈光矫正镜度：

R：+1.75DS+0.75DC×180°；

L：+1.50DS+1.00DC×180°。

近用屈光矫正镜度：

R：+3.75DS+0.75DC×180°；

L：+3.50DS+1.00DC×180°。

三、案例分析

这例老视眼购置成品老花镜的问题，是目前验、配镜中很普遍存在的问题。

本案例，突出呈现的问题是：在不了解远用屈光矫正镜度的情况下，盲目购置成品老花镜的问题。导致这一被测者使用成品老花镜发生问题的原因有以下三个方面：

① 成品老花镜，是一种没有散光矫正镜度而且两只镜片镜度相等的眼镜。因此，成品老花镜并不太适宜两眼矫正镜度不同的人使用，更不适宜有明显散光矫正镜度的人使用。

② 这一案例，还有一个特征需要予以正视，该被测者的散光类型属于"逆规散光"。一般来说，"逆规散光"比"顺规散光"的主觉症状要更明显。

③ 这一案例散光比较明显，倘若不配镜，充其量就是视觉疲劳、视物不清而已。当球镜度得到矫正后，散光引起的症状就会凸显出来，这就是被测者"看得清楚了，但时间稍长就会头疼。"的原因所在。

根据我们的建议和被测者试戴的体验，被测者分别定制了远用和近用眼镜各一副。

我们的建议是：

只要看远，没有明显自觉的视觉疲劳，可以采取不配镜方案。

但是对于需要从事长时间近距离阅读工作的人，则一定要建议配用近用眼镜，否则既影响工作效率，也会使"近视回退"加速。

四、专家点评

盲目地给老视眼推荐成品老花镜的做法，是一种需要有所收敛的业务行为。对于已经发生老视的人来说，还是要在验光的基础上再考虑是否购置成品老花镜的问题。如果被测者两眼的屈光矫正镜度基本一致又没有大于0.50DC的散光，就应当明确告知被测者可以选择成品老花镜，这样既满足了被测者的视觉需求，又满足了经济实用的效能。

该案例的被测者为什么在使用成品老花镜时，会感到"白天看得比晚上清楚"呢？这里有一个明、暗视觉的问题。白天明亮，瞳孔就会相对较小，径深觉就会较大，看东西就会有较清晰的视觉效果；晚上亮度下降，瞳孔就会相对较大，径深觉就会较小，看东西就会相对模糊。一旦发现"白天看得比晚上清楚"的情况就说明，矫正镜度存在着偏差，对于老视眼来说只能说明近用附加正镜度不足。

面对这种情况，不少眼镜店会采用推荐渐进眼镜的做法。对于远视眼未得到过矫正的人来说，最初戴用渐进眼镜都会感觉很不舒适，戴用失败的问题经常会发生。因此，建议被测者分别戴用远用和近用眼镜的做法是妥当的。经过一段时间的戴用，被测者熟悉了远用和近用眼镜的要领，在专业人员的指导下掌握使用渐进眼镜技巧，再定制配用渐进眼镜的话，基本上可以获得渐进眼镜最佳的使用效果。

【例29】 老花眼未经验光，直接购置花镜导致的矫正失当

对老年人来说，戴用包含近用附加正镜度的眼镜是一件再自然不过的事情。否则的话，上岁数的人就难于从事报纸与书籍的阅读工作。解决这一问题就得使用老花镜，使用最多的老花镜有以下2种：

① 成品老花镜：镜度规格为+1.00 ～ +4.00DS，镜度递进率为+0.50DS。

② 定制老花镜：包括散光成分的各种矫正镜度及相关数据的老花镜。

成品老花镜的优势在于价格相对比较便宜，其缺点是对个体情况针对性不强。

定制老花镜的优势就是对具体戴镜者针对性较强，其缺点是价格相对比较高。

一般老年人从经济、简单角度考虑都会更趋向于购置成品老花镜。各家眼镜店都有专卖柜台或商品柜，而老花镜又被列为眼镜商品中特殊用途的眼镜，这也为不经过验光而直接购镜提供了便利，当然这也给老视眼的屈光矫正和老视眼的眼镜使用带来了新的问题。

本案例，就是一例未经验光直接购置成品镜而导致麻烦的案例。

一、案例

某某，男，50岁，从事办公室管理工作。

被测者自诉眼睛一流，视力极佳。

45岁时，感觉近距阅读有一定问题，自感阅读报纸上比较小的字比较费劲，特别是晚上更加明显。

从47岁感到看报纸困难，阅读距离明显增大。到眼镜店进行咨询，眼镜店建议戴用老花镜，最初戴用的老花镜的镜度为+1.50DS。自戴用后，大约每7～8个月需要更换1次老花镜。现在所使用老花镜镜度为+3.00DS，这副眼镜已经使用近6个月，已显露难于满足阅读书报的视觉要求。被测者到某眼镜店进行咨询，销售代表告知，"这老花镜的度数已经很高了，这已经是60岁的人所使用的老花镜的度数了。"被测者无语了，再无问题可提，但是心中的疑问却是百思不得其解，"我的眼睛到底出了什么问题"这个影子始终挥之不去。

二、屈光检测

1. 原戴老花镜的检测

原戴老花镜的镜框的材质为塑料，鼻托为黏合固定型，眼镜架的规格为：56 □ 18。

双侧镜片的屈光矫正镜度均为：+3.00DS。NCD（光学中心距）为：74毫米。

前倾角≈0°。实际戴用时，VD（后顶点距）< 10毫米。

2. 远用屈光矫正镜度检测

根据被测者的陈述，初步印象：被测者可能存在远视性屈光不正。

首先对被测者进行单只低度正镜度镜片的测试。嘱被测者用右眼注视远距离目标，使用+0.50DS正镜度镜片进行试验，加入镜片后被测者自觉视力没有变化。用同样的方法对被测者的左眼进行试验，试验结果与右眼相同。说明被测者存在远视性屈光不正可能性。按下列检测顺序，对被测者进行远用屈光矫正镜度的检测。

首先，用电脑验光仪检测。检测结果为：

R：+2.00DS+0.50DC×90°；

L：+1.00DS+1.00DC×90°。

PD：60毫米。

其次，对被测者进行完全性雾视。使用雾视镜度如下：

R：+5.50DS；

L：+5.00DS。

雾视时间15分钟。

最次，综合验光仪检测。应用球面镜降度法、散光表、交叉圆柱面镜和红绿试验进行检测，检测结果为：

R：+2.25DS；

L：+1.25DS+0.50DC×90°。

使用瞳距尺进行瞳距测量，PD：60毫米。

3. 近用屈光矫正镜度检测

在远用屈光矫正的基础上，使用综合验光仪的近用视标检测近用屈光矫正镜度，被测者近用屈光矫正镜度为：

R：+4.00DS；

L：+3.00DS+0.50DC×90°。

NCD（近用光学中心距）：55毫米。

即双眼的add（近用附加镜度）：+1.75DS。

4. 试戴

对检测出来的上述远用、近用屈光矫正镜度，分别进行了行走试戴和阅读试戴验证。

（1）远用屈光矫正镜度试戴　被测者使用上述远用屈光矫正镜度注视快速行驶的汽车，略感头晕。将双眼的屈光矫正镜度各降低+0.25DS，被测者感觉良好。

（2）近用屈光矫正镜度试戴　经阅读、网页搜索试戴证实，近用屈光矫正镜度完全可以满足阅读及电脑操作的视觉需求。

5. 配镜处方

（1）远用屈光矫正处方：

R：+2.00DS；

L：+1.00DS+0.50DC×90°。

DCD（远用光学中心距）：60毫米。

（2）近用屈光矫正处方：

R：+4.00DS；

L：+3.00DS+0.50DC×90°。

即，远用处方基础上add：+2.00DS。

NCD（近用光学中心距）：56毫米。

三、案例分析

本案例属于远视性轻度参差，因远用屈光不正未矫正，直接购置老花镜所导致的近用眼镜使用失当。在这一案例中有以下几方面值得探讨：

1. 本案例有哪些值得注意的警示信息？

该案例在老花镜的使用上有以下3个特点：

① 老花眼发生相对比较早；

② 购买的老花镜有效使用的时间相对较短；

③ 所使用的老花镜的度数相对较大。

以上这3个信息都反映出案例中的被测者不仅有一般老花眼的表现，还具有比较鲜明的远视性屈光不正的特征。老花眼发生相对较早和所使用老花镜的度数相对较大，都比较明确的提示：存在远视性屈光不正的可能性。

2. 购买老花镜是否应当先验光？

一般而言，一副合适的老花镜大约可以有效使用（20±4）个月。但该案例有效使用老花镜的时间明显偏短。这可能与被测者双眼存在±1.00DS的屈光参差量有关。当老花镜的度数偏大时，右眼就会略感模糊；而老花镜的度数偏小时，有效使用的时间自然就会相对较短。应当说，被测者在购买老花镜时，眼镜店店铺的销售代表采取的策略为：用相对比较小的老视镜度来满足被测者最低矫正需求。

本案例中的这种在未经验光条件下所采取的策略，对老花镜的销售人员来说无疑是正确的。但是，这种看起来正确的销售策略掩盖了屈光矫正必须先验光的基本规律。这是造成案例中被测者购置成品老花镜后发生问题的根本原因。

因此，对于老视眼屈光矫正的需求，不管是定制老花镜，还是购买成品老花镜，都有必要先进行规范的验光，根据验光的结果来确定被测者应当购置成品老花镜，还是应当定制个性的老花镜。

四、专家点评

验光后，什么样的屈光状况不宜推荐使用成品老花镜呢？这里既有经营者经营观念的因素，也有被测者屈光状态的需求问题。

一般而言，一经验光，眼镜店更期望被测者订购个性老花镜。这当然取决于消费者的经济状况，也取决于验光师及销售人员的解释、说服工作。应当明确地说，验光后，将可以使用成品老花镜的人一律转化为定制老花镜的人也是诚信度不太高的做法。

1. 不宜推荐使用成品老花镜的情况

对于具有下列屈光特征的人，不宜推荐购置成品老花镜。

① 散光矫正镜度 > 0.50DC；

② 双眼球面屈光矫正镜度的参差量≥ ± 0.75DS；

③ 远用屈光矫正镜度≥ +2.00DS；

④ 因瞳距过小，戴用成品老花镜出现复视症状或不舒适感觉者。

被测者的眼是否具有上述情况，他自己一般是不知道的，只有通过验光才能清楚。但是，对已经使用过成品老花镜者，还是有可能通过代用者在使用中的感受寻觅到一定的蛛丝马迹的。而这些蛛丝马迹就是本案例的案例分析中说到的3个特点。除以上情况之外的老视眼都适宜使用市场上销售的成品老花镜。

2. 可以尝试镜度调整方法的情况

对于不具有上列屈光特征，而散光矫正镜度≤ 0.50DC者，可以尝试下列两个方法。

① 0.50DC者：将其转换成0.25DS加入到近用屈光矫正度之中；

② 0.25DC者：去掉散光矫正镜度，保留原近用球面屈光矫正镜度。

对经上述处理后，经过阅读试戴，被测者没有异常戴用感受，并可以满足留有一定余地的阅读需求时，也是适宜戴用成品老花镜的。

综上所述，对待老视眼的屈光矫正，也是应当坚持先验光、后配镜原则的。在老视眼的矫正中必明白一个道理：成品老花镜是一种最常见的矫正老视眼的专用眼镜，但它绝不是所有的老视眼都应当使用的唯一眼镜。

【例30】 人的身份与运用镜度、近用附加正镜度的精确把握

对老花眼的屈光矫正中，一般都是将阅读用镜度的验光与配镜作为重点。但是，在临床验光实践中，由于验光师对社会人文条件的疏忽，即便是对常规阅读距离精确测定近用附加正镜度时，也可能会发生问题。这里介绍的就是定制标准阅读距离add眼镜后，而又不愿戴用的案例。

一、案例

某某，男，55岁，国家机关干部。

自诉年轻时眼睛很好，但自48岁感到阅读书籍困难，最初配镜曾在某眼镜店的建议下，戴用过1副渐进眼镜。戴用时自我感觉不太适应，故一直未能正常戴用。几年来，既戴用过成品老花镜，也专门定制过几次老花镜，尽管这些老花镜解决了部分阅读困难的问题，但总感觉不太合适，尤其是在工作中感觉很不方便。希望能配一副能在日常工作中阅读书籍与文件并可以常戴的眼镜。

二、屈光检测

针对本案例的情况，可以肯定，了解眼的状况的重要性与准确验光具有同等重要的意义。

1. 眼的状况

对于眼的状况的信息，主要是通过聊天的方式来获取的。根据被测者诉说的内容，推断被测者可能存在早期白内障的问题，但不会存在对视力明显的影响。

2. 眼镜检查

对被测者提供的3副眼镜进行了相关检查，根据对镜度的测量，可以确定每一副眼镜的购置方式，并按购置时间的先后排列如下：

① 渐进眼镜：

R：+1.00DS+0.50DC×180° ；L：+1.25DS；

add：+1.75DS。

② 配制眼镜：

R：+3.250DS+0.50DC×180° ；L：+3.25DS。

③ 成品眼镜：

R：+3.50DS；L：+3.50DS。

3. 屈光检查

对被测者进行屈光矫正镜度检测，使用的主要方法包括：电脑验光仪检测、雾视控制、综合验光仪检测（含交叉圆柱镜检测、红绿试验）、行走试戴与调整。根据被测者陈述的老花镜戴用的情况，对被测者屈光矫正镜度检测分为以下3个单元进行测定。在此仅介绍镜度检测的基本状况，关于双眼视功能的检测，在此不再赘述。

（1）远用屈光矫正镜度

R：+1.00DS+0.75DC×180°，矫正视力1.0；

L：+1.00DS+0.50DC×180°，矫正视力1.0；

双眼矫正视力1.0；

PD：60毫米。

（2）近用屈光矫正镜度（1）　首先将综合验光仪的近用调节杆置于视近状态，将视标卡置于眼前40厘米的位置。

R：+3.00DS+0.75DC×180°，矫正视力1.0；

L：+3.00DS+0.50DC×180°，矫正视力1.0；

双眼矫正视力1.0；

PD：56毫米。

（3）近用屈光矫正镜度（2）　近用调节杆位置不变，瞳距调整至55毫米，将视标卡置于眼前30厘米位置。

R：+3.50DS+0.75DC×180°，矫正视力1.0；

L：+3.50DS+0.50DC×180°，矫正视力1.0；

双眼矫正视力1.2；

PD：55毫米。

4. 行走、阅读试戴

（1）远用屈光矫正镜度试戴　看远距离物体感觉颜色更鲜亮，没有异常的戴用感受。

（2）近用屈光矫正镜度（1）试戴　当试戴这一镜度看近距离目标（小四号字的材料）时，感觉良好。可以保持的注视距离在35～40厘米。被测者试戴后说：我需要的就是这样的戴用感受。

（3）近用屈光矫正镜度（2）试戴　对这一镜度进行试戴，被测者说：看到的字要比上一副眼镜稍大一些，但觉得距离有些偏近。

当减去圆柱面镜度、适当加大球镜度（即双眼均使用镜度+3.75DS）时，右眼清晰度略有下降。

当将右眼的镜度调整到+3.75DS+0.25DC×180°时，右眼视物的清晰度得到提高，双眼比较清晰度趋于一致。

5. 配镜方案确定

根据被测者对屈光矫正镜度的试戴的情况，与被测者就屈光矫正方案的相关问题进行了必要的交流。

根据被测者存在的屈光矫正问题，可以通过配用2副眼镜来解决屈光矫正问题：

（1）渐进眼镜　通过这1副眼镜解决远用屈光矫正和工作状态的屈光矫正问题。配镜镜度如下：

R：+1.00DS+0.75DC×180°；L：+1.00DS+0.50DC×180°。

add：+2.00DS。

PD：59毫米（考虑看近的距离是在40厘米，PD减小1毫米的视近效果会更为理想）。

（2）夜读眼镜　是专门用于在家中、非工作情景用的眼镜，这副眼镜难于满足公众特殊的心理需求，因此不宜在工作中使用。这副眼镜的镜度如下：

R：+3.75DS+0.25DC×180°；L：+3.75DS。

NCD：55毫米。

三、案例分析

1. 初步分析

根据被测者的自述，我们至少可以对以下2个方面做出判定。

（1）被测者眼的屈光状态　根据自述可以肯定，被测者原来眼睛的屈光状态应当为正视眼或轻度远视眼。

从使用老花镜的年龄看，也可以肯定被测者的近用阅读困难亦属于调节力生理机能的自然减退。

（2）眼镜戴用中的效能　老花镜的使用是有效的，但与被测者实际使用情景和具体要求有一定差距。这可能是由以下原因形成的。

① 双眼的屈光矫正镜度存在比较明显的参差；

② 远用屈光矫正镜度中有待矫正的散光镜度；

③ 使用镜片镜度所固有景深的限制；

④ 验光师未能有效考察到被测者的特殊视觉要求。

2. 对渐进眼镜、配制眼镜、成品眼镜的分析

（1）渐进眼镜　这副眼镜所使用的add值，是验光师遵循"渐进眼镜的近用附加镜度要给足"这样一种矫正理念，在视距30厘米的条件下确定的。这对有长期使用眼镜经历，并以解决单纯阅读问题为主的被测者来说，一般不会

发生戴用不能适应的问题。

但对一名从未使用过屈光矫正眼镜的人来说，初次戴用渐进眼镜就使用最大的add值显然不是最恰当的选择。这样处理的结果尽管可能为戴用者提供更长一段时间使用的可能性。但是，被测者将同时面临以下2个问题：

① 初次戴眼镜矫正视像的变化；

② 横向扫视时渐进镜片所具有的"涌动"视觉感受。

对有些人来说，同时克服这样2种视觉的异常感受并不是一件容易的事情。

（2）配制眼镜　依据前一副眼镜的屈光矫正镜度分析，这副眼镜的add应为+2.25DS。倘若假定这副眼镜也是在"近用附加镜度要给足"这一理念指导下配制的，那么这一副眼镜配制的年龄应在51～53岁（被测者证实：两副眼镜为同一名验光师）。

（3）成品眼镜　这一副眼镜应当是近期新购置的眼镜，之所以断定这是一副成品眼镜，有以下两个原因：

① 两只镜片的屈光矫正镜度相同，而且没有散光镜度（这是与前述配制的眼镜所呈现的镜度规律不符的）；

② 眼镜的屈光矫正镜度恰好与成品眼镜的镜度相符。当然，这副眼镜的规格相对比较宽大等因素，也是确定这幅眼镜是成品眼镜的重要佐证。

3. 矫正经历不能满意的原因

过去对老视眼矫正不能获得满意结果的最根本原因就是：忽视了对实际工作情景需求的考察。应当说，原戴眼镜在屈光矫正方面并无明显的理论、配置方面的错误。但是，矫正镜度与实际情景的脱节，则是导致不合理矫正效果、无法达到满意戴用效果的原因，但是这些眼镜的戴用不满意的体验，应当说与戴用舒适度关系不大。

4. 当前需要解决的问题

本案例中的被测者需要通过屈光矫正解决的问题有以下3个：

（1）远用屈光矫正　这一屈光度不进行矫正，有可能产生以下两种影响：

① 注视远距离目标时，时有皱眉、眯眼的表现；

② 可能会影响近距离工作的质量（可能的表现：持续时间相对较短）。

（2）工作状态的屈光矫正　这是维持日常工作中所需约40厘米距离阅读书写工作的需求。屈光矫正要考虑以下两点：

① 满足工作需求；

② 尽可能保持身姿的大气舒展。

（3）生活情景的屈光矫正　　生活情景在这里特指在非工作时间内阅读习惯，例如在家中看药瓶上的说明、睡前阅读报纸和书籍等。显然，工作状态的屈光矫正眼镜是不适合在这一距离使用的。需要专门配制适用这种特殊情境的老视眼镜。

四、专家点评

评述：身份与近用附加镜度对想象的影响。

对本案例被测者验光配镜的经过，说明在验光、配眼镜不但要求验光的结果要准确，还要对戴用者实际戴用的情境与心理诉求给予足够的关注。而本案例中被测者的心理诉求正是其身份对审美的影响所致。

本案例在过去验光配镜中，之所以感觉眼镜不合适，说到底还是客观工作环境与心理诉求趋向没能得到兼顾这样一个问题。被测者过去接受的验光配镜方案之所以会出现问题，就是因为没有按"具体的分析具体的事物，具体的处理具体的问题"来解决问题。被测者是一名领导干部，而领导干部更注重自己在别人眼中的形象。倘若新配的眼镜使他在身姿体态上出现了较大的变化，这副眼镜在使用中就可能会发生问题。

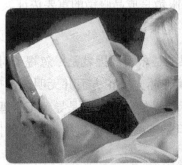

(a) 晚上半躺着阅读

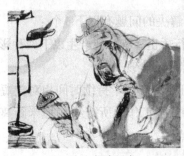

(b) 关公夜读兵书

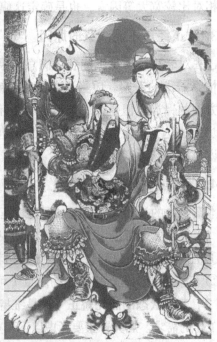

(c) 关公在帅帐阅读兵书

图1-4　验光配镜中应考虑的三种阅读方式

本案例中的被测者对近用屈光矫正需求可以从图1-4中得到说明。图1-4（c）挺髯挺胸在较远视距的阅读显得气宇轩昂、大气磅礴，这正是被测者所追求近距离阅读工作的效果。而图中的（b）尽管仍旧是关公夜读，但显然不够气宇轩昂，这显然不是被测者愿意使用的阅读姿势。

而图1-4（a）用在工作中就显得比较拘谨，是绝对不应在工作中出现的体态姿势。但是这一姿势恰好是半躺，是临睡前阅读资料、书籍一定要用的姿势，这正是我们前面说的夜读眼镜。

对本案例中的被测者屈光矫正方案恰好解决了图1-4（a）、（c）两种近用矫正需求，在解决图1-4（c）需求的同时又兼顾了远用屈光矫正的需求，这就保证了被测者在绝大部分时间，只要戴上眼镜就可以解决所有视觉矫正需求的问题，这正是渐进眼镜能在屈光矫正中建立个人良好心态的特有优势。对被测者给予相对偏低一些近用附加正镜度的渐进眼镜，就可以既解决日常工作中对远距离目标的注视也解决了在较大近距离阅读需要的需求。

而对于睡前的阅读问题，则必须通过另1副近用眼镜来解决，这副眼镜就是要满足图1-4（a）的需求。这副眼镜是在特殊时间、特定情况下使用，而使用环境的视距充其量只有20～25厘米，这是相对私密的情景，无须讲究什么气度、姿势，解决实际需求则成为唯一的要求。

通过这一屈光矫正中所隐含的心理需求配镜处理的案例，至少可以在一定意义上说，眼镜屈光矫正不仅仅是单纯的光学矫正，社会心理需求的圆满解决同样是屈光矫正不可忽视的一个重要方面。

【例31】 老年高度单纯性散光的近用屈光矫正

在屈光不正中，高度单纯性散光是相对比较少见的。但是这类屈光不正的人中不戴眼镜予以矫正的人却是大有人在。对于这样的散光眼在并发老视眼的情况下，应当如何进行检测，怎样确定近用屈光矫正镜度等这些验光技巧问题，视光学的书籍中是不涉及的。而这类问题也是师傅传授技艺时最常被忽视的问题。这里特将遇到的一例高度单纯散光检测矫正过程与评述介绍如下。

一、案例

某某，男，59岁，修鞋工。

被测者自述远视力、近视力一直不好。近2年来，自感工作中眼睛很累，有时只能凭自己的经验和感觉做活。1年前，曾在某眼镜店购置了1副眼镜，尽管看东西略觉清晰一些，但眼睛累的感觉却未见缓解，有时还会觉得更累。近一段时间，戴上眼镜也不能解决视近不清楚的问题了。而自己认为身体尚好，还想将工作继续做下去，故特来咨询并寻求解决的办法。

二、屈光检测

1. 原戴眼镜检查

眼镜架为板材镜架。眼镜的左、右侧镜片的屈光矫正镜度均为+2.00DS。两只镜片的光学中心距为72毫米。

初步判定：这副眼镜并非定制眼镜而应当是成品老花镜。

2. 屈光检查

（1）**裸眼视力、原戴眼镜矫正视力检查**　远用裸眼视力：左眼0.4；右眼0.4。原戴眼镜近用矫正视力：左眼0.5；右眼0.5。

（2）**远用屈光矫正镜度的检测**　对被测者使用电脑验光仪、综合验光仪进行了屈光检测，检测结果如下：

R：−4.00DC×180°，矫正视力0.8；L：−3.50DC×180°，矫正视力0.8。

双眼矫正视力：1.0⁻。

远用瞳距：65毫米。

（3）**近用屈光矫正镜度的检测**　将近用调节杆置于视近状态，调整瞳距至60毫米，对被测者进行25厘米视距的近用屈光矫正镜度的检测。检测结果如下：

R：+4.00DS−4.00DC×180°，矫正视力0.8；L：+4.00DS−3.50DC×180°，矫正视力0.8。

这里需要说明一点，这里之所以要将瞳距设定在60厘米，视距定为25～30厘米，是考虑到修鞋是坐在小板凳上，将工作对象置于腿上这一特定工作环境进行设定的。

3. 行走、阅读试戴

首先对远用屈光矫正镜度进行行走试戴，视物清晰。行走时略感头晕，经降低−0.25DC、−0.50DC尝试，虽头晕好转，但清晰度下降的程度比较明显。对虽略有头晕但清晰度高的矫正镜度比较满意。

对近用屈光矫正镜度的工作情景的试戴，是应用2种圆柱镜度形式分别进行试戴的。

第一种形式：负柱镜形式试戴。

R：+3.50DS−4.00DC×180°；L：+4.00DS−3.50DC×180°。

第二种形式：正柱镜形式试戴。

R：−0.50DS+4.00DC×90°；L：+0.50DS+3.50DC×90°。

被测者在修鞋的工作中，首先对第一种形式的屈光矫正镜度进行试戴。然后在同样的情境中再对第二种形式的屈光矫正镜度进行试戴。被测者对2种镜度形式的视觉清晰程度满意，感觉后一种形式看东西要略亮一些。但在修鞋快速拉动缝线时，略感目标有点晃动。

目标轻微的晃动，有可能是因两眼屈光矫正形式不均衡所致，故特将右眼屈光矫正镜度进行一定量的等效球镜度转换，将右眼屈光矫正镜度调整为：−0.25DS+3.50DC×90°。再次进行工作状态下的试戴，被测者感觉目标的晃动基本消失。

4. 配镜

根据被测者存在的视远、视近时的屈光矫正需求，为被测者制定的屈光矫正方案是分别建议定制远用屈光矫正眼镜和近用屈光矫正眼镜。

（1）远用屈光矫正眼镜　根据检测与试戴效果，建议配用的远用眼镜的两眼的屈光矫正镜度分别如下：

R：−4.00DC×180°；

L：−3.50DC×180°；

眼镜的光学中心距为65毫米。

（2）近用屈光矫正眼镜　根据检测与试戴效果，建议配用的近用眼镜的两眼的屈光矫正镜度分别如下：

R：−0.25DS+3.50DC×90°；L：+0.50DS+3.50DC×90°。

选择眼镜架后，一定要根据工作中的实际戴用情境进行点瞳，以确保最佳的光学中心位置。点瞳证实：视线通过双侧镜圈中撑片点间的距离为59.5毫米。

三、案例分析

本案例中的被测者是一名从未接受过屈光矫正的高度散光眼。这一案例有以下几点值得验光师借鉴。

1. 高度散光对矫正视觉的影响

本案例中的被测者不论是远用矫正视力，还是近用矫正视力都是相对比较低的。这是被测眼的视网膜长期处于高度散光未矫正状态，视细胞得不到最佳的视像刺激而致视细胞的视敏感度不能得到充分的发展。这就是被测者矫正视觉不能达到最理想状态的生理原因。

本案例矫正实践，值得吸取的第一个经验是：高度散光眼应尽可能争取做到"早验光、早矫正"，这是预防最佳矫正视力降低，保证获得比较理想的屈光矫正视力的唯一选择。

2. 老花镜的选择

本案例第二个应当吸取的经验是：老视眼也必须先验光。

对于老花眼的近用矫正，不验光就购置成品老花镜的做法不是绝对不可以。但是，这种不经过验光而直接购买的方式是不应当提倡的购物形式，因为这种方式终究还是不太科学，而且对一部人来说还是绝对应当禁止使用的方法。这种方法，也不应当成为眼镜店销售老花镜主要的销售形式，即便是要销售成品老花镜，也应当是首先经过验光，根据验光结果来决定是否可以采取购买老花镜的形式。不经过验光，直接决定销售老花镜的方式就不能算作是科学合理的销售模式。关于什么样的验光结果可以选择直接购买老花镜，而什么样的验光结果应当选择定制老花镜。

四、专家点评

眼镜经营部门、店铺、中心经常会推出一些个性化服务的措施。这些措施绝大部分属于推荐适宜的款式、增加便利性服务、专家悬牌挂号、立等可取等理念性服务措施。但是，制定、做到这些是远远不够的。更高层次的个性化措施应当是针对被测者工作与生活的个性特征为基础，提供更深入的验光、配镜技能、技术性服务。

本案例的验光、配镜过程就比较好地体现了在技能、技术方面的个性化服务的特点。对于一名验光师、配镜师，在屈光检测中能考虑到修鞋匠的劳作姿态，并对这种姿态的屈光矫正需求进行考察，应当说是一件难能可贵的事情。

当然，要做好技能、技术方面个性化服务，需要做的准备工作还是不少的，基本上来说有以下两项工作要做：

① 深入社会现实的生活，了解人的真实活动行为；

② 建立真实的以人（戴镜者）为本的观念。

在本案例这副老花镜的配制中，实际要求的视距要比常规阅读距离要略近一些，这就是我们用技能、技术去服务的具体对象的需求。而使用更大一些的近用附加正镜度和相对更小一些的近用光学中心距，就是科学技术服务的具体内容。这就是不折不扣的技能与技术的个性化服务。

对于眼镜行业的从业者来说，不论是验光师还是配镜师，一定要注意：个性化服务，不仅要注意服务项目的个性化，更应注重科学技术个性应用的问题。只有做好个性化服务，我们的验、配镜工作才能达到一个新的境界。

【例32】 中度远视眼并发老视眼的戴用渐进眼镜失败

远视眼，是最容易被人们忽视的一种屈光不正。验光配镜人员对这类被测者的检测不存在问题，但对怎样处置这类被测者的配镜问题，则存在着明显的差异。这里选择的案例，就是一例因验光、配镜人员过度强调"经济效益"造成的戴镜不能适应，而需要重新配镜的案例。

一、案例

某某，男，38岁，交通协管员。

近两年来，近距离阅读感到吃力。到医院检查，说是远视眼。经人介绍，在某眼镜店验光工作室验光，建议配制渐进眼镜。戴用后，感觉很不适应，感觉头晕眼花。去眼镜店咨询，得到的解释：初戴渐进眼镜不适应很正常，还需继续适应。目前这副渐进眼镜已戴用一个月，仍无法适应，上岗时只要戴上就感到恶心、浑身出汗。

特来咨询，这眼镜是不是有问题？到底能不能戴？

二、屈光检测

1. 原戴眼镜检测

使用电脑镜度仪对被测者当前戴用的眼镜进行检测，眼镜的检测结果如下：

R：+3.50DS+1.50DC×180°；L：+3.75DS+1.00DC×180°。

add：+1.50

远用光学中心距：65毫米。

肉眼检视眼镜架尺寸：57□20-138。

2. 电脑验光仪检测

使用电脑验光仪检测，被测者远用屈光矫正镜度如下：

R：+3.25DS+2.00DC×180° ；L：+3.00DS+2.00DC×180° 。

3. 雾视

按电脑验光仪检测的镜度，每只眼各增加+1.00DS，持续看远距离目标15分钟。

4. 综合验光仪：远用镜度检测与试戴

（1）远用镜度检测 将雾视镜度设置在综合验光仪上，通过降度［+0.25DS/（2～3）秒］的办法，分别对右眼、左眼进行单眼屈光矫正镜度的检测。

① 右眼检测：当镜度降到+3.75DS+2.00DC×180°时，矫正视力为0.8。在此基础上，通过交叉柱镜进行圆柱面镜度的精确检测，检测结果为+2.00DC×180°，电脑验光仪检测结果准确无误。

继续通过降度的办法进行检测，核对矫正视力。当检测镜度达到+3.25DS+2.00DC×180°时，矫正视力到达1.0。

红绿实验检测，被测者报告：绿色背景的视标，更为清晰。再降低+0.25DS，绿色、红色背景的视标，清晰程度一致。

确定被测者右眼的屈光矫正镜度为+3.00DS+2.00DC×180°。

② 左眼检测：检测过程与右眼基本一致。确定被测者左眼的屈光矫正镜度为+2.75DS+2.00DC×180°。

（2）远用镜度行走试戴 使用试戴眼镜架进行远用镜度的行走试戴。被测者感觉：视物清晰，略感不适应。经10分钟试戴，不适应感消失。

5. 综合验光仪：近用附加正镜度检测与试戴

（1）远用镜度在近用状态下的使用状况核实 将综合验光仪置于近用镜度检测状态，并在左、右眼分别设置上述检测出的远用镜度，分别对不同的近距离视距进行考察，结果如下：

① 60～40厘米视距：使用远用屈光矫正镜度，观察近距离视标，没有明显的不适应。

② 30厘米视距：观察近距离视标时字迹模糊，字迹偶有闪烁感。

（2）近用附加正镜度 采用尝试法，给被测者双眼均加入+1.50DS正镜度。看60厘米视距下的近距离视标略显模糊；但看80厘米处的书籍上的字清晰。

调整近用附加正镜度至+1.00DS，60厘米视距下的近距离视标略的模糊感消失；40厘米视距的目标分辨清晰，感觉字迹略变大；30厘米视距分辨清晰；当将视标移至25厘米视距时，略显模糊。

将近用附加正镜度调整至+1.25DS，被测者可以看清楚至25厘米视距视标。

（3）近用镜度阅读试戴 使用近用镜度阅读报纸，经20分钟阅读，感觉良好。

三、配镜

建议：配远用、近用眼镜各一副。

远用眼镜的镜度：

R：+3.00DS+2.00DC×180°；L：+2.75DS+2.00DC×180°。

近用眼镜的镜度：

R：+4.25DS+2.00DC×180°；L：+4.00DS+2.00DC×180°。

叮嘱：①远用眼镜，需要常戴，否则容易引起视觉疲劳。②在日常协管工作中，只需戴用远用眼镜。③看电脑、手机、从事纸媒阅读，一定要戴用近用眼镜。④一至一年半后，复查、核实近用眼镜情况。

四、案例分析

这是一例渐进眼镜配制失败的案例。之所以会配制失败，以下两个方面的原因是主要的。

① 被测者是远视眼，在配制渐进眼镜上远视眼的难度要高于近视眼，用给近视眼配制渐进眼镜的视觉感受去给远视眼配镜，显然是不准确的，况且这名被测者还是一名中度远视眼。远视眼戴用矫正眼镜看东西本身就有视像放大的效应，再加上渐进镜片上不同区域屈光度的不同，看东西异常也会相应放大，这种感觉对从来没戴过眼镜的远视眼是难以适应的。

② 被测者戴用的渐进眼镜的镜度，是经过调整的镜度，调整的方法就是将一部分散光度转化为了球面镜度。例如，"+3.75DS+1.00DC×180°"极可能就是由"+3.25DS+2.00DC×180°"转化来的。这种"经验"的等效球镜转化，对于普通的远用眼镜来说并不会导致太大的麻烦，但对渐进眼镜来说却会导致明显的戴用不适应。而且"2.00DC"在配制渐进眼镜上是一个尽可能不去跨越的坎。

五、专家点评

渐进眼镜的配制，一定要掌握适应征。本案例的被测者从事的是交通协管工作，并不是长时间从事书案文字工作。从这一点来说，渐进眼镜并非是绝对的最佳选择，之所以配了渐进眼镜，应当说与配镜工作人员的过度推销不无关系。

这一案例提醒验光配镜人员在推荐配制渐进眼镜时应当注意以下几个问题。

（1）**推荐配制渐进眼镜，一定要参考戴镜者的工作性质。**就交通协管工作的性质而言，应当说属于对视觉需求是比较粗放的，特别是在可以短暂注视60～40厘米目标的情况下，说明在日常交通协管工作中对近距离附加正镜度的需求不大。这就说明，渐进眼镜的推荐应当推荐给在视觉上有相应需求潜力的人，不可以为推销而推销。

（2）**等效球镜转换，不可以任意为之。**这名被测者原戴眼镜的光度，是经过"等效球镜转换"的。等效球镜转换是在单光眼镜配制上一种行之有效的经验做法，但在应用中一定要掌握这种转换的"度"，其中的要点如下：

① 0.50DC应用等效球镜转换，被测者在主观感觉上舒适度会提高，但个别人会感到视觉分辨质量略差。

② 1.00DC应用等效球镜转换，被测者会明显感觉视觉质量明显的改变，尽管提高了眼镜戴用的舒适度，但对视觉质量总是差强人意。

③ 超过1.00DC，不宜采用等效球镜转换的办法。要想达到良好的视觉效果和舒适程度，应当通过使用过度镜度眼镜的办法来达到。

④ 在渐进眼镜配制中，等效球镜转换是导致戴用不舒适不可忽视的因素。

（3）**对这种中度远视眼的被测者，验光、配镜人员观念上一定要有一个老视眼视觉症状要提早发生的概念。**但在验光、配镜操作上要关注以下几个问题。

① 验光，一定要以被测者用眼的实际状况来检测，不可以将"30厘米"视为一成不变的法则。

② 对于未用过屈光矫正眼镜的中度远视眼，验准远用屈光矫正镜度最为关键。没有准确的远用屈光矫正镜度，近用屈光矫正镜度不可能准确。而远用屈光矫正镜度是否准确与暂时的戴用舒适程度并不成正比。

③ 明确告知眼镜的使用要点，是不可以忽略的服务。

（4）**渐进眼镜是一种科技含量很高的现代光学镜片，但不是所有的人都适合戴用，这种眼镜的成功配制，需要严格掌握其适应征，而且对验光、配镜要求很高。"让所有的老视眼都戴渐进眼镜"只能是一种不切实际幻想。**

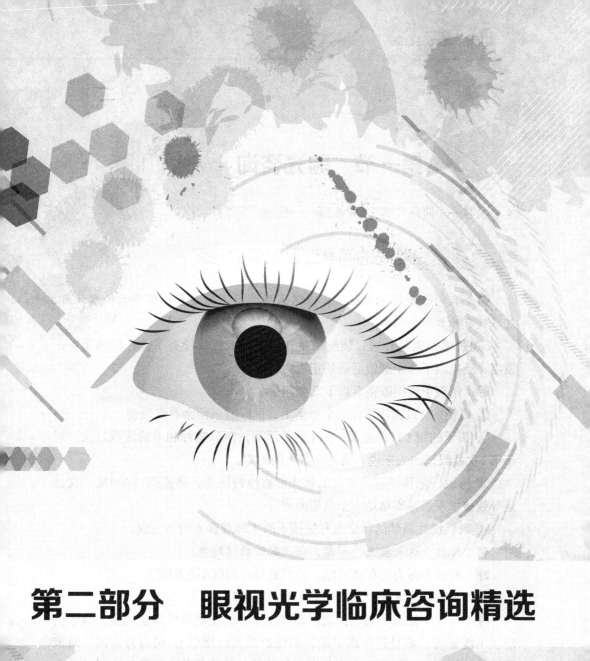

第二部分　眼视光学临床咨询精选

第一节　验光咨询

顾客——简称"客"；验配师——简称"呼"。

【例01】 是验光的问题还是配镜的问题

客： 我们孩子配了眼镜后，老嚷嚷难受而不愿意戴。您帮忙给看一看，这眼镜有什么问题吗？

（通过检查眼镜外观、装配质量并用电子查片仪检查了镜片的屈光矫正镜度，还检测了孩子戴镜后的矫正视力状况。）

呼： 您孩子这副眼镜有以下几个问题：

① 眼镜的2只镜片不在一个平面上，两眼看东西会有点较劲。

② 孩子的眼1只是近视，另1只是远视，两只镜片相差的度数过大，对于第1次戴眼镜的人来说，会存在很大的困难。

③ 再说，您孩子这副眼镜的散光度数也特别大，散光达到400度，这也是导致孩子不愿戴眼镜的一个重要原因。

④ 眼镜镜片最佳的观察点和您孩子的生理观察方向不一致。

客： 那么，这是验光的问题，还是配镜的问题呢？

呼： 配镜方面肯定存在问题，验光有没有问题不好确定。

客： 您能帮助看看验光是不是也有问题呢？

呼： 可以（让孩子通过试戴眼镜架尝试，所配眼镜的矫正镜度，孩子仍旧说不能适应，而且还出现了偏转头位看东西的现象）。可以肯定说，给孩子设计的屈光矫正镜度和方案是存在问题的，具体是什么问题只能通过验光才能确定。

【例02】 经过2次散瞳还会有问题吗？

客： 孩子可是在某配镜中心经过了2次散瞳检测出来的度数，怎么还会出现度数不对的事情呢？

呼： 验光度数最终是否准确，与散瞳的次数没有直接关系。度数准不准与散瞳后瞳孔再回到正常大小时的检测质量有关。

客：难道散瞳还会不准吗？

呼：在散瞳验光中，当瞳孔散大时进行屈光检测所检测到的度数，是不能用于配镜的，世界上所有的验光师与眼科大夫都清楚这个道理。用于配镜的度数一定是瞳孔缩回去后检测的屈光矫正镜度。

客：为什么就不能使用瞳孔散大时检测出来的屈光矫正镜度呢？

呼：自然状态下的瞳孔散大什么时候会出现呢？毫无疑问，一定是在人彻底失去知觉而又极难恢复时才会出现的。

客：那不是就等于说是死了吗？

呼：是的。人在能活蹦乱跳时的瞳孔都必然是小的。人在活蹦乱跳时瞳孔都是小的，偏让它使用瞳孔散大时的屈光度数，这也不太应该吧？这就好比人在睡觉时是不吃东西的，您偏让睡觉时吃东西这就不对了嘛。

客：这就是说，即便散瞳也必须使用小瞳孔时检测的数据进行配镜。是这样吗？

呼：对。但这里须强调一点，通常说的小瞳孔是指正常生理状态下的瞳孔，将这样的瞳孔成为常态瞳孔则更为妥当。

客：散瞳后的验光出现错误的可能性大吗？

呼：不管散瞳不散瞳，只要在常态瞳孔时，检测不规范就会出现偏差。其中造成偏差的最主要的原因就是对眼的调节作用的控制失当。您的孩子眼镜度数超过他应该获得的近视屈光矫正镜度数的100度，最合理的解释就是验光过程中对调节的控制没起到应有的作用。

【例03】 验光中的色彩分辨

客：以往验光从来就没看过有颜色的图形，在您这里看这有颜色的图有什么特殊作用吗（图2-1）？

呼：您说以前验光没看到过有颜色图形，说明以前验光是不正确的。只要验过光，一定会看到过黑、白两种颜色。

客：对，对。我只是想说，没看到过另外的颜色。

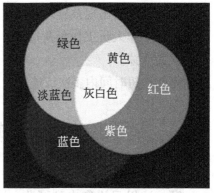

图2-1　三原色：红、绿、蓝

呼：说得更确切一点，您在过去的验光中从来就没有看到过红、橙、黄、绿、蓝、青、紫这7种颜色。

客：对，您说得对，彩虹中的这七种颜色都没有见过。

呼：不使用这几种颜色中有代表性的颜色对眼进行考察，就不太可能考察到您戴用眼镜后的真实视觉感受，至少应当说了解到的视觉感受是不全面的。

我们之所以要使用红、绿两种颜色图形，是要了解您在屈光矫正后对黄颜色物体知觉的状况。当您所见到的两种颜色中的字迹的清晰程度基本一致时，就可以说明屈光矫正后对黄色物体的判断将是准确的。

客：这和我配镜有关系吗？

呼：当然有关系，对黄色判断准确说明这是您所使用的屈光矫正镜度与您眼的屈光矫正需求是一致的。

【例04】 多次验光是不是更可靠？

客：为了验光更可靠，我在同一天找了3个高级验光师进行验光，本想从中选择两个数据一致的处方进行配镜。可结果让我很失望，3个处方是各不相同，没法选择。

呼：首先得说您，您这种方法就不对，这不是同掷色子一样吗？采用这种掷色子的方式，是不能解决屈光矫正是否合理的问题的。

客：怎么同一天检测的结果就会不一样呢？

呼：造成这样结果的因素主要有以下3个。

一是您的眼睛会随着用眼时间的延长，疲劳程度会增加，视觉的分辨锐度会下降。这种分辨力的下降，与饿过火的人"不饿"有着大致相近的道理。

二是验光师因各自经验的差异、工作疲劳程度的不同，在选用的验光项目方面可能就会出现差异。

三是工作人员工作负荷过大，为提高检测速率，检测中的数据验证项目就会被简明掉。

因此，短时间内多次或连续重复验光，都是不应提倡的验光模式。

【例05】 去验光，应当注意什么？

客：我去眼镜店、医院验光，需要注意什么呢？

呼：这里只说您去到哪儿，这里说的"哪儿"就是眼镜店和医院。到

"哪儿"，您该不该领号验光呢？

客：对，我就是想知道这个问题。

呼：在"哪儿"验光，有以下3点值得注意。

（1）多人排队等待验光，不宜验　特别是排队十几个人，甚至数十人排队等待验光时，就不宜领号验光。这种情况下，验光师身体、精神都会有一定程度的疲劳，这是其一。其二，您一等1～2个钟头，您就不心烦意乱吗？至少也是比较疲劳的吧。两者都疲劳，您能保证给您检测的屈光矫正镜度不出偏差吗？

（2）第一次验光，不宜领专家验光号　您第1次验光前，并不知道自己眼的状况，就领专家号验光，这既是专家资源的浪费，从自身而言也是得不偿失的。假如您就是100度的近视，专家验光就没什么太大的实际意义。倘若，您的眼睛的情况的确很复杂，在一般验光师玩不转的时候，他自然会找最高明的验光师替他验光。怎么知道验光师玩不转了呢？您的眼睛不是在不断的视觉实践着吗？您看得清楚、舒适就是标准，验了半天还不能确定看清楚的准确度数不就是玩不转了嘛。

（3）验完光，想到其他地方配镜的，不宜验　这是因为，采用这种方式验光配镜时，不发生问题当然最好。但是，配的眼镜一旦发生戴用不适等问题，找他们谁都不会给您解决问题。它们会互相指摘、互相推诿。

验光配镜者只要把握住以上这3条，基本可以做出：应不应当在"哪儿"验光的决策。尽管这并不一定能保证不发生问题，但发生问题的概率一定会降到最低的程度。

【例06】　验光之前摘去眼镜是验光的必要准备

客：师傅，请您都我验一下光好吗？

呼：好的。请您先摘了眼镜休息15分钟。

客：师傅，我从来验光都是摘了眼镜立刻就进行验光。您这儿怎么还得休息15分钟。

呼：摘了眼镜即刻验光，您的视觉还处在眼镜与眼睛综合光学状态之中，这种状态会以特定的"印记""色彩"和"惯性"的方式影响您的视觉判断。

客：这就是说，摘了眼镜再休息15分钟验光所得到的数据应当更准，是吗？不知道我的理解对不对。

呼：您的理解是没错的。摘掉眼镜的另一个作用就是放松您眼的调节，这对于戴用过度矫正眼镜的人来说是极为重要的。

客：我会不会也存在过度矫正的问题呢？

呼：这个问题只有在验完光后才能回答。但是，当前戴眼镜的人中存在两种现象。第一，戴眼镜的近视眼大约有不少于1/4的人所戴的眼镜是存在偏差的；第二，远视眼的人绝大部分没有接受合理的屈光矫正。

客：看来，验光配镜还真是不能马虎对待的一件事。

呼：您说得很对。这也正是我们让您摘了眼镜休息15分钟再进行验光的原因所在。

【例07】 验光之前戴上看东西不清楚的眼镜也是验光的必要准备

客：刚才那位师傅验光，您只让他摘去眼镜休息15分钟。为什么我就得戴上这个试戴镜架呢？

呼：这是因为你们两人的情况不同。他的近视度数比较高，而您的近视度数比较低。

客：可是，我戴上这插着镜片的试戴镜架看东西可是看不清楚啊？

呼：是的。能看清楚就不对了。您现在看东西视觉状况和刚才那位师傅只摘去眼镜看东西的效果是完全一致的。

客：这有没有一个大致的衡量标准呢？

呼：当然有。

客：这不是您个人的技术秘密吧。

呼：当然不是。这就是个"雾视"问题，不管是摘了眼镜还是戴上插镜片的试戴镜架，只能看清楚25～33厘米距离的目标就是标准。

客：为什么绝大部分地方都不用呢？他们不知道吗？

呼：所有的验光员都非常清楚这项操作。之所以不用，可能是他们业务太繁忙了。也可能是因为15分钟没事干，他们觉得有点浪费时间了吧。好了，15分钟到了，咱到里屋开始验光吧。

【例08】 看得太清楚了，让人有一种假的感觉了

客：师傅，戴上您给的这度数，看东西太清楚了。让人觉得都有一种难

于置信的感觉了。

呼：是不是一种您从来就没见过这么清楚、鲜艳的世界。

客：真像您说得这样。

呼：还有一种感觉您也是应当存在的，看东西都觉得假了。

客：您能把戴眼镜人自己感觉到的，而又不便说出来的东西说得一清二楚，应当说您的"道"真是太深了。

呼：不存在"道"深、"道"浅的问题，这不过是在视觉光学理论基础上对客观屈光信息的专业性评估与推理而已。说归说，聊归聊，但要将您现在的感觉和配眼镜的关系讲清楚。您现在感觉到视觉状况是您理所应当获得视觉感受，而当前您所使用的镜片度数就是您最理想的屈光矫正镜度。

客：这就是说，我只有配这个度数的眼镜才合理吗？

呼：应当说，这个度数是最合理最科学的配镜依据。但是，是否按这组屈光矫正度数配镜，则要根据您对这组镜度的试用状况来定。倘若，没有明显的不适感觉，在模拟生活环境中亦无头晕等感觉，当然应当使用当前试用的这组数据。假如，试戴中您感到有明显的头晕等不适应感觉，当然就需要通过适当调整镜度，以确定您既能承受而视觉效果还算比较满意的配镜度数。

客：说句开玩笑的话，我就愿意要那看不清楚的度数，您怎么办？

呼：道理要讲清，事情要摆明，这是一般的办事规律。但您就好那一口，也没办法，自己签字画押给予主观确认，也还是可以的。

【例09】 眼睛糊涂

客：师傅，某眼镜店的验光师说我这眼睛糊涂，什么是眼睛糊涂呢？

呼：没听说过眼睛糊涂这种说法。您能说一说，那位验光师是在什么情况下说的吗？

客：他问我，是加上好呢？还是不加好呢？我说不加略好些。他又问我，减去好呢？还是不减好呢？我说差不多。他又问我，加上好呢？还是不加好呢？我说您让我再比较一下。就这样反复了多次，最后也没有定下来到底是加，还是减。就是在这种情况下，我的眼睛就被那位验光师定性为"糊涂"了。

呼：先不说眼睛会不会糊涂。但可以肯定地说，导致最终结果无可侍从的决定因素与您的眼无关，验光师的心里没底所导致的往复性镜度微调才是问题的关键。

客：我还是不太明白。

呼：打一个不一定妥当的比喻吧。打您1下，问打您疼吗？还是不打您疼啊？您一定会立即说当然是打了疼。当打你2下后，问你第1下疼啊？还是第2下疼啊？你一定也会很快说出是哪一下疼。当打了十下后，再问您到底是哪一下最疼，您肯定是难于确定了。被打的感觉都木了，哪里还能确定哪一下最疼。

客：这也就是说，我是被验光师忽悠晕了，眼睛是"被"糊涂了。

呼：您总结的道理是对的。说得更确切一点应当是：往复性的镜度刺激使您的视觉分辨力降低，这才是您说的眼睛"被"糊涂的根本原因。

【例10】 低度散光不矫正出现的症状

案例简单介绍：配眼镜，在戴用时总感觉头晕，既找不找原因又说不清道理。

客：师傅，我在某眼镜店配的眼镜，只要一戴就感觉头晕？

呼：您还记得眼镜度数吗？两只眼一样吗？

客：两个镜片都是-2.50D，但是验光时我的两只眼的度数是不一样的。

呼：有散光吗？

客：没有。

经客观、主观屈光检测，确定左眼有-0.75DC×180° 的散光。

呼：您原来眼镜所使用的屈光度不正确。左眼有-0.75DC散光，这可能就是产生头晕的原因所在。

客：不戴眼镜不晕，为什么一旦戴上就会晕呢？

呼：不戴眼镜时，看到的景物是模糊的，在模糊状态中，不要说是-0.75DC散光，就是再大一些的散光度数也将会显得无足轻重。当您戴上眼镜后景物清晰了，眼镜又是一只没有散光，另一只有散光却没给，这在看东西时就会使有散光的眼的调节负荷骤然增大。

在看近距离东西或运动速度较大的物体时，就会发生两眼调节的失衡。再有一个因素就是您一直不习惯于长时间戴眼镜，眼的调节力水平自然会相对较低。戴上眼镜后散光尚未矫正的眼调节频率及强度突然增大，这种变化所带来的心理与生理反应，就是戴眼镜后发生头晕现象的最主要因素。

【例11】　散光准不准

客：我每次验光都说有散光，而且验光的时间也会比其他人要长。

呼：给有散光的人验光是要长一些，这很正常啊！

客：看他们那"磨叽劲"，我真对他们检测结果有所怀疑。

呼：这种情况您不用担心，一般情况下是不会出错的。

客：那您能教我一招既简单又实用的判断方法吗？

呼：一招是不行的，起码也应当是两招。

第一招：确定在检查散光。当验光师让你分辨一个放射状视标图形中哪一条线清晰时，就说明他在对您进行散光的定性检查。

第二招：确定精细散光检查。当他们问您哪一面更清楚时，就是在对您进行散光的精确检测。但是，在此要特别说明这项检测必须经过两个轮次的检查。

客：怎么才叫两个轮次呢？

呼：检测中，当您已经做出过2次两面清晰度基本一致的口头判定之时，就说明两个轮次已经检测完毕。此时检测到的散光轴向和度数就应当是准确的。

【例12】　光已经验完了，还用试戴吗？

客：验光还挺麻烦，本来已经验完了嘛，还得带上那齁沉的眼镜试半天，真麻烦。

呼：在这儿得纠正您的一个认识。不经过这齁沉的眼镜进行试戴，验光可不能算结束。

客：有这必要吗？

呼：当然有！前面检查都是在验光室这个特定的环境下进行的，但是这个环境与您的实际生活环境显然是有很大区别的。

客：这也就是说刚才检测出来的结果在室内应用还是合适的。

呼：是这个意思，但不应这样理解。不管是您的工作环境，还是您的生活环境，都与验光室不同，不能仅仅用室内、室外的概念来理解。

客：在您这，这试戴的时间可比在仪器前检测时间还要长了。

呼：这样做的目的只有一个，尽可能引导您在真实的生活环境中来体验矫正的效果，我们也正是根据您的体验，来对屈光矫正镜度进行必要调整，从而最终确定您的最佳配镜数据。

【例13】 验光&汽车

客：在行走试戴中，为什么要让我到大街上去溜达呢？

呼：这是要力求使我们所确定的屈光矫正镜度，考察您所使用的屈光矫正镜度在最大程度上适应现实社会生活环境的需求情况。

客：这种做法在别的地方还真没见过。

呼：您再注意一下来往的行人、车辆，体会一下矫正后的感觉。

客：看街对面的物体及字迹非常清楚，看一般东西没有什么异常感觉。在看快速行驶的汽车时多少感到有点晕。

呼：这说明现在使用的度数可以完全适应您的静态视觉环境。对动态目标略感不适应也属于初戴眼镜的正常反应。经过几天戴用这种感觉会自动消失。

客：您的讲解，让我对验光配镜的认识更进了一步。验光不但要满足注视静态目标的需要，还要最大限度地满足对动态目标跟随注视的需要。

呼：戴上眼镜以后，能最大限度实现双眼动态视觉的需要，这才是验光配镜的最终目标，这是验光师在验光操作中应当追求的最高层次的目标。而且这也是屈光不正者理应获得的屈光矫正效果。

【例14】 验光&矫正视力

客：我曾去不同的眼镜店配过眼镜，不少眼镜店都只给验到1.0，而对1.2、1.5则根本就不查，不知是什么原因？

呼：这应当说是行业中一个惯例性经验做法。

客：这种做法对吗？

呼：这种做法很难用对不对来界定，因为有一些人的矫正视力就能达到这样的程度。但这种做法又不是完美无缺，有人讲矫正视力达到1.0已经够用了，这种说法是有缺陷的。验光要达到的目的，解决的不是够不够用的问题，而是要解决最佳的矫正视力和良好的双眼视觉功能的问题。

客：理想的矫正效果是什么呢？

呼：简单地说，理想的矫正效果就是：单眼矫正视力达到1.0，双眼矫正视力达到1.2。

客：可以不可以使单眼的矫正视力达到1.5呢？

呼：不是每个人都能达到。有一些人还是可以达到的。但是，戴用达到1.5矫正视力的眼镜一般都会有点晕，这可能是有点过度矫正导致轻微远视现象所致。

【例15】　屈光矫正度变化大

客：师傅，我怎么一年就会长了150度呢？

呼：您是第一次来这里吧？

客：是的。我一直在某眼镜店，今天到他们分店验光，检查完告诉我长了150度。我说不会吧，她说真长了。您是专家，我就想弄明白这是怎么回事？

呼：应当说，这种可能是有的。但您是30岁的成年人，倘若没有眼的外伤、糖尿病等情况，这种可能性不大。

客：我刚进行过体检，也就一个礼拜吧。

呼：您的这种情况，最大的可能是由于验光不规范导致的屈光矫正镜度偏差所致。

客：不规范就会出现这么大的偏差吗？

呼：会的。这里应当涉及以下3种情况：

① 上一次验光给的度数偏低，这一次给的度数偏大；

② 两个验光室检查距离不一致，在使用灯箱式视力表的情况下：上一次的检查距离明显小于这一次检查的距离；

③ 验光师对矫正视力确认尺度、对眼调节作用的控制不一致。

客：那我现在应当怎么做呢？

呼：现在要想搞清楚造成两次验光偏差的原因是很困难的，几乎没有可能，即便弄清楚了意义也不大。对您来说，当前关键的是要得到自己眼睛现在正确的屈光矫正镜度。

【例16】　隐斜视的检测

客：请问您，验光中让我看一个白色的光点，是在检查什么呢？

呼：您说的是左眼看到一个白点，右眼看到一条红线哪项检测吧？这是一种有关隐斜视的检查。

客：这是我第一次见到的检查。隐斜视是一种什么眼呢？

呼：隐斜视是一种可以引起视觉疲劳的潜在的眼位偏斜状态。一般来说，高度近视眼常常会合并外隐斜，远视眼比较容易有内隐斜的问题。

客：我有隐斜视吗？

呼：是的。之所以进行这项检测，是因为在我们的交流中您的陈述中有相关表现的内容。经检查，您两只眼睛观察点状视标时有明显的点与线分离现象，说明隐斜视是存在的。

客：这需要治吗？是不是还得动手术啊？

呼：您的隐斜视，还没那么严重，只是屈光不正的一种正常的生理反应。只要在配镜加工时进行必要的光学中心移动就可解决了。否则的话，您在从事近距离工作时就会感觉到比较累。

【例17】 买老花镜，还有必要验光吗？

客：师傅，您这里有老花镜吗？

呼：有。您戴过眼镜吗？

客：我的眼睛一直很好，从来没戴过眼镜。

呼：那您得先验光，根据您的验光结果来确定是买老花镜合适呢？还是应当配镜更为妥当？

客：怎么，买老花镜还得验光？

呼：假如您的眼有比较明显的散光，或者两只眼的屈光矫正镜度有比较大的差异，就不适宜购买成品老花镜。

客：那怎么办？

呼：需要定制您自己专用的老花镜。

客：什么情况下可以买现成的老花镜呢？

呼：假如您的两只眼的屈光矫正镜度的差异不大于50度，当然就是买成品老花镜更为合适。

客：好吧。那您先给我验光吧。

（经验光，被测者：

R：+0.50DS+0.50DC×180°，L：+1.50DS+0.50DC×180°）。

呼：您的两只眼都有比较轻微的远视，而且两只眼都有散光。尽管散光度数不大，可是两只眼的参差量已经达到100度。因此，您只有通过配镜，才能获得适宜的老花镜。

客：买现成老花镜能凑合吗？

呼：对于您来说，买现成的老花镜来应付不是绝对不可以。但是，看近距离目标时您会一只眼清楚、一只眼模糊，两只眼使得力气就不一样大，可能会产生偏头痛及相关的视觉疲劳症状。建议您最好别凑合，还是配一副适合您的眼睛状况的专用眼镜更为妥当。

【例18】 孩子多大应当接受屈光检查和监护

家长：我的孩子在入托体检中，托儿所说，孩子的眼睛存在屈光不正，建议到医院检查。可是到医院后，大夫说要散瞳检查。这么小的孩子就要散瞳，我们有点接受不了。

呼：托儿所说孩子是什么屈光不正了吗？

家长：托儿所就给了我们这样一张纸条。

$$R\ 5 \quad S\ +2.50 \quad C\ -9.99 \quad A\ 3$$
$$L\ 5 \quad S\ +2.50 \quad C\ -9.99 \quad A\ 6$$

我们看不懂，但很紧张。

呼：这张单子第一、二行是右眼、左眼。"R5"是检测了5次后所取的平均值。"S"是球镜度，表示远视或近视。"C"是柱镜度。"A"是轴位。

家长：噢！这单子有问题吗？

呼：这要从球镜和柱镜的数值看。球镜的数值"+2.50"就是远视250度。

家长：怎么这么高啊！

呼：小孩儿有一定的远视是正常的生理现象。小孩儿假如没有远视而是正视眼的话，将来很早就会发生近视。

家长：这么说，孩子是远视应当是好事了。那"-9.99"，就应当是999度散光了吧。

呼：这个数值是值得关注的。在屈光度检测数值里只有"0.25"的倍数，不会有"9.99"这样的数值。出现这个数值，就说明检测出现了偏差，因此这也就决定了这个条上的检测数据可信度不高。而在"视力筛查"中出现"-9.99"是很常见的事情。

家长：这也就是说，我们必须去散瞳了？

呼：到医院检测屈光状况，按常规程序自然不可避免要散瞳。但是，这里要注意一个问题。就是要教会孩子准确识别视力表上字符。否则的话，检测的数据就不可能得到孩子主观视觉的验证。

家长：请问，孩子多大应当接受屈光检查呢？

呼：普遍的认识是3～6岁。总体上讲，在这个范围内，越早接受规范的屈光检测越有利于对孩子眼健康状态的监护。但是，这要根据具体情况而定，有两个方面需要注意：①孩子能较好地被动配合屈光检测；②能准确说明看到的视标的开口的方向。只有孩子具备了这样的条件，检测出来的数据的价值就会高，可信度才会更大。

【例19】 眼镜戴用期间，多长时间接受验光复查才是合理的？

家长：有个事情想咨询一下，不知您是否方便。

呼：您只管说，只要我知道，一定告诉您。

家长：我们家孩子是近视眼，去年找大师验的光、配的眼镜，这才半年时间，孩子就嚷嚷看不清楚了。一去验光，说长了100多度。怎么半年就长这么多，怀疑是不是给验错了。

呼：是不是验错了，不好说。但有一点应该明确：不管是谁验的光、配的眼镜，都不能保证不长度数。长度数的根本原因，就是过度用眼、眼镜戴用不合理。

家长：眼镜戴用还有合理不合理呢？

呼：当然有。比如说，您出远门就会开车，您遛弯就不会开车而是走着。同样的道理，您孩子配的眼镜应该是看远的眼镜，看书的时候假如摘了眼镜可以看清楚，就没有必要戴眼镜。

您想啊，孩子原来不戴眼镜，看书、看手机多了，就导致了近视。而孩子又戴着看远的眼睛看近，您说能不长度数吗？

家长：您说的的确有道理。可那该怎么办呢？

呼：办法是有的。但要做好以下几个方面：①把眼的光度验准，要制定一个合理的矫正方案，配上合适的眼镜。②定期复查。③最关键的是让孩子做到合理用眼、合理使用眼镜。

家长：多长时间应该复查一次呢？

呼：一般而言，第一次配镜后，半年后来复查就可以了。如果，近视度相对稳定，每年复查一次就可以了。

家长：那么，复查的时候，我们应注意什么呢？

呼：复查，不是为了重新配眼镜（当然，有明显差异还是要配的），也不仅仅是简单验一下光的问题，最重要的是要根据两次检测的结果，进一步核实、修订原来的矫正方案，并提出相应的改进建议。

家长：噢，明白了。不过我们家这孩子不太听话，说什么都不听，很难办。

呼：关于怎么用眼这样的活，您作为家长，这活儿干不了。孩子跟家长顶牛、闹独立是必然的。这活儿得由我来做，身份不同，话的作用就会不一样。您只管监督，具体的事情得让孩子自己做才行。

家长：那咱们就说好了，下礼拜日，我领着孩子来找您。

第二节　配镜咨询

【例20】 关于超薄镜片的选用

客：同事建议我使用超薄镜片，请问您：我适合选择这种镜片吗？

呼：根据您的屈光度仅仅只有区区 −2.00D 的情况，不建议使用这种镜片。

客：那么，可以不可以使用呢？

呼：使用是可以的，但意义不大。

客：您说的意思我不太明白，请您给我再详细地讲一讲。

呼：使用超薄镜片的最重要目的是为了"薄"。倘若屈光矫正镜度比较低，这种"薄"的效果就不明显。而您所具有的屈光矫正镜度就在减薄效果不明显的范畴。

客：麻烦问您一下，达到多少屈光矫正镜度，这种减薄的效果才会比较明显呢？

呼：应当说减薄效果是比较意义上的概念，屈光矫正镜度越大减薄的效果也就会越明显。一般来说，当屈光矫正镜度 ≥ 4.00D 时，建议使用超薄镜片是合理的。

【例21】 戴用超薄镜片的视觉效果

客：最近我在某眼镜店配了一副 1.74 的超薄镜片的眼镜，看东西总感觉有点别扭。我去某眼镜店那儿咨询，他们问我怎么别扭法，而我真又说不清楚这种感觉。

呼：那您原来使用的是什么镜片呢？

客：就是一般的镜片吧。

呼：那我先说一说您现在的感觉，您看对不对。当您看正前方时，应当没有什么异常感觉，不知我说的对不对？

客：对，没错！

呼：当您向两侧看东西时，似乎有点不太清晰的感觉。您向两边看看，也应当是正确的吧？

客：对，太对了！这是怎么回事呢？

呼：超薄镜片的色散系数较小，因此色散程度会相对较高。这种情况在镜片的周边最明显。

【例22】 戴用超薄镜片的适应

客：有什么办法消除这种感觉吗？

呼：只能通过逐渐适应来解决，一般情况下戴用3～7天后就可以适应，这种感觉会自动减退或消除。

客：为什么我戴了一个月了，还没适应呢？

呼：有可能是没有坚持戴用所造成的，新、旧眼镜交替使用，旧眼镜的视觉效果的影响，是您对新眼镜不能适应的重要因素。既然已经配制了新眼镜，建议您还是坚持戴用，力争适应新镜片为宜。

客：那会不会仍旧无法适应呢？

呼：这种情况不多。但是这种可能还是存在的，因为您所使用的镜片折射力增长的幅度有点太多了。

【例23】 戴用超薄镜片不能适应

客：我这副使用超薄镜片的眼镜是新配的，经过2个多月的戴用，感到怎么也适应不了。当我问服务人员是怎么回事时，他跟我说，不会吧。我跟他说这是真的。他建议我再戴用两个星期再观察观察。

呼：这可能是多方面的原因造成的。假如仅从超薄镜片来考虑的话，可能新旧眼镜所使用镜片的折射力的差距偏大了。

客：再戴用2周时间，我能适应吗？

呼：戴用两个月都难适应，期望再戴用2周能适应这一想法是不错。实际结果将会仍旧无法适应。倘若，最终不能适应，那您只能重新配镜，而选择镜片时一定要选择色散系数较大一些（即色散程度较小一些）的镜片。

【例24】在使用同样镜片使镜片显得更薄些

客：我的度数较高，虽经几次试用超薄镜片都有不太适应的情况发生。您能帮我解决让镜片更薄一些的难题吗？

呼：这得根据您的具体情况来决定。简单地说就是要选择相对较小的眼镜架。

客：使用较小的眼镜架会不会显得非常小气呢？

呼：对习惯于戴用宽大眼镜架的人，可能会有这样的感觉。但是，使用较小的眼镜架也会让人觉得比较典雅、秀气。这是一个没有固定答案的个人感觉问题。

客：为什么较小的眼镜架就会使镜片显的薄呢？

呼：选择较小的眼镜架，就是指要选水平尺寸较小的眼镜架，即眼镜规格尺寸较小的。您看下面这个图（图2-2），显然较小的眼镜架，磨掉的边缘相对较多，那经磨边配制出来的眼镜的边缘自然就会比较薄。

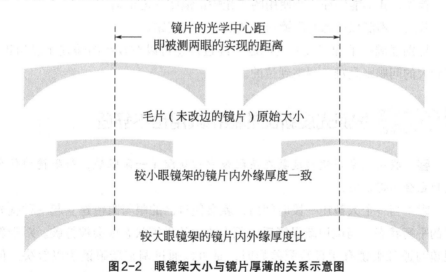

图2-2　眼镜架大小与镜片厚薄的关系示意图

客：那和适应不适应有什么关系呢？

呼：您说的不适应，主要还是周边区域。当使用较小规格的眼镜架时，镜片也就会小一些，周边存在较大色散的区域自然会被磨削掉了一部分，这样也就容易适应了。

【例25】 戴用非球面镜片的视觉效果不理想

客：根据旁边某眼镜店的推荐，最近我配了一副非球面镜片的眼镜。那里的验光师说这种镜片看东西清晰度较高。但是，戴用后感觉清晰程度不但不高反而有所下降。不知是怎么回事？

呼：眼镜清楚不清楚的影响因素是多种多样的。既有验光准不准的问题，也有加工装配合理不合理的问题，还有眼镜调整是否到位的问题。

客：那我戴的眼镜是什么原因呢？

呼：从外观看，您的眼镜距眼的距离过远。眼镜镜片距离眼角膜的距离应当是12毫米，您的这一距离应当超过15毫米，这么大的距离就会使镜片不可能发挥最佳的光学效能。

客：您可以不可以帮我调整调整呢？

呼：我可以帮您进行调整，视觉效果可能会好一些，但不一定能达到最理想的状态。

客：为什么不能达到最理想的状态呢？

呼：这里有两个原因。

首先，我不能保证您所使用的屈光矫正镜度一定正确。

其二，不能保证您的眼镜加工装配不存在问题。

特别强调一下加工装配的问题，经过调整可以对较小的偏差予以纠正，但较大的问题则是难于调整到位的。

【例26】 按原光度新配的眼镜戴用也不舒适

客：我按原来眼镜的度数在某配镜中心新配了一副眼镜，新眼镜为什么戴用也会不舒适呢？

呼：当一个人戴用一段时间后，就会使自己的眼与眼镜建立起一种视光学的平衡状态。当配用新眼镜后，原来建立的平衡状态就会被打破。对于新眼镜与原戴眼镜有明显装配差异时，是可以通过调整新眼镜予以解决。但是，当这种差异极其微小时，眼镜的调整的作用就很难发挥作用，只能通过新眼镜的戴用来建立新的视光学平衡来解决。

客：那么，适应新的眼镜需要多长时间呢？

呼：一般来说这个时间不会很长。这一新的平衡状态有人会在几个小时中建立，大部分人会在2～3天得到适应。需要注意的是倘若半个月后仍无法适应，就是发生了较大的问题，应重新验光配镜。

客：在戴用新眼镜时，我应当注意点什么呢？

呼：您务必要注意新、旧眼镜不能交替戴用。这是力争在短时间内尽快建立视光学新平衡的重要保证。

【例27】 怎样使度数较高的眼镜比较轻

客：我的眼镜度数大约在800多度，怎样才能使眼镜更轻一些呢？

呼：要想使眼镜清一些只有两个方法。其一，选择较轻的眼镜架。其二，选择高折射力的镜片。

客：什么样的眼镜架比较轻呢？

呼：选择较轻眼镜架可以从两个方面入手。一是从材质方面进行选择，比较轻的眼镜架材质应当是"太阳纤"的钴铬合金眼镜架，其次应当是钛，而其中"太阳纤"眼镜架则是最轻的，一副这样的眼镜架的重量只有3.5～4.5克。二是选择高折镜片。高折镜片在同样屈光度的情况下要比普通折射率的镜片要薄。

客：高折镜片比普通镜片能薄多少呢？

呼：这要看您选择多大折射率的镜片，选择镜片的折射率越高就会越薄。

客：那镜片的折射率都有多大的呢？

呼：以树脂镜片而言，大致上讲有1.5、1.59、1.6、1.64、1.67、1.74这样几类。

客：那我就要1.74的镜片吧。

呼：您原来使用的镜片是普通折射率的镜片，一下就升到1.74可能会不适应，适应期可能会比较长一些。倘若万一适应不了就会造成浪费。因此建议您先选择较低些的。将使用1.74作为将来的目标则比较妥当。

客：那我就选1.64的镜片吧。麻烦您帮我选一副"太阳纤"的眼镜架好吗？

呼：那您先验光吧。等验完光，根据您的眼的屈光状况，再结合您的面部特征进行眼镜架的选择，这样才会更符合您屈光矫正的需求。

【例28】 不禁戴的老花镜

客：师傅我跟您咨询一件关于眼镜的事，可以吗？

呼：您只管问，只要是我知道的，一定给您解释清楚。

客：我已经55岁了，看书写字都比较费劲了，周围的同事说我的眼睛已经花了，只要买一副老花镜就可以了。刚戴上感觉不错。卖眼镜的师傅说，一副老花镜可以戴一年半。可老花镜对我来说却很不禁戴，不到半年就不管用了。再买一副度数较大的又只戴了半年就不好用了，不知怎么回事？

呼：您购买老花镜出现的这种现象，最多见于2种情况：①两只眼睛屈光度相差过多；②您的眼睛也可能有较大的散光需要矫正。

客：那我选购什么样的老花镜能用的时间长一点呢？

呼：您只能通过验光，检测出您真实的远用屈光矫正镜度和近用附加镜度，将这两个镜度联合起来所得到的数据才是您应当使用的老花镜的屈光矫正镜度。

客：这样说来，老花眼的戴镜也不是可以马虎的事了。

呼：倘若真像我们刚才讨论的那样的话，您要戴用的老花镜只能通过定制的方法才能解决。

【例29】 两只眼配不同折射力的镜片

客：您这儿可以给两只眼配不同折射率的镜片吗？

呼：这要求倒挺新鲜的啊。只要您需要就可以，但是得说明原因。

客：还得说明原因。

呼：没有原因，没有人会给您这么配眼镜。倘若配出来不合适、戴用不舒适怎么办？

客：事情是这样的，我的两只眼读数相差200度，其他眼镜店说配出来的眼镜两只镜片会不一样厚。可是一厚一薄，这也太不顺眼了。倘若配不一样折射率的镜片，两只眼看东西的大小有可能会不一样吗？

呼：会有这么大差距吗？

客：谁知道呢，这是某家眼镜店的人说的。我就打算配一副两只镜片厚薄差不多，看东西基本一致的眼镜。

经验光确定顾客的屈光矫正镜度为：

R：2.00DS−1.50DC×180°；L：4.50DS−0.50DC×180°。

客：师傅，我的两只眼是得配不同折射率的镜片吧？

呼：哪有这么严重，没有这个必要，只要配折射率为1.67的镜片完全可以解决问题。

客：两只镜片不会不一般厚吧？

呼：绝对一般厚是不可能的，但基本保证两只镜片的厚度基本一致，差也不会超过0.15毫米。

【例30】 近视眼的太阳镜

客：我这眼睛是：戴太阳镜，就看不清东西；戴近视镜吧，太阳光又晃眼。能不能给我配一副既能看清东西又能遮挡阳光的眼镜呢？

呼：完全可以。

客：您给我配一副变色镜片吧。这就一下解决了室内、室外共用的问题了吗？

呼：但是，您这度数戴上这种眼镜在室外可是不雅观呀。

客：为什么呢？

呼：您想啊，600来度的近视镜片周边肯定比中间要厚多了吧。这样的话，变成深颜色时，中间颜色一定是浅的，而周边不就深多了吗？

客：我忽略这个问题了。不是您提醒，戴上就成"熊猫"了。那我应当配什么样的镜片呢？

呼：您只能使用染色镜片。要使这副眼镜只当太阳镜的话，建议您选颜色深一些类型的镜片。这样的话，您还需要有一副没颜色的室内用眼镜。

客：染色镜片在室内不能用吗？

呼：短时间看个一两眼还是没问题的。长时间在室内使用染色片还是不妥当的，这会影响您的眼睛获取信息的质量和数量。

客：用原来的眼镜室内用，新配的染色眼镜在室外戴可以吗？

呼：这应当是不错的主意。但是可行不可行需要验完光来确定，如果现在的屈光矫正镜度没什么太大的变化就完全可以。

【例31】 过敏体质与眼镜架选择

客：师傅，您能帮我选择一款眼镜架吗？

呼：这应当是没问题的，这也是我们理所应当尽到的职责。

客：我这人，尽管度数较高，可配了眼镜从来就不敢长时间的戴。戴上2个钟头，两侧太阳穴接触镜腿的地方就会发痒，甚至发红。

呼：明白了，您是有严重过敏体质的人。

客：对。我是想请您帮忙给参谋一下，配什么样的眼镜架能不过敏。（说着，拿出几副眼镜让给看看）这几副眼镜戴上都不行。

呼：（仔细看了顾客的这几副眼镜的外观及标记）您这几副有绿锈的眼镜，应当是铜合金眼镜架；您这一副眼镜的标记表明是钛合金。这几种眼镜架的材料中都有可以致敏的元素。对于您这样高度过敏体质的人，发生过敏也是难于避免的事情。

客：有没有不产生过敏作用的眼镜架呢？

呼：当前使用的眼镜架中有两类材料，至今还没有关于致敏现象的报告。两类材料使用最为普遍的是纯钛材料；另一种是最近被应用到眼镜制作中的材料，这是一种由钴、铬等稀有金属组成的特殊合金。您可以考虑试用这两类材料制作的眼镜架。

客：刚才您不是说，钛合金中有致敏的元素吗？

呼：是的。钛合金中的钛是非致敏的元素，能致敏的是钛合金中的非钛成分。因此，用纯钛眼镜架一般就不会过敏。

客：这两种材料比较，哪一种的抗过敏的效果更好些呢？

呼：关于两种材料在抗过敏的效果方面的比较，当前还没有明确的资讯。但从重量上来说，"fabric"（纤）太阳钴眼镜架是最轻的一种眼镜架，整个眼镜架的重量仅有 4 克左右。

客：听了您关于过敏与眼镜架的选择介绍，确实长了不少见识。那我就选这最轻的眼镜架了。关于样式嘛，您看着我戴的合适就行了。

呼：您也是个文化人，建议您选用半框式眼镜架。这样看起来更典雅，而眼镜架又达到了低重量的极致。

【例32】 平光镜还需要配镜吗？

验光证实顾客没有任何形式的屈光不正，而且眼镜架已经选好。

客：多少钱，（交了钱）我可以戴着走了吗？

呼：您还得选镜片配镜啊。

客：这眼镜上不是有镜片吗？

呼：这眼镜架上的片是眼镜架的撑片。这种撑片的作用只是为了保持眼镜架的形态，它是不能长期使用的。

客：这种片为什么就不能用呢？

呼：因为这种片不符合眼用镜片的国家标准，而且其本身也不具有防止有害光线的作用，因此这种片并不适合我们在实际生活中戴用。

客：这就是说，眼镜架上的片必须摘下去，再重新配镜片。

呼：对。需要再装配上符合眼用镜片国家标准的光学镜片，才能在日常环境中使用。

【例33】 近视100度应当戴眼镜吗？

客：师傅，我们孩子的眼睛就100度近视，到底应当不应当戴眼镜呢？

呼：您说到的问题，应当不是戴不戴眼镜的问题，而是配不配眼镜的问题。倘若应当可以不戴的话你就不给孩子配了。假如应当戴的话，您就会给孩子配。

客：是这么回事，假如不戴更好的话不就没必要配了吗？可我咨询了好多地方，有的说应当戴，有的说戴不戴无所谓，还有的说可以不戴，也有人说根本不用戴。

呼：这么一来，您肯定就弄不清楚该配不该配了。

客：是啊，到哪都是一堆道理，咱也听不太懂，越问越糊涂了。在网上查到您是专家，所以特来向您咨询，应当不应当配就听您的了。

呼：您可别这么说，到底配眼镜还是不配，这个主意还得由您来决定。但我会把道理给您说清楚。

客：好。道理清楚了就好办了

呼：确切地讲，您的孩子的屈光状况是：$-1.00DS-0.50DC \times 180°$。根据这个度数就可以推算出：您的孩子能把目标看清晰的距离应当在0.8米。

客：不会吧？就能看这么近吗？

呼：这是真的。您不信可以试，一试就会清楚。但进行测试时，一定要做到：看得清晰。看得见不能算看的标准。

经过当时对孩子进行视觉测试证实：看得最清楚的最远距离约为0.8米。

客：这还了得，怎么这眼就会差到这种程度，真够可怕的。

呼：您的孩子看近时，不戴眼镜是没什么问题的。但看远时不戴眼镜就会看不清楚，获得的信息肯定就会不准确。不能得到远距离准确的信息会不会影响获得知识的质量呢？现在还没有相关的研究，但这种可能性是存在的。

客：听您这么一说，孩子还是应该配眼镜的。

呼：还必须告诉您一声，您的孩子在看近时可以不戴眼镜，这样可以更省力，可能还会有控制近视发展的作用。

【例34】 瞳距偏小，可以不可以带大框眼镜？

顾客在配镜时选择了一副规格相对比较大的眼镜框。

呼：您挑选的这副眼镜架，不太符合您的瞳距。

客：我个人比较喜欢宽大的眼镜架，所以过去配眼镜都是选择大眼镜框。

呼：对于度数低、散光相对小的人来说，选择偏大一些的眼镜框一般不会有什么问题。但对像您这样高度屈光不正而且散光又相对明显的人来说，选择较大的眼镜框配镜后都会有比较长的适应期。而这种适应，就是眼睛要顺应不正常的眼镜与镜片的结构的过程。

客：噢！要不过去我戴新眼镜会比别人适应时间要长呢！

呼：用大白话来说，这就像脚上穿了超大号的鞋，鞋都不跟脚，怎么会舒适呢？

客：可眼镜店的师傅说，大眼镜框虽然与瞳距不符，但可以通过"光心内移"的办法来得到圆满的解决啊。

呼：简单地来讲明白这个问题比较困难。先画张图吧，通过看图来说就相对容易说明白了（图2-3）。

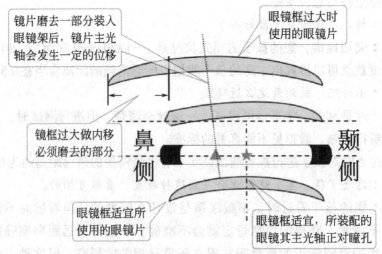

图2-3　适宜眼镜架、大眼镜框的镜片装配状况对比

（按图中注释的文字，向顾客说明了镜片光学中心内移后装入眼镜框后的状态）您想，这样的话，就出现了两个问题：①看东西时，镜片的主光轴

就会向内侧偏移。这样的话，眼睛的视线和镜片的主光轴就不重合，这显然无法获得最佳的光学矫正效果。②镜片的内侧比外侧距离眼睛要近。这又会导致一定的"斜射像散"，也会让戴眼镜无法获得最佳的矫正效果。这两个问题对于高度屈光不正、中高度散光者来说，是无法通过眼镜调整来圆满解决的。

客：看来，还真不能选择规格过大的眼镜框。那为什么最终适应了呢？

呼：有句老话儿"斜画斜来"说的就是这个理。通过长时间的适应，最终您获得了通过"非正常"视觉模式达到了对"非常规"眼镜的生理适应，这不就成了"斜看斜来"吗？

客：噢！明白了！

呼：问题还没完，这一次您"斜看斜来"，下回可以不可以回到"正看正来"呢？已经习惯"斜看斜来"，再回"正看正来"对于高度屈光不正、中高度散光者来说是比较难的，很有可能是："正看正来"不行"斜看斜来"也不成，最后就只能找个大概，配眼镜后又得经过比较长的时间去适应。

客：您说的是真对！那……我听您的！

呼：这一次尽量选与自己瞳距相符规格的眼镜架。虽然也还是需要适应，但毕竟回到"正看正来"这个正确的路上了，这不就可以解决将来配镜不舒适的问题了吗？

【例35】 鼻梁矮，应当使用什么样的眼镜框？

客：我戴眼镜，镜片很容易粘上污渍，不知该怎样解决？

呼：镜片容易出现污渍，最常见的因素不外乎镜片膜层不理想、生活工作环境较差。不过您的情况与这些原因关系不大。您的眼镜出现污渍的原因应当是眼镜架选择欠妥所致。

客：那我应当怎样选择眼镜架呢？

呼：您的客观条件是鼻梁偏窄、偏矮，这样的鼻梁相对比较秀气。但是，挑选眼镜架一定要注意两个问题。

第一，眼镜架的鼻梁一定要选尺寸较小的。

客：怎么才知道鼻梁的尺寸较小呢？

呼：一般来说，正规厂家生产的眼镜架，都会在某一眼镜腿的内侧标注眼镜架的规格。例如：48□18-135，第一个数是镜圈装配镜片的宽度，最后的数字是镜腿的长度，中间这个数字就是眼镜架鼻梁的尺寸，单位是毫米。

根据两个眼镜架标注的规格中间的数字，就很容易知道哪个宽哪个窄了。

第二，鼻托一定要选比较高的，而且最好是可调的。

要想保持镜片在眼前的正确戴用位置，就得选择鼻托相对较高的眼镜架。例如图2-4中的①② ③都不太适宜，其中①根本没办法调高，②③看来能调但调的幅度极小，只有其中的④适合。

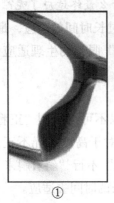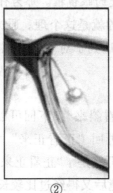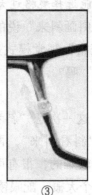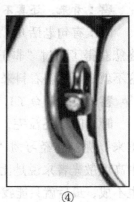

①　　　　　②　　　　　③　　　　　④

图2-4　鼻托常见类型

第三节　眼镜戴用问题

【例36】戴用新配置的眼镜看东西不清楚

客：好多人都有戴新眼镜看东西不清楚的经历，这种现象会由哪些原因造成呢？

呼：造成这种现象的原因很多，一两句话很难说清楚。

客：那发生这种问题的主要原因是什么呢？

呼：戴眼镜看得清楚不清楚的决定因素在镜片的矫正效能度数的准不准。矫正效能度数是指镜片在实际戴用中所产生的矫正效能。当然，准不准是相对的，这里所说的相对，是针对眼镜戴用者眼屈光矫正需求而言的。假如镜片的度数和眼睛的屈光状况不符，看东西当然就会不清楚。

客：造成这一问题的主要原因是什么呢？

呼：这种现象的发生主要与下列因素有关。

1. 验光配镜问题

① 验光的准确程度；

② 镜片的光学精度；

③ 磨边装配调整的精度。

2. 新、旧眼镜屈光差异

① 新、旧眼镜屈光矫正镜度的差异过大；

② 新、旧眼镜的散光轴位变化过大；

③ 新、旧眼镜工程装配数据存在明显差异。

3. 眼镜戴用不当

① 眼镜架扭曲变形；

② 眼镜光学中心与同居严重不符；

③ 镜片戴用位置偏差。

客： 这些原因怎么进行分辨呢？

呼： 这可是技术含量非常高的一个问题。尽管以上这些因素，都会与镜片与眼的矫正效果有着密切的联系。但要想分清到底是哪种原因，这对一个戴眼镜的人来说将是极其困难的一件事。

客： 那么遇到这种问题该怎么办呢？

呼： 方法只有一个，这就是：向视光学专家和眼镜专业工作者进行咨询。

【例37】 为了矫正可能要适应，但适应不等于被"矫歪"

客： 在戴用新配眼镜时，经常遇到不太适应的问题。到眼镜店咨询，都会得到一个统一的答案：在使用新眼镜时，一般都会有一个适应期，您戴用几天后就会适应的。这种现象正常吗？

呼： 这种现象是司空见惯的。这种现象，并不会在每一个人身上都会发生。倘若，感觉明显不适应，或经过1周还没适应，就只能说明眼镜存在比较明显问题的可能性就大了。

客： 遇到这种问题去找眼镜店，眼镜店的答复往往还是：您再适应几天看看。

呼： 实在不能解决问题时，他就会说，给您重新换一副镜片，或说那干脆给您退了吧？

客：是这样的。我们再不满意也没辙。他们往往还会说得很有道理，但不能解决实际问题，这该怎么办呢？

呼：说得有理不能解决实际问题，肯定说的就存在偏差。这里需要明确一点，眼镜戴着不舒服，不能无限期地适应下去。有人说新眼镜戴用1～2个月才适应，有这样经历的人，肯定在都存在着屈光不正被"矫歪"的问题。

客：怎么能做到不被"矫歪"呢？

呼：遇到这类问题一定多咨询，谁能解决问题谁就高明。不能解决问题的话，再去找更高明的人就是了。

客：怎么知道找对了人呢？

呼：找到这个行业被称为老师的老师，或老老师就算咨询到了头。

【例38】 戴上眼镜感到眼睛发干

客：我们孩子以前从没戴过眼镜，最近在年度体检后接到通知：建议配眼镜。可是配了眼镜戴上后，老嚷嚷眼睛发干，而且非常不愿意戴。

呼：这副眼镜，您在哪儿给孩子配的。

客：光是在某医院验的，眼镜是邻居找了个熟人配的。

呼：戴上后最初的感觉怎样呢？

客：从一开始就嚷嚷眼发干，这眼镜就没主动戴过一天。

呼：孩子戴着非常不舒服，难以承受，怎么愿意戴呢？主要问题可能是眼镜度数给大了。这就好比说一个人平常只有举起100斤东西的力量，却突然让他举起200斤的东西，他怎么能举得起来呢？实在是举不起来，只好选择放弃。孩子为什么不愿戴眼镜呢？那是因为：戴上眼镜后，实在是没法看啊。

客：那您这里能帮助查一查吗？

（呼对孩子：先闭上眼睛，什么时候让你睁开再睁开，好吗？）

（孩子：好的。）

呼：经过检查，您孩子戴的眼镜的度数比实际需要的近视度数高了150度。这也就是说：不戴眼镜您的孩子是近视眼，戴上眼镜就变成了150度的远视眼。

客：怎么会是这个样子？

呼：建议您给孩子重新配镜。不重新配镜的话，极有可能会导致近视眼发展的加速。

【例39】 戴上眼镜，一只眼正一只眼偏

客：我这眼镜已经戴了很多年了，屈光度就没变过。

呼：但是，您的眼镜有一个毛病。

客：您说。

呼：您的右眼在右侧镜片的垂直中线上，可您的左眼却在左侧镜片的垂直中线内侧。显然，您的眼镜是歪戴的。

客照了照镜子说：真的，我怎么以前没注意。

呼：您在看东西时应该有一个偏头的习惯。

（顾客的夫人：您说得太对了，他是有这么个毛病。我一直以为是自小养成的习惯的呢，从来没想过会是眼镜的问题。）

呼：您摘下来，我帮您调整一下试试，可能会有所改善。

（顾客摘下眼镜，呼对眼镜进行简单的检查：您的眼镜的右侧镜腿被掰了，可能是您习惯单手摘眼镜的习惯造成的。）

（顾客的夫人：他就是单手摘戴眼镜的。）

呼：您的眼镜使用的比较久了，不敢大调，只能给您略微调整试试吧。（对眼镜进行了简单的弯头处理后）您戴上试一试。

客：好多了，两只眼睛的确对称了。

呼：您一定得改掉单手摘眼镜的习惯。另外偏头看东西的习惯，您也得自己板着点，否则这个习惯还会延续下去。

【例40】 太阳镜的价格与购买

客：师傅，向您请教一个问题，可以吗？

呼：没问题，只要我知道就行。不知道的，当然也不能胡答了。

客：太阳镜的价格为什么会相差那么多，这是什么原因呢？

呼：太阳镜的价格应当由3个方面的因素。

第一，是品牌的效应价值。

第二，是镜片的视觉功能。

第三，是眼镜的基本用途。

而其中品牌的效应价值所占的比重最大，在价格中可以占到80%以上。市场上标价较高的太阳镜，大多属于这一类。

客：那20～30元一副的太阳镜属于什么样的眼镜呢？

呼：这一类太阳镜大多只属于具有眼镜基本用途的眼镜，这样价格的眼镜绝大部分不具有太阳镜的基本功能。

客：怎样选购合格的太阳镜呢？

呼：要想保证购买到合格的太阳镜，应当注意以下三个方面。

① 不在街边路口的小摊上购买，一定要到正规眼镜店购买。

② 合格的国产太阳镜的价格一般在60～200元，名店和小店之间的差价在60～80元。

③ 既然叫太阳镜，其镜片至少要能阻挡紫外线，因此要让工作人员帮您鉴定一下（一般眼镜店都有检测这种作用的设备）。

【例41】 太阳镜应当具备的功能

客：购买太阳镜时深颜色的好呢？还是浅颜色的好呢？

呼：首先应当确定一点，太阳镜，就是挡太阳光的眼镜，当然是指要能阻挡住太阳光这种有害光线的眼镜，而且应当是可以挡住足够太阳光的眼镜。颜色越深的镜片挡阳光的效果就会越好。当然，太阳镜也不是越深越好，它还需要使戴用者能够获得有效、准确的景物的基本准确信息。

客：太阳镜的最基本的功能是什么呢？

呼：太阳镜最基本的功能有以下两个。

（1）防止太阳光中紫外线的照射　紫外线会损伤角膜和视网膜，优质太阳镜能完全对抗紫外线的通过。

（2）防止强光的照射　当眼睛接收到过强光线时，我们的眼就会做出2种生理反应：①虹膜高度收缩，瞳孔极度缩小，这会导致、加重眼的视觉疲劳，甚至会产生眼的刺痛感觉。②强光产生热效应有可能会对视网膜产生损伤。

客：难道太阳镜还有别的功能吗？

呼：可以作为太阳镜使用的还有一种叫做偏振眼镜的眼镜。这种眼镜还具有防止眩光的特殊作用。某些物体的表面（如水面、玻璃等）在反射大量的光线的同时也会产生眩光（辉动亮点效应），这种光的效应会对获得的视觉信息发生严重干扰，或对景物产生掩蔽作用。过量的反射光、眩光都会引起视觉方面的不舒适，如眼痛、流泪，还会引起视敏度的下降等。

偏光眼镜利用偏光技术可以发挥完全消除此类眩光的效能。因此，在一定意义上说偏光眼镜也应当是一种较为理想的太阳镜。

【例42】 偏振镜与普通太阳镜的区别

客：偏振镜可以当太阳镜用吗？

呼：完全可以。

客：偏振镜要比太阳镜要贵一些，这个道理在哪儿呢？

呼：偏振镜片在加工方面所使用的工艺要更为复杂一些。

客：这种工艺上的复杂，对于视觉有什么特别的意义吗？

呼：偏光镜具有明显减弱反射光、眩光的作用。

客：什么叫做眩光呢？

呼：当我们观察对面玻璃窗时，基本看不清楚里面的情况，我们能看清楚的确是本不想看见的反射光。而眩光是指既不能在视网膜上清晰成像而又特别耀眼的光斑，这种光是外界强光散射于眼内屈光间质所致的。这是一种使我们产生眯眼、不敢正视、刺痛、流泪等眼部不适的光。

客：您说的，是不是我们看湖面和开车时经常见到的那种非常晃眼的光。

呼：对。普通太阳镜对这种光是没有明显作用的。因此，开车的人，或到水面比较宽广的景点游览、钓鱼的人，戴用偏光镜应当是最适宜的。

【例43】 太阳镜的镜片

客：关于选购太阳镜方面，您能给我们一些建议吗？

呼：从眼的保健意义上讲，最重要的是要对镜片进行挑选。整个眼镜，只有镜片是自己眼睛在生理上要用的。眼镜架款式、花色和镜片形式不过是供人观瞻的，自己是看不了几眼的。

客：您说得太对了！可这镜片怎么选呢？

呼：选购太阳镜一定要注意镜片的选择，一定要选择光学镜片。购买者一般很难分清镜片是不是光学镜片。怎么保证购买的一定是光学镜片呢？这就要做到：

① 流动摊位的太阳镜不能买，这是因为流动摊位的质量不好保证；

② 过度便宜的太阳镜不能买，十几块钱一副的太阳镜您敢买吗？

客：三十多块钱一副我都不一定敢买。

呼：当然，不怕上当，心甘情愿想买的人也并非没有，那则另当别论。

【例44】 太阳镜的颜色

客：太阳镜镜片的颜色是很多的，常常让人在选择上无可适从。

呼：从太阳镜的选择趋势看，购买者基本上是以眼镜架款式、花色和镜片形式进行选择的。而对镜片的颜色比较挑剔的人相对较少，这种选择方式是不太妥当的。在镜片颜色的挑选上要注意3点。

（1）颜色的色调（指具体的颜色）

吸收紫外线的功能的比较：紫色＞棕色＞绿色＞灰色；

具有吸收红外线的功能的比较：灰色、绿色；

对视觉存在色偏效应的情况：紫色＞绿色＞棕色，灰色不改变景物的颜色。

（2）颜色的饱和度（颜色的深浅） 颜色越深的镜片遮挡光线的作用越强，颜色越浅遮挡光线的作用也会越弱。从视觉意义上讲，镜片的颜色既不是越深越好也不是越浅越好。颜色太深会影响对目标观察的效果，颜色太浅阻挡太阳光的作用就会打折扣。

（3）颜色的明度（鲜艳程度） 越鲜艳的颜色造成视觉色偏的程度就会越明显。

客：镜片的颜色和用途有关吗？

呼：当然有关。例如打猎、到沙漠旅行，使用棕色镜片就比较适宜。这是因为这两种活动主要注视的目标是大地，当使用棕色镜片时可使景物的境界更为清晰。倘若在强烈阳光照射的雪原旅游，就应当选颜色较深的镜片。

【例45】 太阳镜可以长时间戴用吗？

客：经常会有个别人，不论屋里屋外总爱戴着副太阳镜，这种戴法合适吗？

呼：太阳镜的这种戴法是不妥的。您想啊，既然是太阳镜，不在太阳光下戴用显然是不合适的。

客：这种戴法对眼睛有什么不良影响吗？

呼：首先，在屋内没有像太阳光那样的强光。在这种环境下戴用，人对物体的视觉分辨力会降低，这显然不利于我们对信息的获得。其二，眼在长期较弱的光照条件下，瞳孔会相对较大，这会使眼睛接受光线强度的耐受力下降，这可能更容易导致眼在强光下的损伤。

【例46】 浅色太阳镜的使用

客：经常看到有一些浅色的太阳镜，这种太阳镜应当怎样戴用呢？

呼：这种太阳镜特别受女同志的青睐，尤其更受年轻女性的偏爱。一般来说，这种太阳镜在装饰上的作用更强一些。

客：这种浅色的太阳镜在视觉上有什么特殊的功用吗？

呼：这种太阳镜对戴用者的视觉作用并不明显，只不过在形象上显得更加靓丽。

客：难道那颜色就不发生作用吗？

呼：颜色很浅，作用并不大。

客：还有的人戴用浅粉红色、浅粉色的镜片呢。

呼：这大多是年轻的女性。假如眼镜的镜片是光学镜片的话，这两种浅颜色的镜片的功能与未着色的镜片大致相同。购置这种浅颜色镜片的人，主要的还是为满足美的心理需求。

【例47】 成品老花镜是一种什么类型的眼镜？

客：不论眼镜店大小，每个眼镜店都有老花镜的专柜，这种眼镜到底是一种什么类型的眼镜呢？

呼：这是一种专门为眼调节力生理性降低的人准备的一种近用眼镜。其中最多见的是随着年龄增长、眼的调节力下降所导致的老视眼，俗称老花眼。因此，这种眼镜就顺理成章地被叫做老花镜，我国有的地方又将这种眼镜叫做老花眼镜。

客：这也就是说，老花镜是一种老年人的专用眼镜喽。

呼：这么说，也不完全正确。

客：难道年轻的人也能戴吗？

呼：这就要具体的情况具体分析。例如，年轻的远视眼尽管没有到老年，但看近距离目标时的调节力也会不足，使用老花镜也会起到改善近距离注视效果的作用。显然，将老花镜用在不老的人身上时，再叫老花镜就不太妥当了。

【例48】 不适宜戴用成品老花镜的眼

客：我老伴就能买现成的老花镜，为什么我就得配镜呢？一下子卖2副老花镜，不是您也省事，我们也便当吗？

呼：您之所以不宜使用成品老花镜，这是您眼的屈光特征所决定的。您的两只眼屈光度数相差150度（1.50D）。这种屈光状况就不适宜使用成品老花镜。当然也不是说绝对不能用，倘若您戴用成品老花镜，会造成看近距目标相对比较累，不易持久，还会出现偏头痛的现象。

客：明白了。我老伴两只眼的度数一样，这就是她可以戴成品老花镜的原因。

呼：您老伴两只眼的度数也是不一样的，不过两只眼仅相差25度（0.25D），属于可以使用成品老花镜的范围。

客：什么样的情况不适宜购买成品老花镜呢？

呼：从戴用舒适程度来看，当两只眼的屈光矫正镜度差大于50度（0.50D）时就不适于购置成品老花镜了。当然，有明显散光（≥0.75DC）的人也不适宜戴用成品老花镜。因为超过这一限度，看东西时两只眼所使用的力量就会明显不一致，而且看东西的清晰度也会有一定程度的下降。老花镜有效使用的年限也会明显缩短。

【例49】 没有这度数的成品老花镜

客：我到一家眼镜店买老花镜，几乎试戴了所有的老花镜，仍不能达到看报纸的要求。他们说，您这眼睛特殊，没有您可用的老花镜。我就不明白，怎么会没我戴的老花镜。您看我的眼睛特殊吗？

呼：这可是看不出来。不过，有4种情况可以引起您所说的这种现象。

① 首先是某种原因（例如外伤）导致了您眼本身的视力低下；

② 并发白内障，而且眼的混浊程度已经比较严重了；

③ 而最常见的因素则是您的眼是中高程度的屈光不正；

④ 眼的视力功能低下，使用眼镜的作用有限。

戴用眼镜是可以让白内障患者改善视力状况的，但看东西时的雾状感难有明显的改变。假如您的眼属于中高度屈光不正，您就需要：+1.00D >看近屈光度 >+4.00D，这样的成品老花镜就没有。

客：为什么呢？

呼：这是因为成品老花镜的镜度范围为：+1.00 ～ +4.00D，镜度的递进值为：0.50D。

客：您估计，我的情况属于哪一种呢？

呼：根据您现在的年龄，即便有白内障也到不了有自觉症状的程度。既然服务人员说没您这度数这句话，基本可以断定您的眼还不属于视力低下。因此，您最大的可能性就是屈光不正，而且极可能是远视眼。

【例50】 戴太阳镜就头晕

客：师傅，我得向您请教个与太阳镜戴用有关的问题。

呼：是您自己戴用中的问题吗?

客：对。

呼：是关于戴太阳镜头晕的问题吗?

客：您是怎么猜出来的?

呼：尽管这不是个特别普遍的问题，但却是一个比较常见的问题。

客：难道就没有解决的办法吗?

呼：造成这一问题的原因可以说有两个。

其中最多见的原因是戴用者视觉方向敏感。太阳镜一般镜片的横径多较大，镜片呈向后方倾斜状态。这就是我们在向两侧追随注视时，使用镜片外侧视野的眼所使用的放大率就会相对较大，而使用内侧视野的眼所使用的放大率就会相对较小，两眼的这种放大率差就会引起头晕的感觉。

另一个不可忽视的原因是戴用者可能存在轻、中度远视。在非近视眼的人群中有相当一部分人士属于轻、中度远视眼，这些人不戴眼镜时一般没有异常的视觉表现。但是当他戴用平光眼镜（成品太阳镜也是一种平光镜）时，就会因平光镜片的放大作用产生注视物体的放大感觉，这就是物体运动的被夸张，这也会产生主观上的头晕感。

客：假如我想戴一副能遮挡阳光的太阳镜该怎么办呢?

呼：那您得先验光，假如您的眼睛是远视眼，您得配一幅具有远视矫正镜度的眼镜。不管是哪种原因引起的头晕，您所使用的太阳镜都不能太宽。

【例51】 近视眼镜间歇戴用

客：我们孩子平常是不戴眼镜的，只有在学习时才戴眼镜，怎么近视度数也长得这么快呢?

呼：您孩子的这种戴眼镜方法，是受了社会上一种传统认识的影响，特别是和家长的提醒和眼镜使用习惯有着特别密切的联系。

客：这种方法会有什么问题吗？

呼：这种方法的确存在问题。您想啊，近视眼配的眼镜一般是远用眼镜，您看远时不戴，看近时戴，是不是有点问题啊？

客：听您这么说，的确有道理。

呼：对于您的孩子来说，就是250度的近视，他看书、写字和进行电脑操作是一点问题都没有的。而且在不戴眼镜的情况下，他是在使用看远的眼力在进行近距离工作的，这种状态下他是不使用调节力的，不存在一点过度调节的可能性。而戴上眼镜后看近的距离又过近，就会出现过度调节，当然就有可能使近视的发展加快了。

客：那看远不戴，有问题吗？

呼：顶多就是看不清楚呗，获得信息量会相对较少和比较粗糙。对近视眼的发展速度一般不会产生太大的影响。

客：听您这么说，间歇戴眼镜还真是不太合理。

呼：间歇戴眼镜本身并无合理不合理可言，关键是您怎样间歇。间歇的形式不符合眼的生理需求，当然就会有问题。您的孩子眼镜是该戴的时候没戴，可以不戴的时候又在过近用眼的距离戴，恰好相反，近视度数长得不快才是比较怪的事情。

【例52】 看书该不该戴眼镜？

一位家长领孩子来配眼镜。配完眼镜后……

家长：呼老师，我向您请教一下。

呼：您别客气，您只管问，只要我知道，一定给您解释清楚。

家长：我们这孩子是第一次配眼镜，不配看不清黑板上的字。那将来怎样才能控制不让近视度数增加呢？

呼：现在人们普遍认为，一旦戴上眼镜度数就控制不住了，年年长度数。实际上这是一个不正确的认识，这得从两方说。

第一，不管孩子戴不戴眼镜，只要已经是近视眼了，度数是一定要长的，这是自然生理规律。但是不能长得过快，即便是生长发育期的孩子每年增加的度数也不应该超过75度。

第二，凡是近视度数增长过快的，根本的原因就是眼镜使用不当造成的。简单地说，该戴眼镜的时候没戴，不该戴眼镜的时候却又戴了。

家长：噢！那什么时候不该戴眼镜呢？

呼：就以您的孩子为例，您的孩子两只眼睛都是250度近视，不戴眼镜是能看清楚40厘米以内的东西的，看书、写字都到不了40厘米，那就不需要戴眼镜嘛。

家长：可是，配镜中心的大夫说看书写字应当戴眼镜的。

呼：这种说法有偏差。您想啊，刚开始孩子可以看清楚远处，根本不需要戴眼镜，但因课业负担大、没完没了地看手机，最后近视了，这样就看不清楚远处，看近处还是可以的。孩子戴上眼镜又可以看见远处了，他又继续戴着眼镜看书、写字、看手机，您说这长度数不是必然的吗？

家长：您的说法很新颖，但很实在，很有道理。那该怎么掌握戴与不戴的要领呢？

呼：这也简单。在日常生活中，需要比较长时间用眼时，摘了眼镜可以看清楚就不应当戴，摘了眼镜看不清楚就应当戴。

【例53】 老花镜是看近用的眼镜，为什么就看不清电脑？

客：向您请教个问题，戴老花镜为什么就看不清电视呢？

呼：老花镜，是用于看近的眼镜……

客：那电视也不远啊！

呼：您别着急，我慢慢地给您解释。一般来说，戴用老花镜可以比较舒适地看东西的范围是25～40厘米，其中，最常用的距离是25～33厘米，这是看书、写字的距离；假如经常长时间看电脑就要考虑40厘米，使用台式电脑这个距离可能还要大一些。看电视的距离至少在3米以外，因此看电视不在老花镜使用的有效范围，当然就会看不清楚。

客：但是，我看电视的确感觉很累，那该怎么办呢？

呼：通常情况下，这是眼睛有一定程度的远视造成的。需要通过验光来确定看远时眼睛的光度。

客：不会吧？我眼睛很好的，历来是2.0的眼睛。

呼：凡是年轻时眼睛"超好"的，都存在一定程度的远视。年轻时眼睛也年轻，看东西不会发生问题，但到了40多岁眼睛没那么大劲儿了，这就需要用眼镜把这个"劲儿"补上，否则看电视就会感觉累，即便不看电视，一天下来眼睛也不会舒服。

客：还真是这么回事。那就麻烦您给检查一下吧。

第四节 眼保健咨询

【例54】 水晶眼镜能养眼吗?

客: 您这里有水晶眼镜吗?

呼: 没有。从科学道理上讲,不宜使用水晶眼镜。

客: 水晶眼镜不是能养眼吗?

呼: 水晶眼镜没有养眼的作用。因这种材料对紫外线通过率很高,因此这种材料不但对眼睛没有保健作用而且对眼睛是有害的。

客: 人都说戴水晶眼镜,眼前会感到凉丝丝的,怎么会对眼睛没好处呢?

呼: 戴上水晶眼镜之所以会感到凉丝丝的,是因为这种材料具有吸收红外线的作用,红外线是一种存在着热效应的光线,红外线被吸收当然会感到凉丝丝的。认为这凉丝丝的感觉具有保健作用是一种误解。

客: 那什么样的眼睛能阻止紫外线对眼睛的危害呢?

呼: 您只要选择光学镜片就能预防紫外线对眼的危害,还可以选择镀有防紫外线、辐射线的膜层,这样就可以最大限度地起到预防紫外线对眼睛的侵害作用。

【例55】 "新"镜片

客: 您能帮助我找到一种新型镜片吗?

呼: 我们只能尽量帮您去找。您所指的新型镜片叫什么呢?您能具体描述一下吗?

客: 拿两片黑色塑料片放在这种镜片两面,就会看到镜片上有彩色的环状图像。您能帮助我寻找可以看到这种图形的镜片吗?

呼: 这是一种极普通的镜片,这种镜片所用材料就是聚碳酸酯(简称PC)材料制作的镜片,当镜片属于非球面镜片时这种彩幻就会更加明显。

客: 怎么会是普通镜片呢?人家告诉我,这是一种非常高级的镜片。并说这种镜片不但有预防近视发生和控制近视发展的作用,而且看东西更加清晰。

呼：这种镜片使用的材料就是光碟所使用的材料。这种图像只有在使用偏振镜片的条件下才能显现，这种图像与光碟上的十字闪光的性质极为相近。这种图形只表示镜片属于晶体，并说明存在双折射现象，也可能同时存在着一定内应力。

客：双折射现象对人眼有害吗？

呼：应当说双折射现象对人眼不一定有害。但是进入人眼的光的量会有所减少。在明亮光线条件下，这种减少很难被察觉到。但是在较暗的环境下，可能会对视觉的清晰度有影响。因此，有夜间开车必要的司机是不宜使用这种镜片的。

客：假如在这种镜片上镀膜的话，能弥补这种双折射的作用吗？

呼：您说的镀膜应当是增透膜。这种膜层的作用只能使通过镜片光的量得到一定的提高。对于方向双折射中的偏轴斜向光同样也有增透作用，但是光的方向是不会合二为一的。因此，镀什么膜也是不会抵消双折射作用的。

客：这种镜片会看得更清楚吗？

呼：尽管双折射，会丢失一部分光线，但丢失很少，对人的视觉影响是非常有限的。这种镜片对非直射光造成的杂光可能会有一定的滤过作用。

戴眼镜看得清楚不清楚的决定因素在于镜片的度数准不准，假如镜片的度数和眼睛的屈光状况不符，看东西当然就会不清楚。当然，验光的准确程度、镜片的光学精度和磨边装配调整的精度都会与镜片合眼的矫正效果有着密切的联系。这就是说，看东西清楚不清楚与镜片的材质关系相对较小。

【例56】 裸眼视力1.5，不代表没有屈光不正

客：我的眼睛从小就非常好。参加工作后，年年体检中检查视力都是1.5。

呼：首先得对你这个说法进行一下纠正。裸眼视力1.5，只能说明眼睛的分辨力是正常的，但不能确定没有屈光不正。

客：1.5的眼睛怎么还会有问题？假如有视力表上2.0的那一行，我的视力应当可以达到2.0，根本不可能有问题。

呼：具有1.5裸眼视力的人中有相当一部分人存在着轻、中度的远视眼，而2.0的人有轻、中度远视眼的则会更多。

客：还会有这种事吗？

呼：这是客观事实。这部分有远视屈光不正的人，大多不习惯于长时间地看书。

客：怎么这眼睛还会和看书扯上联系呢？

呼：这是因为远视眼看远时，使用的是比较近距离的眼的调节力，在看书时将会使用超近距离的眼的调节力。尽管看远时还没有什么严重的问题。可看近时因使用的调节力过大，眼就会比较容易发生视觉疲劳，近距离工作持久性就会较差。这就是某些眼睛特好的人被误认为近距离工作不够踏实的原因。

【例57】 我不老吧，怎么就要戴老花镜呢？

客：您看看我，您说我老吗？

呼：您怎么会老啊！您也就40岁吧？

客：今年刚好40岁，可是到哪家眼镜店都说，我在看近时得戴老花镜。

呼：这就说明您年轻时眼睛太好了。

客：的确。我原来单眼的视力是2.0的。

呼：这说明眼睛是出奇的好了。但您可能不清楚，2.0的眼一般都有一个潜在的问题。

客：2.0的眼还会有问题？那这问题所在是好呢？还是坏呢？

呼：这个潜在的问题不能用好、坏进行评定，只能说是一种自然性的生理规律。年轻时眼睛特别好的人，常常是远视眼。年轻时调节潜力比较大，一般不会有什么自觉症状。一到中年，调节力就显得有点力不从心了，这就使不老的人出现了类似于老花眼的看近问题。

客：这道理我是听明白了。可是，您说我这个年龄就弄个老花镜，一会儿摘，一会儿戴，是不是有点寒碜呢？

呼：一会儿摘，一会儿戴，对您这个年龄的人来说的确不太合适。不过，您可以选用能解决远、中、近三种视距要求的渐进镜片。只要您在日常生活中坚持戴用，没有人会发现您有类似于老花眼的现象。

【例58】 近视眼的度数能从有到无吗？

客：经常在报纸上看到关于治疗近视的广告，有的说可以降低近视程度，有的还号称可以治愈近视眼。这些方法真的有效吗？

呼：您没试过吗？

客：怎么没试过。试了几种也没管什么用，以后就不试了，但心里总有个希望，真有能管用的方法该多好啊。

呼：降低近视程度、治愈近视眼的治疗方法到底有没有呢？可以肯定说，令人足以信服的客观证据至今尚未见到。

客：这么说，这种方法就是人们的一个梦了。

呼：您应当清楚，近视眼最根本的结构改变是眼球的前后直径变长了。要想治愈近视眼，就要将变长的眼再变回原来的长度。假如介绍的方法不能起到这样的作用，当然就是在忽悠您。倘若告诉您有这种作用，但他又不能拿出让您能见到客观检测的影像数据，这不就有点信不信由您了吗？

客：您说的还真对。我试的那几种就是这样，说得比唱得要动听，但效果不大。

呼：凡是做这类业务的一般都有两个特征：①言语动听，感人肺腑；②底气不足，无效无责。

客：这也就是说，近视眼的度数从有到无这种事情，就是一件极不靠谱的事情了。

呼：只要是近视眼又不想通过手术解决问题的，度数的从有到无这种事情基本上就不太可能发生。当然，对能使近视度数降低说法的可能性有想法是可以的，但当您即将当真之时，还是需要多打上几个问号，三思其可信度为妥。

【例59】 近视眼不好——只是一种观念

客：现在得近视眼病的孩子太多了！

呼：先得订正一下您的说法。从严格意义上讲，近视眼不应当叫做病。近视眼不就是比普通眼略长些吗？长就是病吗？不一定。在一定范围内，略长略短，都应当是正常的。这就好比人的鼻子，有的人大一些而有的人又必然会小一些，只要不出圈就不能称为病。

客：从道理上说还真是这么回事。就拿身高来说吧，不也是不可能一样高吗？

呼：对嘛。中国人在眼睛方面有一个普遍的怕，这就是对近视眼的恐惧，总认为近视眼就不好，戴眼镜就更不好了。

客：是这样，有不少人不是还反对自己的孩子和戴眼镜的人谈恋爱吗？

呼：应明确一点，绝大多数近视眼，充其量也只能算是正常眼的结构中的一种屈光形式而已。这里还有必要说明，近视眼对近距离工作具有极大的适应能力，他们在担当白领阶层的机遇中具有更大的竞争力，这是因为他们具有能更长时间坚持书案、电脑作业的潜能。

【例60】 一千度减掉二百度？

客：近日听说有一则广告，说能让1000度的近视眼减掉200度，这能是真的吗？

呼：您说的应当是某网页上登的关于"龙眼肉＋龙眼核（即带核的龙眼）、枸杞"那个秘方吧？可是那个所谓的秘方号称的作用是能让1000度的近视减到200度。

客：真有这事吗？

呼：这不过是黑龙江一个叫做"齐齐"的网友编写的一则笑话。您别说，还真有人信并进行了试验，试验后的结论是：一点效果也没有，坚持了数月，终于确信是骗局。

客：减到200度的确吹得有点大了，我说的减掉200度似乎更有道理让人相信吧？

呼：在这里，关键不在于能不能减，也不在于能减多少，关键是谁来定规则，谁执行操作，由谁来评定。假如这3项工作都是由单方来完成的，那结论的客观真实性就难说了。

客：这也就是说，这有可能不是真的？

呼：没亲眼见到，不好妄作猜测。这也许和人活动一整天后会变矮一些有点类似。

客：那能减掉200度吗？

呼：这要具体情况具体分析。例如一个人近视1600度，少给100度、200度的视力变化不太大。再者说，未作"治疗"处置前让被测眼处于高度调节状态，在"治疗"处将被测眼控制在调节完全放松的状态，两者在屈光度上的差异可能不止200度（临床传闻有可达±4.00D的案例）。但是，高度调节状态下测量的结果与生理光学客观数据一定是不相符的。

【例61】 摆脱眼镜：现实与未来

客：给您看几段关于"摆脱眼镜方法介绍"的评论。括号中深色字是我写的评述。

① 用了感觉非常好，效果很好，主要是把握住让眼睛不要产生视力疲劳和放松心情。在这样的基础上锻炼才有很好的效果。本人也是刚刚接触两周时间，以前的视力疲劳都不见了。

——（视觉锻炼，消除视觉疲劳。）

② 作者自己都指出真性近视目前不可治疗，所以本书没有针对真性近视的内容；如果你是假性近视，治疗假性近视有很多简易的方法，无需买这种书……

——["真"近视不能治；"假"近视治疗方法多（是否客观有效，不知道）。]

③ 买了本没用的书。这本书的名称对于许多近视朋友们很有诱惑力，但名不副实。我觉得我上了一次当了，希望大家不要再次上当。

——（上当原因——名称很有诱惑力，但名不副实。）

④ 关于近视能否治愈，我认为可以。人的潜力是无穷的，有些东西连科学都无法解释，我们怎么能片面地相信现在的权威判定。将来或许视力是可以恢复的。

——（这不就等于说，过去有——人有多大胆，地有多大产；而今天有——人敢怎么想，眼就怎么长吗？）

呼：您的评述应当说是比较中肯的。

客：怎么还要加个"比较"呢？

呼：也可以说，您的评述应当说是非常得当的。类似这样的事总有一个规律：人们最想得到的，在现实中不一定会得到。

客：将来也不一定能得到吧？

呼：是这样的。但是，人们只要在今天还有希望，就会永远期待明天，就一定会相信后天将成为现实。

客：那为什么还会有那么多的人去寻找、尝试摆脱眼镜的方法呢？

呼：因为他们心中还有希望，他们更期盼将希望在明天，最好是在今天得到实现。

客：难道真的不能摆脱眼镜吗？

呼：看看，希望还留恋在您的心中嘛。从各种报导和各种资讯看，摆脱眼镜的设想至今还是纸上谈兵，显得非常空洞。那么，明天又怎样呢？应当说"摆脱眼镜"尚停留在可能这一层面上，至今还没有明确的迹象能证实将其转化为现实的客观依据。

【例62】 近视手术：是安全的吗？

客：我的孩子是个近视眼，天天吵着要去做手术。可我咨询了一些人，有的说，这种手术现在是很安全的。

呼：说这话的人一定是大夫。

客：对，他还是眼科屈光手术的大夫。我也咨询过其他人，多数人建议我不要给孩子做。

呼：做不做手术，这要看您的孩子有多大。

客：这还和年龄有关啊！那您可得跟我说清楚。

呼：假如您的孩子还没有达到18岁，明确告诉他这种手术18岁才许可做。

客：那要是孩子已经超过18岁了呢？

呼：那就由他自己选择好了，他想做的话，您想拦也拦不住。但是，您一定要让他搞点调查研究：①做手术大夫、护士中有没有戴眼镜的。要是有的话，一定要打听一下他们为什么不做。②大夫、护士的人中家里面不会绝对没有近视眼，他们家的那些近视眼做手术吗？

客：难道这些人就不知道做了手术可以摘掉眼镜吗？

呼：他们当然知道这种摘掉眼镜的可能性。可能是他们不愿在手术通知单写上"同意"，也不愿将名字签到那张纸上吧。

客：这不等于说，这种手术还是有风险的吗？

呼：这不就是要您在手术通知单上签字画押的作用吗？

【例63】 孩子——眼睛发干

客：我们家这孙子不知为什么老嚷嚷眼睛发干。

呼：您老没领着去医院啊？

客：那怎么敢不领着去看呢？可是，看的时候人家讲得挺清楚，挺在理。开了点儿点眼的药，可这药是点上就管事，不点还是发干。

呼：您孙子的学习成绩还不错吧？

客：学习倒是让人比较省心，成绩也还算可以吧。可这孩子就是跟电脑分不开，成天跟电脑游戏较劲，说也不管事。

呼：您孙子眼睛发干的问题就在这里。他在打电脑游戏时，精力过于专注，就顾不上眨眼了，不眨眼肯定会导致眼睛发干。医院给您点眼的药就是当泪液使用了。

客：是啊！没解决什么根本问题。再说这药也不能一辈子这么点下去啊！

呼：也不能说没管事，只是不点就不管事。

客：您的这种说法，真是和实际情况太一致了。那怎样办才好呢？

呼：最简单的办法就是，让孩子多眨几次眼不就成了吗？但是，这里的关键是怎么让孩子去眨眼。他正玩着呢？不眨眼啊，您让他眨他也不干啊！

客：是啊。那您说怎么办呢？

呼：您只能在尊重他活动的基础上，采用适当的途径对他的活动进行必要的干扰。例如，让他喝点水、饮料，问问他几点了，让他传递一下手头的东西等。这些干扰性活动会增加孩子眨眼的概率。再一个重要的问题就是：玩电脑游戏要养成良好的习惯，时间长短应当适量，这也就减少了主观控制眨眼的时间。只要做好这两件事，眼睛发干现象发生的可能性就会减少，甚至不再出现。

【例64】 近视度数一年应当增加多少？

客：我孩子度数今年又长了。

呼：您的孩子这一年长了多少呢？

客：一年就长了75度。

呼：应当说，长75度恰好是个不多不少的数字。

客：怎么还有不多不少的说法呢？

呼：按一般规律讲，青少年的屈光矫正镜度一年的变化幅度倘若在≤−0.75D还是属于正常生理变化的，当变化幅度≥−0.75D时则说明屈光度数的发展就有点偏高了。您的孩子恰好是长了−0.75D，这不是正好吗？

客：难道所有的青少年的度数都会变吗？

呼：从正常生理发育而言，一年增加−0.75D或两年增加不超过−1.50D就是正常的发育。超过这一范围就说明近视度数的发展得有点快了。

客：这就是说，我的孩子近视度数的增加还不能叫快，是吗？

呼：对。但是在日常生活中还是应当多加注意的，这-0.75D必定是在坎上。

【例65】 眼贴的功用

客：朋友向我推荐了一种眼贴，他说这东西非常管事。

呼：您说的是那种贴在眼皮上的保健膜吗？

客：对。可我也贴了，怎么没觉得有什么效果呢？是不是我的用法不对呢？

呼：不应当是用法不对吧？不就是闭上眼睑后将贴膜贴到眼皮上吗？

客：他告诉我，贴上以后药物就可以渗透到眼睑里，随着眼睑中血液的流动，药物就可以进入眼球发挥治疗作用。

呼：停，停。这里首先得跟您讲清一个事实：眼睑血管中的血，既不能从眼球中来，也不能经眼球去，这就是说眼皮的血液是不会流回眼球的。

客：难道眼皮血管里的物质就不会渗到眼球里面吗？

呼：等不到渗到眼球里他就流到他该流的地方去了。

客：这种眼贴，真的一点作用都不起吗？

呼：要绝对说一点作用都没有，可能也不现实。应当说，使用贴膜至少可以起到一种作用，这就是可以让使用者闭眼休息，闭眼休息当然就有预防、减轻视觉疲劳的作用。但也必须说明这种作用并非是贴膜的主要作用。况且，在热眼皮上贴个凉丝丝的眼贴，一般都会有一种比较舒适的感觉。但是，要说它对多少种眼病有治疗作用，可能就言不由衷了。您想啊，连眼皮的血液都不会流过眼球，怎么会治疗眼病呢？

【例66】 拒绝看强光

客：听说发现太阳黑子的是伽利略。

呼：不知您知道不知道，伽利略当年是用双眼直视的方法发现太阳黑子的。

客：那么大的科学家，他怎么就敢用眼睛直接看太阳呢？

呼：这就是当时科技发展条件的限制，也是当时科学认识水平所决定的了。

客：难道他的眼睛就看不坏吗？

呼：谁说没看坏，看得眼睛是一天不如一天，最终是被看瞎了。当伽利略在宗教裁判所向全世界宣告"地球仍旧在不停地转动"之时，他的视力已经基本丧失殆尽了。

客：真是怪可惜的。

呼：这就是他临死前仍不断重复着"追求科学需要特殊的勇气"这句话深刻意义所在吧？

客：这句话太富有内涵了。

呼：内涵不内涵我们就不说了。从这个故事中我们至少应当记住一个道理：过强的光是不宜用眼睛直接看的。

【例67】 渐进镜片：能控制近视吗？

客：听说，使用渐进镜片可以控制近视的发展。

呼：关于渐进镜片可以预防、控制近视的问题不是一两句话可以讲清楚的。这要从近视眼的发生原因说起。近视眼发生有两个因素。

客：不就是遗传学说和环境学说吗？

呼：对。环境学说的核心就是过于繁重地近距离工作引起近视。

客：那镜片和近视眼有什么关系吗？

呼：看近距离目标我们得使用调节力，假如在看近处时戴用一定程度的凸透镜不就节省了调节力了吗？

客：调节力被节省了，近距离工作也就不繁重了。不就减少了近视发生的可能了吗？

呼：渐进镜片近用区，对于使用者来说就是带有一定程度的凸透镜。因此，在使用渐进镜片看近距离目标时，调节力也被节省了，近距离工作的负担同样减轻了。当然也应当有预防、控制近视的作用。

客：这么说这种镜片还真能预防、控制近视了。

呼：这也不是绝对的。因为近视眼的发生原因至今还不能说得很清楚，到底什么原因是引发近视眼的最根本原因现在还不清楚。

客：那渐进镜片对什么样的近视眼能产生预防、控制的作用呢？

呼：根据温州医学院的研究，只有在近视度数400度以下和有内隐斜视的条件下，渐进镜片才能最充分发挥对近视的预防、控制作用。

【例68】 护眼灯真的有护眼作用吗？

客：给孩子买了护眼灯，孩子看书写作业还老嚷嚷眼睛累。人家都说护眼灯管用，不知怎么到我们家就不太灵。特来向您请教这种灯的合理使用方法。

呼：咱们就来探讨一下"什么是护眼灯"这个问题。当前尽管护眼灯的品种繁多、价格参差，但道理都是一样的：利用高频发光技术，使我们的视觉是在所谓持续、恒定光照的条件下形成的。通常将普通的荧光灯在50Hz的交流电下工作能产生每秒100次的周期性明暗闪烁称作低频闪，而这种频闪对眼睛有伤害。

目前的护眼灯和日光灯均属于荧光灯的范畴，普遍采用高频镇流器将灯管的明暗闪烁加快到每秒几千次甚至几万次，远远超过人眼的神经反应速度，使眼睛感觉不到灯光的频闪变化。

客：那么说，护眼灯还真有护眼的作用。

呼：不止所谓的护眼灯有这种作用，应当说所有使用高频镇流器的灯具都有这种作用，如：普通的日光灯、节能灯。

客：那么，怎样挑选护眼灯呢？

呼：不论是国内还是国外都没有关于护眼灯的国家级生产规范和检验标准。在这种情况下，挑选的方法不管多么完善，实际意义不大。

客：那怎样评价这样一种灯具呢？

呼：据有关人士讲，目前我国还没有制定相关的生产及检测标准，至于什么样的灯才能达到护眼效果，现在也还没有一个科学依据。

客：有人说，护眼灯有高辐射问题是真的吗？

呼：我们还是借用中国照明电器协会副秘书长窦林平说的话来说明这个问题。他告诉记者，目前国内并没有有关护眼灯的标准规范，对于一些人质疑的高辐射问题，国家也暂时没有检测标准。他认为，使用护眼灯与普通灯没什么太大区别，一般情况下节能灯就已经能满足人们日常需求。

客：销售护眼灯的人说，护眼灯有预防、控制近视的作用。

呼：就目前有关资料看，这种说法没有可信的科学依据或佐证。导致近视的因素是错综复杂的，用眼姿势、卫生习惯、遗传、营养因素等都与近视有关，过度用眼患近视的可能性较大。不加强体育锻炼，对视力也是有影响的。倘若不注意采取综合措施，无论使用什么灯看书学习，都不会对眼睛起预防与控制近视的作用。

客： 这也就是说，预防、控制近视的灯具根本就没有。

呼： 至少可以说，这种能预防、控制近视的灯具在今天还是没有的。

【例69】 使用什么样的纸张有利于眼睛的健康？

客： 听说书的质量也与用眼的疲劳程度有关，是这样吗？

呼： 是这样。确切地讲，这包括两个方面的内容。

客： 哦，还有两个方面？

呼： 是的。其一是纸张的质量，其二是印刷的质量。纸张的质量包括：纸张成分和纸张颜色。关于纸张成分，是要看里面是否含有可以危害人健康的化学成分。

客： 难道纸张里还会有导致危害人健康的成分吗？

呼： 造纸过程中会加入一些辅料和添加剂，这些辅料和添加剂有可能对人的健康不利。

客： 那我们能鉴别出来吗？

呼： 有的书，打开以后就会有一种刺鼻的气味散发出来。这种气味可能就是可以产生对人的健康不利影响的物质散发出来的。

另外在购书时，还应当注意：书因保管不善而发霉。这对有购买古旧图书习惯的人来说则是司空见惯的。倘若真是为了看，这样的书最好还是不要购买为妥。

关于纸张的另一个方面就是纸张的颜色。

客： 买书还得挑纸张的颜色吗？

呼： 在可能的情况下，应当对书的纸张颜色进行挑选。

客： 那怎么挑呢？

呼： 一般人们在挑选纸张的时候都习惯于挑选特别白的纸。实际上，这是一种误解。特别白的纸（如复印纸）对人的视觉并无益处，而且比较容易引起视觉疲劳，这可能和过白的纸会引起瞳孔缩小、对视网膜刺激太强有关。因此，买书时，尽可能不选那些显得寡白寡白的纸印制的图书。

客： 那书上的字还能看清楚吗？

呼： 您说字的问题就是印刷质量的问题了。印刷的质量基本包括：字的颜色和识别度、字口的清晰程度和插图色块的锐度。一般正版图书在这几个方面都是比较过硬的。但是盗版书的印刷质量就很不好说了。

客：在买书时还真得注意挑挑啊。

呼：简单地说，买书时要"一闻、二看"。

所谓"一闻"就是闻闻书的气味，倘若仅闻到淡淡的油墨的香味，应当说这本书问题不大。

"二看"就是要看"字""画"。"字"的颜色均匀、字口锐利，"画"的色块清晰、色彩柔和，这样的印刷质量就可以了。

把握住这"一闻、二看"就可以说基本可以保证购书的质量。

【例70】 控制近视的发展是一种主动行为

家长：我们家这孩子自戴上眼镜三年来，年年复检，而度数年年要长150度，很是发愁。听人介绍，在您这里配了眼镜一般不长度数。所以特地来拜访您。

呼：很多孩子在我们这里配完眼镜后，的确长度数比其他地方配镜要慢一些，也有一部分孩子戴一年下来，度数可以保持住。

家长：那，这是怎么做到的呢？

呼：控制近视，既有规范验光和矫正方案制定的问题，更重要的是控制措施得落到实处。近视为什么控制不住呢？家长感觉到的就是：自己着急上火，孩子依然故我。

家长：是这么回事，孩子不听话，不省心哦！

呼：应该说，家长不省心是自找的。长不长度数，是孩子自己的事情，孩子没有将这件事当成自己的事，他当然就不会上心。家长越着急，孩子就越以为这是家长的事，也就会更加不再上心。而且，所有的孩子在生理上都会有一种"逆反"心理，家长说得越多越激烈，孩子的"逆反"心理也就会越强烈。

家长：真是没办法，整天就跟"看贼"似的看着，连说带吓唬。稍一露空就不是他了。

呼：孩子也是人，这种"看贼"的办法是行不通的。这样整天处在这种被"看贼"的状态，不要说是孩子是什么心情，就是大人也接受不了啊。

家长：那该怎么办呢？

呼：忽略自己的"家长身份"，学会做孩子的朋友，这才是关键。给孩子讲明道理，让孩子从心里明白"年年长度数"是件很不好的事情。只有这样才能让"控制近视"成为孩子的主动行为，才能真正起到控制近视的作用。而我们这里，不仅要做到验准光、配好镜，还要根据具体情况做孩子的思想工作，让孩子"怕"长度数，提高他自己控制近视的主动性。

家长：噢！原来是这样。

呼：当然，也有个别孩子第二年又长了不少度数，这肯定是"主动性"发生了问题。这就要继续做工作，在此应当明确一点："死不改悔"的孩子是没有的。孩子因"主动性"没到位吃了一次亏，因为心中有"怕长度数"的底子，一般不会再没完没了地去吃亏。这不是也可以起到"吃一堑长一智"的作用了吗？

【例71】 什么情况下，就应当更换新镜片了？

客：呼老师，咱们现在镜片到底能使用多少年？

呼：这是一个看似简单，但又不是想象中那么简单的问题。概括起来说，有两个方面。

第一，复查，眼睛的度数变了，您不换就看不清楚了。但这要掌握一个尺度，例如近视眼长了25度，这种情况下能看清晰目标的距离应在4米，应当说这对现实生活、工作影响十分有限，就可以暂不配镜。倘若近视度数长了50度，这时能看清楚的距离就只有2米了，这对生活、工作的影响就会明显感觉到了，这就有必要更换新镜片了。

客：这就是说超过50度，就一定需要换新镜片了。

呼：对！近视长100度，戴用原来的眼镜最远只能看清1米距离的目标了，不换新镜片就没办法看清1米以外的东西了。

第二，镜片磨损了，看东西就会感觉有一层雾状的感觉。

客：这样的镜片是不是看不清东西了？

呼：这还真不是看不看清楚的问题。戴用这样镜片的人自我感觉可以看清楚，但看事物细节的质量会相对较差。

客：这对眼睛有什么不良影响吗？

呼：当然有！看东西不清晰，眼睛就会用力地看，这就容易发生视觉疲劳。长此以往，近视眼的人就容易长度数。

客：这样说来，保护好镜片还是一件很重要的事情啊！

呼：镜片磨损的原因只有一个——清洁保护不当。这就回到开头那个问题：镜片能使用多少年？应当说，在这问题上不可能有硬性规定。您镜片保护得好，就不存在使用年限的问题。倘若，得什么就拿什么去擦镜片，半年都用不了就已经磨损很严重了。

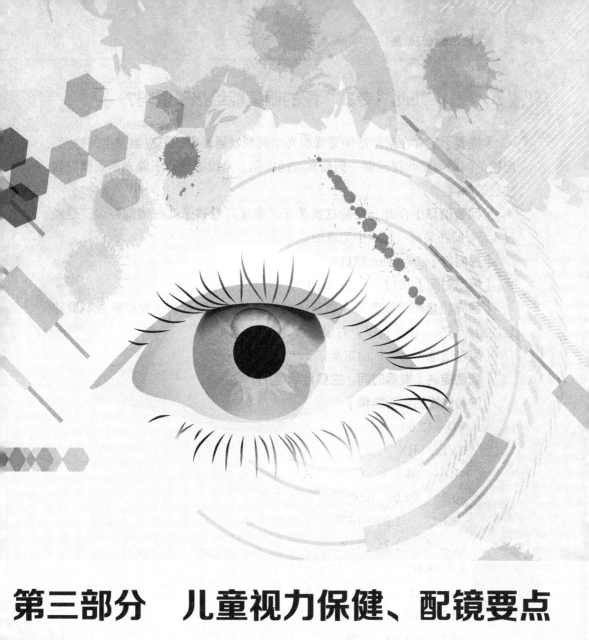

第三部分 儿童视力保健、配镜要点

【例01】 如此"专家"配的眼镜能给孩子戴吗?

[提要] 笔者在某网站回答眼视光学问题时遇到很多不应当发生的验光、配镜的问题。在此仅选取一例最典型的案例,来说明给孩子验光、配镜应当注意的问题。

[问答信息] 在此介绍的这次关于"专家"给孩子配眼镜的咨询,是经过4天时间在某网站栏目中完成的。

[提问者] zhaoyunju1211

[提问时间] 2012-5-22 12:59

[屈光检查和配镜经历] 散瞳前的结果是:右眼近视;左眼远视。散瞳后的测验结果:左眼远视,右眼正常。

[患者信息] 女2岁 山东某某

[病情描述(发病时间、主要症状等)]

[没有散瞳的测验结果]

VD:12.00

CYL:MIX

<R>	S	C	A
	+0.75	−1.00	160
	−3.25	−1.25	167
	−3.00	−1.25	179

S.E.−3.50

<L>	S	C	A
	+2.50	+0.50	106
	+2.75	+0.50	75
	+3.00	+0.50	85

S.E.+3.00

S.E.+1.75

PD=56MM

TOPCON

[散瞳后的结果]

VD:12.00

CYL:MIX

```
<R>    S      C     A
      +2.75  +0.50  94
      +2.75  +0.50  63
S.E+3.0
<L>    S      C     A
      +5.25  +0.25  84
      +5.25  +0.25  79
      +5.25  +0.50  78
S.E.+5.50
PD=48MM
```

TOPCON

[**想得到怎样的帮助**] 我应该按哪个结果呢？散瞳后应该是最准确的。因为，散瞳前，他测验时孩子没怎么配合。这次我去的，很配合。

```
VD：12.00
CYL：MIX
<R>    S      C     A
      +0.75  −1.00  160
      −3.25  −1.25  167
      −3.00  −1.25  179
S.E.−3.50
<L>    S      C     A
      +2.50  +0.50  106
      +2.75  +0.50  75
      +3.00  +0.50  85
S.E.++3.00
S.E. +1.75
PD=56MM
```

TOPCON

[**回答者：QYjiandan（二级）**] 2012-5-22 14：11

我觉得应该查远、近的视力，看有无眼位的问题（斜视），进一步用阿托品凝胶点眼散瞳，待睫状肌完全麻痹后进行检影验光，看眼睛的客观屈光；一般来说2周岁的孩子眼球还未完全发育到正常大小，还是远视眼，出现近视度数应该考虑有近视的问题；双眼的屈光度数相差这么多，看有无屈光参差性弱视；找经验丰富的治疗斜弱视的眼科医生就诊吧！

[**追问**] 谢谢！这次就是找的所谓的专家就诊的。他建议配镜，但是孩子不戴。我就是怕时间长了斜视。专家让半年后复查，现在刚用了散瞳眼膏5天，还能继续用吗？还有必要再找家医院验光吗？谢谢！

[**继续回答**] 不用再点散瞳药了，瞳孔已经散大，睫状肌已经麻痹了，应该去医院验光，进行检影验光，待半月后瞳孔复原再复验，看眼睛的屈光到底多少，然后配镜。

[**回答者：呼正林（十二级）**] 2012-5-23 07：34

因为提供的相关资料太少，只能就3组数据说点个人看法。

（1）3组数据显示的屈光状态

① 第1组数据：显示两眼是"混合型屈光参差"，参差量为 ±5.25D。

② 第2组数据：显示为"远视性屈光参差"，参差量为 ±2.50D。

③ 第3组数据：显示两眼是"混合型屈光参差"，参差量为 ±5.25D。

（2）"左眼远视，右眼正常"，这种说法不正确。3次检测结果，都不支持这样的说法。这样的判定结论，是专家吗？

（3）这样的屈光状态，不管出不出现斜视，都有配镜的必要。否则的话，孩子的双眼立体视觉的发育将会受到极大的影响，对孩子未来生活中的趋利避险的能力极为不利。

配镜，是必要的，但是第一次一定要配准。但要记住一点，散瞳药物作用不消失时，检测的屈光矫正度是不能用于配镜的。

[**追问**] 散瞳后的结果：

VD：12.00

CYL：MIX

<R>	S	C	A
	+2.75	+0.50	94
	+2.75	+0.50	63

S.E.+3.0

<L>	S	C	A
	+5.25	+0.25	84
	+5.25	+0.25	79
	+5.25	+0.50	78

S.E. +5.50

PD=48MM

TOPCON

去了两家医院，这个是最终的数据。那个专家，是在散瞳后检查完给配的眼镜。说让一个月再去检查一次。

[继续回答] 这也不是最终数据。这仅是个电脑检测打出的一个参考数据，这个数据仍旧是病理性屈光参差，但这只能是判定眼屈光状态的参考数据。最终的数据和配眼镜的度数一定是在使用散瞳药 2 ~ 3 周后检测的数据，只有在这时眼睛才能恢复到正常人的状态。在药物作用人眼的状态是人完全失去知觉的非正常生理状态。

[追问] 但是，某人民医院的专家就是散瞳时给测的数据，配的眼镜。我今天还专门去医院问了那个专家。他说，就是应该在瞳孔放大的时候配镜，还说让我放心。怎么办呢？

[回答] 使用瞳孔散大时检测的检测数据配镜，对于近视眼来说，会导致最终矫正不足；对于远视眼来说，则会导致矫正过度。这是屈光矫正学的最基本知识，这在任何一本眼视光学的书上都是明确的。任何一本负责任的屈光学和视光学书籍，是绝不应当写上瞳孔散大时检测的数据就用来配镜的。这样的专家，只能是"专家？"了。

[追问] 很感谢您的回答，您说的很对。不过他的眼镜处方度数比测得的数据低了 1.0 左右，左眼的处方度数是 4.0，右眼的是 1.0。不知道行不行呢？眼镜的钱我也交上了，也不可能退了。那个专家很"牛"，说：按我说的没错。我很无语，而且我交钱买的眼镜，一周后才能取。

[回答] 这里有三个问题值得探讨：

（1）远视眼矫正原则。是最高的屈光矫正度获得最佳的矫正效果。这名"专家"将检测的矫正镜度降低 +1.00D，与这一原则是相抵触的。

（2）瞳孔散大的情况下，未经复查就开处方，不管多牛，只能是"经验"，而不是现实。这种做法，不符合迄今为止的最基本规律。

（3）检测到的屈光度，两眼已经参差 ±2.50D 了，为什么配镜处方要扩大到参差 ±3.00D，这种操作应当是没有任何道理的。

尽管眼镜已经配了，在未得到眼的客观数据证实之前，这副眼镜是不适宜戴的，这样的眼镜很难做到对斜视、弱视的校正与预防的作用。

[追问] 处方不是"左眼的处方度数是 4.0；右眼的是 1.0。"而是"左眼的处方度数是 3.75；右眼的是 1.0。"这个眼镜能带吗？我很痛苦，怎么办啊！

[回答] 关于这副眼镜能不能戴，还是应当从几次检测来进行分析。目前，问题中有两组数据。

（1）第一组数据是"问题"中谈到的两个处方

① 左眼的处方度数是4.00，右眼的是1.00。

② 左眼的处方度数是3.75，右眼的是1.00。

这两组数据是有差异的。

（2）以下是逐次检测的情况

① 没有散瞳的测验结果：<R> S.E.−3.50；<L> S.E.+3.00（S.E. +1.75）。

这一组检测，左眼到底什么原因会出来两个数据，不清楚。

② 散瞳后的结果：<R> S.E+3.0；<L> S.E.+5.50。

这组数据与①③的右眼数据竟然出现了±6.50的误差。

③ 问题中您认为应该是最准确的：<R> S.E.−3.50；<L> S.E. +3.00。

而这组数据，双眼都是单一的数据，那么在没有充分证据的情况下，能否保证这组数据正确，应当说也是比较难的。

现在的关键问题，不是眼镜能不能戴，而是孩子的眼睛到底是什么样的屈光状态，准确的数据是什么。假如确认镜度不准，那为什么就不配那个准的呢？假如是准的，当然能戴，关键就是你根本无从判断哪一组数据是准的。

[追问] 谢谢您的回答！散瞳后的结果：<R> S.E+3.0；<L> S.E.+5.50，这个结果是准确的，因为散瞳后两家正规的医院都是这个结果。而且，两家医院都要求在瞳孔放大的情况下给配眼镜的，所以才敢相信医生的话，所以才在医生的嘱咐下配了眼镜，因为都是正规的大医院，都是挂的专家的号。

还有就是，假如这个眼镜处方是合适的，那么孩子带上以后真的就会有效果吗？没有效果是不是医生不负责任？或者是医生的处方不对呢？

谢谢！

[回答] 这里有两个信息是缺乏的。

其一，到底要通过这副眼镜发挥什么效果，始终不清楚。不要强调责任，这是空的。没效果也不能把医生怎么样。

其二，为什么要使用瞳孔散大时所检测的镜度配镜。活人在正常情况下，是不会使用散大的瞳孔看东西。而且瞳孔散大的情况下和瞳孔正常时的屈光数据是不一样的。

不管是大医院也好，专家也罢。做的没道理的也照样是不对的。再看看下面的两组数据：

散瞳后的结果：<R> S.E+3.0；<L> S.E.+5.50。

配镜的处方：右眼的是1.00；左眼的是3.75。

难道，不觉得下面这一行的数据与上面那一行的数据无关联吗？

就依你所说，"散瞳后的结果：<R> S.E+3.0；<L> S.E.+5.50，这个结果是准确的"。那下面这一行的数据是哪来的。既然"要求在瞳孔放大的情况下给配眼镜"，下面这行数据只能是猜出来的啦？否则，这行数据就不可能会检测到的。在"散瞳后的结果：<R> S.E+3.0；<L> S.E.+5.50"，能同时再检测出来"右眼的是1.00；左眼的是3.75"这一数据吗？

编后记

文中讲到的孩子，是一个混合型屈光参差。在验光、配镜中遇到一个很牛的"专家"。可是这位"专家"居然连瞳孔散大的情况下检测的屈光矫正度是不适宜配镜这样的常识都不清楚。连基本知识都不清楚的"专家"，这样的专家该叫什么？真的是让人觉得很困惑！

连基本常识性知识都不按照做的"专家"，给您的孩子验光所配出来的眼镜，您敢给孩子戴吗？倘若您不清楚的话，肯定就会戴。问题是，这种做法是不正确的。每个人都应当清楚下面的常识：

（1）使用散瞳药后，即刻检测出来的屈光矫正镜度，是不能直接用于配镜的。

（2）使用散瞳药，瞳孔散大时，眼睛处于非正常生理状态。这种状态只有在深度昏迷或完全失去知觉的情况下才能出现。这时检测出来的屈光数据不是正常的。

（3）应用散瞳药后，多长时间适宜接受屈光复健呢？适宜验光复检的时间，一般是指药物作用完全消失的时候。

① 使用"阿托品"进行散瞳，应在2～3周后进行复检。

② 使用"托品酰胺"进行散瞳，应在6小时之后进行复检。

之所以要在这里介绍这一案例，就是要提醒遇到类似情况的人，不要一见"专家"就迷迷糊糊地信以为真，就是想提醒那些还稀里糊涂醉心于崇拜"专家"的人：一定要挂上"专家也有赝品"的这根弦。因为一个"专家"不行，我们可以再换一个。可是每个人的一生，都只能有一对属于他自己的眼睛，只要对它不负责，他未来一定会给你个样儿瞧瞧。

通过这一案例，要想彻底解决配镜的问题，这是不可能的。这里只能提供一种思维的方式，使读者对不正常的配镜情况有一个自我警示和提醒的途径。

看完这篇文章，大家也许会说：既然称为"专家"，怎么会连最基本的知识都不清楚呢？可以确切地讲，这是一个真实的案例，大家只要输入"散瞳前的结果是：右眼近视；左眼远视。散瞳后的测验结果：说是左眼远视，右眼正常"，就可以搜索到这一案例的原生态页面的情况。

大家也许会说，怎么专家会不懂得最基本的知识呢？可是整个案例非常清晰地说明：这个"专家"可真的是不懂！

但是，也有另一种可能，这个"专家"真懂，但就是不按正确的做。要是这样的话，这个"专家"的行为就真的是有些做过了。据提问者讲，这名"专家"让过一个月再检查一次。那么再检查的结果如何呢？第1次度数是在"瞳孔散大"时检测的，第2次按正规程序检测，应当说，肯定是"有变化"。既然"有变化"，就得配制新的眼镜吧，家长敢不配吗？恐怕任何一个家长没有这样的底气。可是这个变化则纯粹是人为制造的。这样的行为，的确就很不地道了。本来1次配镜能解决的问题，非要达到再次（或更多次）配镜来解决问题，来提高配镜数量的话，这就非常地不正确了。

就我个人的感觉来讲，我更愿意接受这位"专家"真的不清楚最基本知识的现象。

【例02】 关于"视力检查"

前面已经对案例进行了原原本本的介绍，那么读者也许会说，尽管赝品专家很耽误事，那我自己应该怎么做呢？这就是今天要和读者共同探讨的问题。

【视力检查】

我就先说一说，验光中最基本、也是最简单的视力检查吧！经常有一些人问，为什么两个人都是0.1的视力，他只有200度，而我却达到了400度。这是因为在检测裸眼视力时，被检测者对视标的分辨精细度的标准不一致。采用高视觉分辨率者［图3-1（a）］，他的矫正镜度就会相对较低；采用低视觉分辨率者［图3-1（b）］他的矫正镜度就会相对较高。

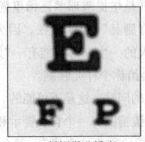 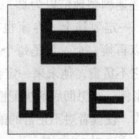

(a) 低视觉分辨率　　　　　　(b) 高视觉分辨率

图3-1　视力表分辨率对比

各位读者一定要记住图3-2和图3-3以及图中的文字，在检查视力时，一定要记住应该怎么做，一定要清楚看到图中箭头指示的部位，不要自己蒙自己。验光中看视力表，也要看到这种程度。

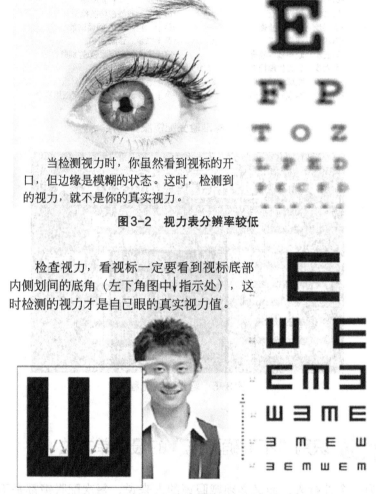

当检测视力时，你虽然看到视标的开口，但边缘是模糊的状态。这时，检测到的视力，就不是你的真实视力。

图3-2　视力表分辨率较低

检查视力，看视标一定要看到视标底部内侧划间的底角（左下角图中↓指示处），这时检测的视力才是自己眼的真实视力值。

图3-3　视力表正常分辨率的要求

【例03】关于"验光程序"

验光是一项非常严谨的视觉心理物理学检测技能。并非像有些人讲的"光学验光""医学验光"这样简单。这是一项以心理物理量为检测对象的检测技术。在这里提供两个最基本的操作程序（图3-4、图3-5）。

标准验光配镜服务程序

为确保配镜者获得科学合理戴用效能的眼镜，为确保配镜者得到最良好的屈光矫正效果，有必要将《标准验光配镜程序》作为验光、配镜操作的指导性文件。

- 第一步：恭迎顾客
- 第二步：屈光调查
- 第三步：原戴镜检查
- 第四步：视力检查
- 第五步：眼科基本检查
- 第六步：屈光生理检查
- 第七步：眼球运动检查
- 第八步：客观屈光检测

- 第九步：主观屈光检测
- 第十步：双眼视功能检测
- 第十一步：行走/阅读试戴
- 第十二步：诊断/处方
- 第十三步：定制眼镜/暂别顾客
- 第十四步：通知取镜
- 第十五步：戴用整形
- 第十六步：叮嘱科学健康戴用事项
  /恭送顾客

图3-4　标准验光配镜服务程序

☆☆验光配镜流程☆☆

一、问诊
二、客观屈光检测（只做进一步检测的起点）
① 电脑验光仪检测
② 检影镜检测
三、原戴镜检测
① 眼镜物理
② 矫正视力

四、主观检测
① 球镜度检测
② 散光检测（散光表）
③ 双眼平衡检测
④ 调节测定
五、行走试戴
六、近用试戴
七、定配镜

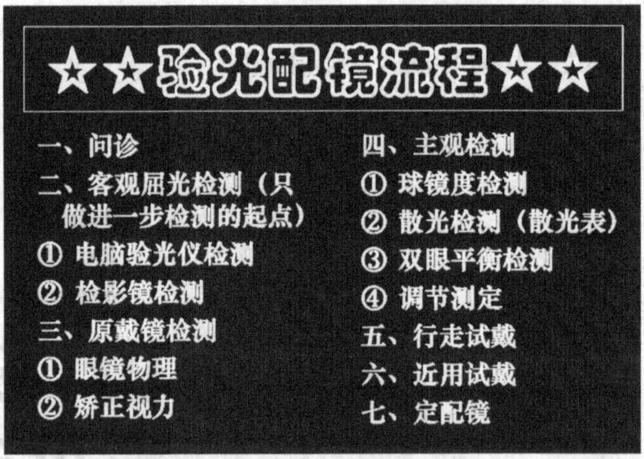

图3-5　验光配镜流程

【例04】识别"不准确验光"的最简单方法

作为一个外行人，而又必须戴眼镜的人来说，每次配眼镜都是不太放心的，总怕出现差错，不利于自己的眼睛。那么，有没有方法，可以在不懂眼视光学的情况下，及时发现"没头脑"的验光操作呢？可以明确地说，方法是有的，大致上讲有以下几种方法可供参考。

一、散光表

验光检测中，有一种呈放射状线条状的图形（图3-6），这种检测图形就叫做"散光表"，是当前检测散光必检的项目。当验光师说你有明显散光，而又没有使用散光表进行检查的，就说明对散光的检测就是"汤泡饭"。

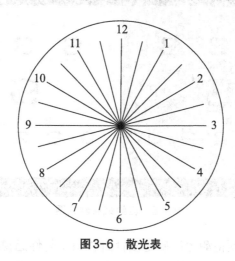

图3-6 散光表

二、双色检查

目前验光中还有一项颜色对比的辅助检测。这种检测也是目前验光必检的项目，这种检测是确定近视镜度、远视镜度是否精确的检测项目。倘若验光中，你只看到黑字白底的视力表（图3-7）的话，你眼前使用的镜片的镜度的准确度就可能会存在一定问题。

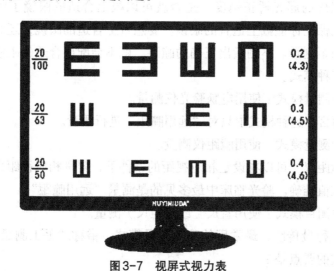

图3-7 视屏式视力表

验光过程中，检测最终单眼镜度是否准确的最简单方法就是"红绿试验"（图3-8），这也是验光师最常用的方法。

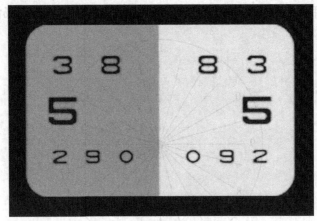

图3-8　红绿试验测试图

必须有上述两项检测才能确定复性近视眼（复性远视眼）精确数据的客观条件。当然，仅有这两项检测是不够的，验光师必须将其紧密配合在一起才行。作为消费者来说，只要知道自己应当接受这两种检测就可以了，这就可以保证检测者应当不是外行。

【例05】 瞳距测量是否准确的判定

有了正确的屈光矫正镜度，是否就可以戴上合适的眼镜了呢？做到这里，还不能保证你能戴上适宜的眼镜。要想带上合适的眼镜，还必须接受一种检测：瞳距测量。不测量出正确的瞳距，就不会配出合适的眼镜。瞳距测量有以下三种模式。

第一种测量模式：使用电脑验光仪测量。

一般而言，这种模式中只对"远用瞳距"进行测量。

第二种测量模式：使用瞳距仪测量。

使用瞳距仪，可以在设定相应视距的条件下，测量相应视距条件下的瞳距，测量数值准确。验光临床中最多见的是测量"远用瞳距"。

第三种测量模式：使用直尺（或瞳距尺）测量。

这是一种最传统、最常用的瞳距测量模式，俗称"手工测量"。这种测量瞳距模式的要点是：

① 测量远用瞳孔距离时，验光师必须交替使用左、右眼进行观察。假如检测者始终睁着两只眼，那检测出来的数据一定是不正确的。

②"近用瞳距"，一定是检测者闭上一只眼用单眼测量出来的。

关于"远用瞳距"与"近用瞳距"的关系。

在实际验光配镜中，近用瞳距的数值一般不采取直接测量的办法取得，而是通过计算的方法取得的。

计算公式：近用瞳距＝远用瞳距×k（k为计算常数。视距30厘米的k值为0.917；视距40厘米的k值为0.937。）

一般而言，近用阅读的标准距离为30厘米，这一距离的"近用瞳距"比"远用瞳距"要小5毫米。简单说，远用瞳距−5毫米就是"近用瞳距"。小于这一数据时，远用瞳距与"近用瞳距"至少有一个是错误的。

【例06】 儿童视力保健常识

一、视力不良的先兆

当您的孩子出现如下症状时，提示孩子可能出现了视力不良：

① 用手指或物品逗引宝宝时，宝宝对手指或物品无动于衷，没有视觉注意反应；

② 眼睛有些不太正：如斗鸡眼、眼位偏斜（特别是看近的时候）；

③ 一只眼睛偶尔或经常向内或向外运动；

④ 看东西时，眼球出现水平或垂直方向的快速运动；

⑤ 孩子说："1个东西看成两个"的情况；

⑥ 孩子走路经常出现走偏的现象；

⑦ 没有明确的疾病，但经常说自己头痛（特别是前额部）；

⑧ 经常说看不清楚东西，伴有怕光、流泪、频繁眨眼或眼睛发红；

⑨ 两眼瞳仁大小不一致（相差0.25毫米以上），在暗处有时会看到一侧瞳孔的亮度偏高（呈灰白色或黄色）；

⑩ 看远处目标时（特别是黑板）有使劲闭眼后再睁眼看的习惯；

⑪ 看东西时，头经常会向某一特定方向偏转或倾斜；

⑫ 看东西存在习惯性眯眼现象；

⑬ 总习惯于在较近的距离看电视；

⑭ 看书的距离近于或远于1尺；

⑮ 歪着脑袋看书；

⑯ 极不愿做专注力比较高的工作，常被说成"浮躁的孩子"；

⑰ 在日常活动中，经常发生欲望与手脚运动不协调的现象等。

二、家长如何在自己家中对比较小的孩子进行视力的检查？

家长要想达到预防近视的发生，或控制近视超出生理规律的增长速度，就一定要注意"从娃娃就要抓紧"。倘若不从娃娃抓紧的话，一旦到事情发生，后悔已经晚了。要想做好娃娃近视眼的预防与控制，主要应对以下4个方面进行观察和检查，以便尽可能早的发现眼的不良倾向的蛛丝马迹。

（1）孩子在出生2～3个月后，是需要家长对孩子开始进行最初视力考察的时期。此时，家长可以观察到孩子在视觉方面的两种表现：

① 对固定目标已经有稳定的注视能力；

② 孩子对移动的物体也已经可以进行视觉追踪。

倘若，考查的结果是肯定的，说明孩子的视觉没有太大的问题。假如，在考察中既看不到眼睛的固视，也看不到视觉追踪，孩子的视觉就可能有比较大的问题。

（2）对于相对比较小的孩子，可以使用阻断视线的办法来考查双眼的视觉状况。检查方法如下：

① 双眼遮挡：当孩子处于觉醒的状态，将其两眼用某一物品同时遮挡，孩子表现有拒绝反应时，说明孩子不可能存在单眼视觉异常的问题。

② 单眼交替遮挡：对单眼交替遮挡没有反应，不能说孩子的视觉有问题。对单眼遮盖没有反应的情况，要考查单眼是否存在视觉追踪反应。有视觉追踪反应的就说明眼睛不存在明显的异常。

在单眼交替遮挡检查中，倘若遮盖一侧眼出现拒绝反应，另一侧眼没有反应，这有可能是某一只眼睛存在明显视觉异常的一种征兆，检测中没有反应的那只眼就是有问题的眼。

孩子对遮挡的反应形式不尽相同，既可以是手的动作，也可能是头的动作，有的孩子还可能伴随着身体的扭动。但是，有效的视线被遮挡后拒绝反应将是必然存在的。

（3）对于较大的孩子，应尽早训练，力争尽早通过视力表来考查视力的方法。视力表检测在精度方面要比上述两方法更为精确。

（4）一般而言，3～4岁的孩子就应当对其进行立体视觉检查，立体视觉的考查只能使用立体视觉检查图来检查。

三、怎样检查幼儿的视力

4～5岁的儿童，一般都能学会分辨视力表上的视标，可以准确指出视标字符的开口方向。但是，这一年龄段的孩子相对比较活泼、好动，使用固定式视力表进行检测比较费时费力。一般都是用单字符卡片式视力表进行检测。

检测中应注意以下3个问题：

① 不同年龄孩子所达到的视力是不同的，一般而言，4岁为0.6；5岁为0.7；6岁为0.8；孩子达到1.0的视力一般都要在6岁以后。

② 年龄低于4岁的孩子，只能对其视觉基本状况进行考察，进行精细视觉考查是难于实现的。

③ 对于可以用视力表进行检查的孩子，在检查时应注意，两眼视力的差异问题。倘若两眼视力的差异超过两行时，说明问题相对较大，有可能将来会出现影响双眼视功能发育的不良问题。

四、健康用眼行为

当孩子用眼的行为不健康（尤其是视近作业）时，常常会导致视觉疲劳、视功能下降，这可能是诱发近视眼、进食发展速度加快的原因。请您注意自己的孩子是否已经养成良好的生活、阅读习惯，是否能做到最大程度上减少视屏对眼的副作用。

1. 养成良好的生活习惯

① 改掉日常生活的不良习惯是最重要的预防、控制近视发展的方法。

② 注意营养均衡，摄入丰富的维生素（特别是维生素A、维生素B等）。

③ 进行有规律的、力所能及的户外活动（散步、骑自行车、打球等）。

④ 多向远方（特别是青山绿水）眺望。

⑤ 不宜让较小的孩子过早地接受繁重的视近工作。

⑥ 保持充分的睡眠，养成有规律的作息时间。

2. 养成良好的阅读习惯

① 保持端正坐姿，在33～40厘米距离进行阅读。

② 在行驶的车辆中不得看书、报，不玩掌上游戏机。

③ 写作业时，一定要使用与儿童身高相符的桌、椅。

④ 进行电脑作业不得超过30分钟。

⑤ 为学龄前儿童挑选阅读物一定要以大字形和色彩鲜艳为条件。

3. 最大限度减小视屏对眼的影响

（1）看电视时，人与电视的关系应注意以下4个方面：

① 视距：电视屏幕对角线长度5倍及以上的距离。

② 水平偏角：控制在偏离视屏300°之内。

③ 垂直偏角：控制在略高于视屏约150°的位置。

④ 照明：确保充分的照明。

（2）不得躺着观看电视。

（3）视屏作业30分钟应让眼睛看远休息10分钟。

（4）应将视屏的色彩与亮度调节到柔和稳定、画面清晰的状态。

（5）应调整视屏的方向，使之处于无眩光、无反射的位置。

（6）学龄前儿童每天注视视屏的时间不得超过1小时。

五、饮食须知

饮食一定要讲究均衡，避免偏食，这样的饮食习惯对眼睛的健康将是有益的。例如对维生素A（或胡萝卜素）的摄取，就能预防眼睛干涩不适，并能起到预防夜盲症发生的作用。

富含维生素A的食物包括：蛋、牛奶及奶制品、黄绿色的蔬菜瓜果。例如花椰菜、芥蓝、芒果、南瓜、芦笋、胡萝卜、芒果等。

维生素B群是视力保健不可或缺的成分，可以通过乳制品、瘦肉、绿叶蔬菜、豆类、小麦胚芽、糙米或胚芽米的摄取获得的。

维生素C具有抗氧化作用，有减少和预防紫外线对视网膜的伤害、延缓和防止晶状体的老化，达到保护眼球的健康的功效。日常饮食中的橘子、柳丁、番石榴、桑椹、番茄、奇异果、樱桃、草莓、葡萄柚等，均属于维生素C含量比较高的。

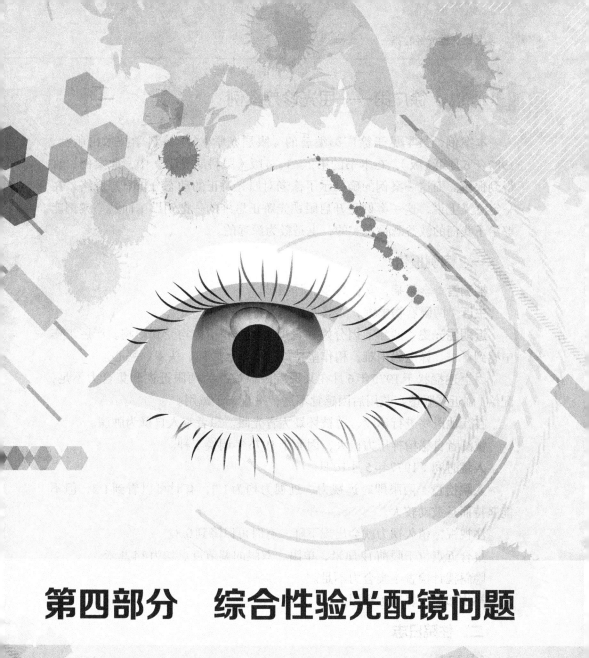

第四部分 综合性验光配镜问题

【例01】 徐广第——屈光诊疗案例

本案例，最早见于徐广第编著的《眼屈光学》（上海科学技术出版社，1987年6月第1版），在本书的第2、3、4版《眼科屈光学》中，此案例一直得到保留。而这一案例的确展示了徐老对屈光矫正的动态分析思想脉络，在一定意义上说，这一案例是开启眼视光矫正思维的一把钥匙；而这一案例能够给予我们的教益既是现实的，也是极为深远的。

一、病例报告

被测者：李某某，女，31岁，译报员。

主诉：两眼看物模糊，尤其看近不能持久。

近期屈光史：两年前因分娩和丧母而体力和精神均受到影响。产后工作中感到看书、译电码困难，稍作坚持即感眼胀、眼痛、头晕、恶心。

因上述症状于1975年6月在某医院眼科诊断为两眼近视和集合力不足，配给1副近视眼镜。戴用后因感觉不适，一直未予戴用。

在其他医院进行诊疗，曾被怀疑为青光眼。患者本人自疑为肿瘤。

被测者自感精神压力极大，因而于1976年调换工种。

入院时间：1977年5月10日。

入院检查：两眼即时远视力、近视力均为1.0，有时可以看到1.2，但不能坚持而且波动较大。

注视视标稍久视力就会出现下降，有时可以降到0.8。

集合近点位于眼前12厘米，单眼、双眼的调节近点均为14厘米。

隐斜视计检查：集合力不足。

初步印象：轻度远视眼。

二、住院日志

5月12日

后阿托品点眼散瞳，检影检查结果如下：

R：+0.75DS+0.50DC×165°，矫正远视力为1.0；

L：+0.50DS+0.25DC×180°，矫正远视力为1.0。

初步印象：轻度远视眼，视觉紧张、视觉干扰。

5月13日～6月17日

1. 住院检查

隔日检影检测屈光矫正镜度1次，通过连续检影检查对被测者屈光矫正镜度的变化进行观察。

阿托品散瞳复核，检测屈光矫正镜度结果为：

R：+0.75DS+0.50DC×165°。

L：+0.50DS+0.25DC×180°。

直至6月16日止，连续检影检查结果未发现变化。

2. 处置

令被测者在滴用后马托品的情况下，戴用R：+0.75DS，L：+0.50DS眼镜。

最初感觉：不太习惯。

半个月后：只有戴眼镜才能注视近距离目标和从事近距离工作。

3周后：感到戴眼镜注视远距离物体更清楚、舒适。

6月上旬：曾在两个上午各坚持校对、打字2个半小时，未发生任何症状。

3. 出院前检查

在戴用R：+0.75DS，L：+0.50DS眼镜的情况下，双眼远、近用矫正视力均为1.5。

出院日期：1977年6月17日。

三、徐广第：对诊疗案例的评述

通过这个案例，使我们认识到：

① 轻度屈光不正，尤其是远视眼、远视散光眼，易引起视觉干扰症状。随着科学的进步，近距离工作逐渐增多，对视觉干扰症状应引起注意。

② 屈光不正的检查结果，从表面上看，好像是纯物理性的，用光学矫正是毫无疑问的，但在整个视觉过程中，包含着一系列的生理和心理因素。不了解、熟悉这些问题，屈光学的矫正往往不能达到满意的效果。

本案例系在睫状肌麻痹的情况下开始戴镜的，使之习惯，因而取得较好的效果。从戴镜后的主观感觉分析，睫状肌麻痹时，对于光学矫正并不完全习惯，所以只有看近时才感觉是必要的。经过20多天的强迫戴镜后，虽然睫状肌麻痹药物的作用已完全消失，戴着所配的眼镜看远处物体时还是非常舒适、清楚的，这足以证明在看远时睫状肌是放松的。这一点也有缩瞳后的检影结果予以证实。

③ 从用后马托品和用阿托品散瞳后检影结果来看，两者并无差别。所以尽管患者有眼紧张的主觉症状，由于年龄已超过30岁，睫状肌肌力日趋衰退，仅用后马托品即可达到预期效果。

④ 随着年龄的增长，调节力逐渐减弱，使轻度远视的隐形部分慢慢向显

性方向发展，是产生调节紧张的固有因素，而精神沮丧和体力减弱应该认为是本案例症状发生的诱因。这一情况值得引起注意。

四、呼正林：对徐老诊疗案例的学习体会

通过温习这一典型案例，特别是对徐老对案例的分析与评述再次学习，深刻地体会到：这一案例对屈光矫正实践是有很多值得借鉴和思考的经验的。

1. 低度屈光不正不是小问题

人们往往认为，低度屈光不正不是大问题。但从造成影响来说绝不是小问题，徐老介绍的这一案例充分说明了这一点。因低度屈光不正常常会导致一些假象，这些假象又掩盖了趋光的实质。

因此，在屈光检测与矫正中，已不能小瞧了低度屈光不正。否则的话，就将你引入到错误的矫正方案中。

2. 视觉干扰症状

视觉干扰症状，是伴随着近距离工作强度的增大越来越引起人们重视的一个问题。特别是随着电脑的普及，不接触电脑的人已经很少了，尤其是在城市中生活的人更难与电脑绝缘。这就造成了近距离工作的人在近距离用眼，非近距离工作的人也用不少时间在从事近距离工作。可以说，视觉干扰现象是屈光检测与屈光矫正中的常见现象。

3. 屈光矫正不仅仅是光学校正的问题

从验光结果与屈光矫正镜度看，似乎就是一个光学对应数据的问题。但从这一案例来看，屈光不正的表现与身体状况、心理状态也时有联系的。因此在屈光检测与矫正中，特别是在制定矫正方案的时候，一定要充分考虑各方面的因素。

五、睫状肌麻痹剂的应用问题

睫状肌麻痹剂，俗称散瞳药，徐老之所以使用睫状肌麻痹剂的称谓，是因为可以散瞳的药物不仅有睫状肌麻痹剂，其他药物也有散瞳作用。因此，将阿托品、后马托品、托比酰胺等合称为睫状肌麻痹剂更为恰当。

1. 睫状肌麻痹剂在视光学中应用

这类药物在眼科主要作用是舒缓调节紧张。实际应用有以下两种形式：

（1）验光应用 这是睫状肌麻痹剂应用最为广泛的一种用途，是否来验

光的人都存在调节紧张呢？这是一个很难确定的问题。没有确切的调节紧张指证是不应当散瞳的。徐老介绍的这一案例是典型的调节过度紧张导致视力不稳定的案例，这才是使用睫状肌麻痹剂需要散瞳的经典案例。那种来者不拒，百分之百给予散瞳的做法是值得商榷的。

（2）辅助矫正　既然存在调节紧张、视力不稳定，在进行屈光矫正中就应当首先使调节回到正常的生理状态。这显然不是托品酰胺这种快速散瞳药所能达到的。

2. 年龄与睫状肌麻痹剂的选用

散瞳药的选用与年龄存在着一定的关系。后马托品只有在年龄较大（超过30岁，即调节力逐渐减弱，轻度远视的隐形部分慢慢向显性方向发展）时，其散瞳作用才可以与阿托品具有同样的功效。而对于青少年来说，调节储备充足，应当使用阿托品才是正确的选择。应当说，青少年的验光散瞳是不适宜使用后马托品的，当然更不适宜使用比后马托品作用更弱的托品酰胺。

六、影响视觉症状的因素是多样的

影响视觉的因素不仅仅包括眼的屈光问题，精神心理状态和身体健康状况都有不容忽视的价值。尽管这两种因素很难改变眼屈光的形态数据，但是必须注意到以下两种作用：

① 对已经存在临床症状却可以起到推波助澜的作用；

② 对眼的调节等眼的潜在机能危机起到诱发的作用。

【例02】 四个镜度不同数据的配镜处方的分析

某某先生：

您好！

11月10日的来信已经收到。

您的来信中提到自己的孩子因视力不好，曾经在两天内分别到4家眼镜店（或验光配镜中心）进行验光。尽管各家的验光设备没有太大的区别，但检测出来的验光结果却是不同的，一个地方一个样，而且有的差距还很大。您问：根据这样的验光结果该怎样给孩子配眼镜？您在信中对4次验光的具体的过程和检测中所使用的检测方法等情况提供的信息是非常不够的，因此，要确定使用哪家店铺检测的验光结果进行配镜才更加合理还是比较困难的。在此仅根据来信中所提供的4家店铺的屈光矫正镜度处方来推测各次验光的基本状况（图4-1）。

A店	B店
R：-2.50DS-0.50DC×180°	R：-2.75DS
L：-2.75DS-1.00DC×180°	L：-3.00DS-0.50DC×180°

C店	D店
R：-2.75DS	R：-4.00DS-0.50DC×180°
L：-3.25DS	L：-5.25DS-1.00DC×180°

图4-1 4家店铺的屈光矫正镜度处方

分析这几个处方之前，必须确定一个先决条件：4次验光中，孩子的单眼的矫正视力均为1.0。按这一条件对上述4个处方进行分析的话，问题最大的应当是D店出具的处方。

一、D店处方：不可用

之所以说这个处方可能有较大的问题，最基本的判断依据是：在4份处方均能达到矫正视力1.0的情况下，这个处方的数据是绝对不能用的。那么，D店在验光中到底存在什么问题呢？根据眼屈光的知识与验光的基本规律进行推测，D店在操作方面可能存在以下2个问题：

1. 没有对被测者调节力进行有效的控制

D店处方的镜度比其他几个店要高出近-1.50DS，只能说明该店在验光中对被测者高张力调节未能有效地予以控制。尽管矫正视力仍旧为1.0，但应当肯定：被测者是在使用1.5D调节力的情况下达到这一目标的。即D店验光结果获得的矫正视力，是在被过度矫正为"人工远视状态下"获得的。

2. 没有对被测者的球面镜度进行精确核定

近视眼球面镜度的在验光中所出现的过度矫正的数据，只要验光师进行认真的检测与核对，过度矫正镜度的值都是可以被有效修正的。最常用的核对方法有以下两种。

（1）双色试验（最常用的是红绿试验） 这名被测者在面对双色视标时，应当是绿色明显更为清楚一些。

（2）适当减低近视镜度，观察矫正视力的变化 当减低镜度-0.50DS时这名被测者的矫正视力应当不会出现远用矫正视力降低。

D店的验光过程极可能缺少上述必要的验证与核对手段。

3. 没有检测的远用屈光矫正镜度进行阅读考察

在对青少年进行验光时，主要检测的是远用屈光矫正镜度，但是要注意他们要用这样的镜度进行近距离阅读工作。被测者应当是一名青少年，检测出来的远用屈光矫正镜度必须经过近用阅读效能的检验。这名被青少年检测者显然不可能接受过这种效能的考察。过度矫正−1.50DS是不太可能通过近用阅读效能检验这一关的。

二、A店与B店的处方：都是合理的矫正方式

A店与B店的处方尽管数值不太一样，但在生理矫正光学上所获取的视觉效果是基本相同的。读者不难发现：B店的处方是将各只眼中的−0.50DC转化为−0.25DS而加入每只眼的球面镜数据之中。这就是通常所说的等效球镜度的转换。这样幅度的等效球镜度转换对矫正视觉的分辨力是没有明显影响的。那么这两家店的处方在什么情况下使用才合理呢？

1. A店处方

倘若您的孩子，戴用这个处方的镜度没有明显的不适应，或仅在较大幅度运动时有些不适应，就应当使用A店的处方配镜。因为散光矫正原则是：正轴足度矫正。

2. B店处方

倘若您的孩子因某种原因，戴用A店处方有晕的感觉，就应当使用B店提供的处方。尽管B店的处方略有偏差，但是戴用感觉良好，对改善学习、工作效率还是有益的。应当说B店的处方也是一个合理的矫正方式。

三、C店的处方：最好不用

C店处方与B店处方的不同之处，是将左眼剩余的−0.50DC也转化为−0.25DS加入了左眼的球面镜度中。也就是说，被测者左眼的−1.00DC全部转化为球镜度加入到了左眼的球镜度中。这样幅度的等效球镜度的转换所产生的视觉效果相对会较差。从视觉生理光学角度考察，−0.50DC到−0.25DS的转化效果最为理想。这也就是说使用C店处方时，您孩子左眼的视力会略差（约有一行的矫正视力差异）。

从让孩子获得更好的矫正视力和更好的双眼矫正视觉效果来考虑，应当以A店和B店这两张处方为准（最好是使用A店处方）。D店的处方是绝对不应当用来配眼镜的。

以上意见，是对您的来信中所提供的有限资料进行分析后，提出的几点个人意见。这些意见不一定能说明您的孩子在验光与配镜中可能存在的所有的问题。但是，从屈光矫正的意义上讲，以上意见会对您为孩子配一副的合理的屈光矫正眼镜略有帮助。

祝您的孩子学习进步！

此致

敬礼

呼正林

2008年12月20日15:30

北京市

【例03】 近视眼治疗方法有效性的鉴别
——有关"和眼镜说再见"一次咨询对话

【文章背景说明】这是一次真实对话的记录。是关于80多年前出的一本书《Better Eyesight Without Glasses》的咨询对话。这本书最近在中国被人投其摘掉眼镜恢复视力的美好愿望而翻译出版发行。从而使贝茨这个人名被神话，也使很多一些人打着贝茨这面旗帜开始生产治疗近视眼各种器具。应当说，贝茨的理念对于略有科学知识的人，其唯心主义的理念及巫术式的方法是不会产生多少吸引力的。但是，在视光学与眼科普及非常不理想的我国，却堂而皇之地走入了人们的视线。我只想通过这篇真实的对话，能帮助人们了解已经被历史尘封的贝茨，了解贝茨的其人其事，以免走入这一既没有效果又浪费钱财的误区。

那么多治疗近视眼的方法，消费者怎样判定这些方法的有效性呢？本文将向您介绍一种最权威的鉴别方法（图4-2）。

【咨询对话】顾客：您是呼先生吗？

呼正林（以下简称"呼"）：我是姓呼，您找我有什么事吗？

顾客：我想向您咨询一下这本书（指《和眼镜说再见》）的问题。

呼：这本书我知道，这本书按原英文名直译应为《更好的视力没有眼镜》。

贝茨理论的最经典"名言"

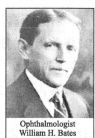

Ophthalmologist
William H. Bates

威廉姆·H·贝茨

任何屈光不正、斜视或其他眼功能障碍的根源，都不过是一个念头，错误的念头，一旦这个念头消失，障碍也迅即消失。最严重的屈光不正也能在一瞬间地矫正。斜视能够消除，弱视引起的视力低下症也可以治愈。如果念头的消除是暂时的，矫正也是暂时的。当这个念头永远消除后，矫正就成为持久的。

图4-2 贝茨的"名言"

顾客：请问您，这本书中讲的方法真的能摘掉眼镜吗？

呼：有一点必须肯定，贝茨先生的说辞是很有感召力的。在当时，即便是一些很有医学造诣的人都相信了贝茨讲的话。贝茨讲，用他的方法不但可以让近视眼摘掉眼镜，还可以治好老视眼、治愈青光眼、白内障。贝茨的助手埃米莉·利尔曼小姐曾经介绍了一个案例，这个案例是相当有名的：通过用手掌抚摸，使一位老妇人一只眼患青光眼（眼球硬化）变软，另一只眼患"完全青光眼"，以至完全失明的眼睛看见了东西。这应当是"治愈"青光眼的最快记录了。

顾客：呼先生，您等等，这说得有点太过玄乎了吧，能是真的吗？

呼：您也听出问题来了吧！他还认为，近视、远视和散光不过是"不正常的精神状态"所引起的"紧张"所致。他说，"任何屈光不正、斜视或其他眼功能障碍的根源，都不过是一个错误的念头所引起。一旦这个念头消失，障碍也迅即消失。"

顾客：这不对吧！近视眼怎么会是由错误念头引得呢？

呼：正是这种神乎其神说道，导致很多他原来的追随者最后都离开了他。更搞笑的是他在好莱坞讲演时发生的一件事，这件事情真实地记录在1952年4月12日《星期六评论》上的贝内特·塞尔夫的专栏文章："他站起来发表讲话时没有戴眼镜，显然，他阅读放在讲台上的讲稿没有感到困难。是'眼操'真正使他恢复了正常视力吗？当他滔滔不绝地讲下去时，我和在场的1200名客人惊奇地望着他。后来他突然支吾起来——于是大家明白了令人不安的真相，他根本不是在读他的讲稿，他事先把它背下来了。为了重新想起他的讲话，他把讲稿越来越贴近眼睛。讲稿离他眼睛只有一英寸左右，但他仍读不下去，于是不得不把手伸进口袋去找放大镜，以便看清字迹。这实在令人尴尬……"

顾客：这不是自己打自己的嘴巴吗？

呼：一位号称可以通过"眼操"可以治疗老视眼的大师，看近距离目标还需要使用放大镜，这些都是历史的记忆。问题是，一本81年前出版的这样一本书，在今天的中国出版了，据说销量还不错。这不能不令人遗憾。

顾客：这就是说，以贝茨为旗号的治疗近视眼的方法和器具，都应当是有问题的了。

呼：既然是以贝茨作为旗号，我们就可以肯定，这种方法和器具一定存在着不实之词，到底有多少虚拟的作用消费者是很难分辨出来的。对于这样的方法和器具，您应当采取的方法就是把钱放在自己兜里，购买务必要慎重。

顾客：您能不能给我一个建议，最大程度减少上当受骗的可能性呢？

呼：您只要记住一条就可以了。近视眼的根本变化就是眼球变长了，不管什么方法只要能让眼球变短就肯定是有效的。否则就是无效的。

顾客：那我怎样能知道眼球会变短呢？

呼：拿一条鼓眼金鱼做实验，只要方法能让金鱼的眼不那么鼓，甚至瘪下去，就说明这种方法真的有效。假如您看到有哪种方法曾经做过这样的实验，而且有效，这种方法就是有效的。否则，就一定是"信不信由您"的方法，是否真的又有效则就是另一回事了。

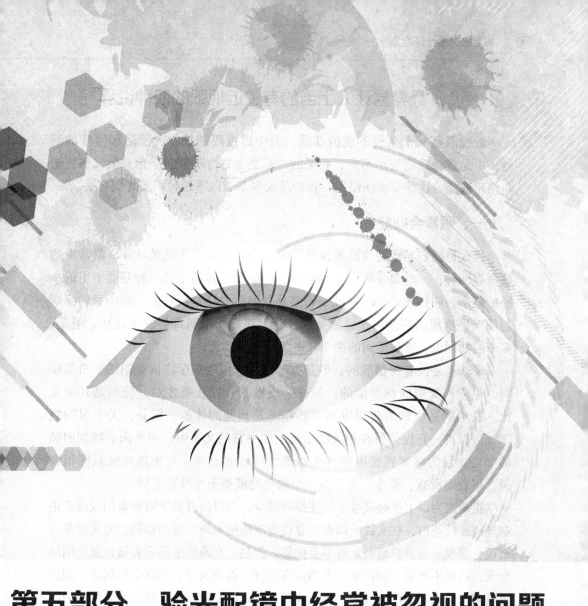

第五部分　验光配镜中经常被忽视的问题

【例01】 最容易让人上当的有关近视眼的四种说辞

近视眼是一个久说不衰的课题，关于近视眼的控制、预防和治疗的问题，更是奇谈怪论层出不穷，相关的产品更是你方唱罢我登台，但又都将走向销声匿迹。这些"奇谈怪论"和产品大多是与以下四种不实之词有关。

一、眼睛会抽筋

什么是抽筋？冠冕堂皇地说是痉挛，说得通俗点儿就是转筋。最常见的痉挛有两种，一种是小腿肚子的痉挛，叫腿肚子转筋；另一种是肚子里的小肠的痉挛，叫做肠痉挛。腿肚子转筋是骨骼肌的痉挛所致的，而小肠的痉挛则属于平滑肌的痉挛。这也就是说，骨骼肌、平滑肌都会发生痉挛。但是，痉挛的共同点，就是肌肉的两头往一块揪，其痛无比。

眼球里是没有骨骼肌的，但是有平滑肌。眼的痉挛应该是眼的平滑肌痉挛，也应当类似肠痉挛似的，是往一块揪着、拧着痛才对，应当是其痛无比。这也就是说眼的痉挛应当和肠痉挛是相同的体验。但是，关于眼的痉挛，可以说一直仅停留在相关的话语中和书籍的文字中，至今未有特别明确的实证。眼的痉挛到底出现什么物理性指标的改变？有生理改变只能用嘴说，想看则没有。至今，关于眼痉挛的生物模型至今没有见到。

正是因为以上这些最基本的证据的缺少，使得所有关于眼痉挛的眼的理论都显得比较苍白，在实践上都存在着很难准确把握质、量的难题。但大家都这么说，谁也不敢说眼睛一定就不会抽筋。但是，在眼痉挛还没有被证据证明的今天，还是不要拿"眼痉挛"太当回事为宜。否则的话，你就会很纠结。利用这种理论给人家治疗近视眼，难免会落入蒙人钱财的水坑下场。对于那些力图使用这种方法治疗的近视眼来说，往往也只能得到点心理安慰而已。

二、近视的原因

当前，几乎所有的近视眼，都希望自己是假性近视。假如真是这样的话，近视眼的预防与治疗就好办多了。问题是，近视眼到底是什么原因造成的至今仍旧是个谜。都说近视眼和过多的高负荷阅读有关，但是有的人同样的情况下就是不近视，什么原因？不清楚。近视眼和遗传有关联，这在局限到2代人的考察中虽然已经被证实了，但当我们把这个结论放在整个人类过程去考察就会发现，这个结论底气也是不足的。

医学专家、学者，对近视眼发生的探索远远超过了100年，怎么就找不到近视眼发生的最关键的原因呢？只停留在推测、猜测上呢？原因只有一个：近视眼发生原因的探索始终把重点放在了外来因素对眼的客观影响。这就把生物的适应放在了或有或无的地位被忽略了。这应当是近视眼之所以至今不能找到预防、控制途径的关键。

那么，近视眼到底是怎么发生的呢？我们没道理也没有证据可以推翻前辈所做的结论。但是，我们必须看到，不管是什么样的外部因素，只要没有内部因素动作，事物就不会发生变化。在近视眼的发生上，假如眼睛不主动的去适应，近视眼就不会发生。当视觉环境发生了变化，眼睛不可避免地就会发生在生理上的适应，长期的适应必然会导致眼的生理和结构的顺应性变化。生理适应和结构顺应这两种变化，才是近视眼发生的最基本的机制。

近视眼可以预防、控制吗？应当说，这种可能性是存在的，做到100%不能保证，但是做到基本良好的预防结果和最大限度地控制发展还是可能的。而这种方法，就在于解决阻断眼的生理适应过程和找到控制结构顺应变化的方法。

三、治疗效果不明显

近视眼能治吗？所有的近视眼的人都觉得应当能治。这就是为什么当前号称能治疗近视眼的方法很多的原因。正是近视眼的强烈渴望，养育了治疗近视眼的方法的层出不穷。应当说，这就是需求决定了供给，效果是否真实有效则另当别论，因为站在方法两端的一方是卖者，另一方是买者，完成交易是目的。卖者收到的是方法的劳作（治疗）费，买者得到是方法的体验。在这一交换中，目标只是方法，与方法的效果无关。假如是以方法为交易的目的，则应当有什么效果，我交什么钱；没效果，就不应当交钱；出现负效果，得给我赔钱才对，现实并不是这样。还没效果呢？您就交了钱了，即便没效果您也没辙，这就是因为您买的本身就不是效果，买的只是体验。

必须明确地说，关于治疗近视眼的效果上，至今还没有一家能真正做到无效退钱的。也没有卖家会真这样做，否则地话，卖这种东西非把命赔上不可。

四、假性近视

近视眼，特别是青少年近视眼，都希望自己是假性近视。孩子的家长，更是会坚定地去寻找假性近视的证据，会始终抱着一定治好的美好的愿望，给孩子用各种方法进行治疗。那么，什么是假性近视呢？

我们先来看看图5-1。正常眼球的前后径是24毫米，近视眼球的前后径大于24毫米。这也就是说，眼球大于24毫米，就是近视眼，而假性近视一定不会大于24毫米。当然实际上眼的生理结构远比我们想象的要复杂。但是，可以说，当被检测出是近视眼的时候，不能证明现在的眼球和过去的一样长，就无法证明这近视是假的。而目前，恐怕没有一个人能拿出这样的证据，因此也就只能落一个期望结果罢了。

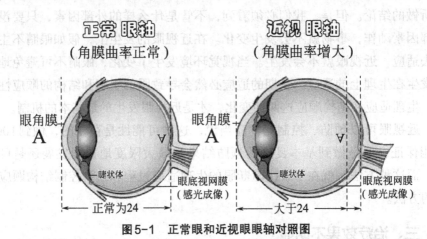

图5-1　正常眼和近视眼眼轴对照图

那么，到底有没有假性近视呢？长期从事近视眼研究的著名眼科和生理学家汪芳润先生在2007年就已经明确讲：

现实情况表明，假性近视眼学说的推行，为各式各样的并无矫治效果的商业活动，提供了极为有利的理论依据。从某种意义上讲，这不能不说是一个悲剧！为了不让学术上的误会继续下去，特别是不要让我国近视眼防治研究的混乱局面继续下去，人们呼吁：近视眼不宜再分真假了！

汪芳润先生是非常值得尊敬的近视眼专家。多年以来，老人家在假性近视方面进行大量研究和探索，能给我们解开这个谜底，已经能够表现出了他非凡的人格和对科学真知的严谨态度了。难道我们偏得让老先生发表个什么"书"吗？

什么是假性近视？就是当我们长时间近距离工作，在突然看远时感觉到的暂时模糊，几秒钟后又恢复了清晰的视觉。这几秒钟的暂时模糊时间的眼睛所处的状态，就是假性近视。说到底，这就是一个视觉疲劳的问题，只能说明用眼不太科学出现的一种暂时状态而已。这只需要进行对用眼的方法进行调整，不存在治疗问题。

对于那些已经维持了几年、十几年的看不清楚的人，还硬要寻找是假性近视依据而不辞辛苦接受治疗者来说，不可能得到符合自己想法的满意结果，不过是平添烦恼而已。

【例02】 近视眼的人，应当知道的五个秘密

一、屈光手术的大夫们，为什么没有屈光手术后的烦恼？

屠夫是为人们提供肉食而从事对动物刺杀、分割工作的人。一旦进入屠宰程序，必然是鲜血喷流进而进行切割，一劈两半，大钩一挂就上了大杠，这是一种特殊的解剖过程，是一种彻底的非治疗性手术过程。因此，屠夫是最惧怕做手术的。

实施近视眼屈光手术者，天天都在做手术。手术所造成的不良后果，他们应该是看得最多、最全的那一些人。保住自己的眼睛，可以继续做手术，这也是以此谋生的重要手段吧。他们对手术所造成的那些问题，因为历历在目的那些术后之事而更加惧怕，他们思维中的底线是：当前还不值得为摘掉眼镜冒这么大的风险。这就是当前戴眼镜的手术大夫为什么只给别人做，而自己坚决不做的心理原因。

屈光手术的大夫，他们为什么就没有手术后的烦恼呢？很简单，他们根本就不接受治疗方法，不做当然就没有后遗症，没有后遗症当然就没有烦恼。他们把烦恼都无私地奉献给接受手术的人，当只接受手术的人才会有烦恼。

二、近视眼能从有到无，为什么自己就不行？

这是因为：任何事情，只要用说的办法来解决，都相对比较容易。说的人不是实践者，因此说就足够了，落实不落实并不重要。

对准备实践从有到无的近视眼者，仅仅靠"说辞"是解决不了问题的。可是，一切事情都是听到的话。话是不能将眼球变短的，有这想法的人自己的近视眼就不能呈现从无到有的过程。因为使眼球变短的方法，本来就没有。

前面我们已经说到了，近视眼是因为眼球前后径（即眼轴）变长了。要想让近视眼降低度数，就必须让眼轴变短。要想让近视度数减少到没有，眼轴就得减退到原来的长短。没有任何证据说你近视眼的程度下降了、治愈了，这都是无稽之谈。

非亲临治疗者，因为有自己的欲望作为导向，总会引导着思想上走向

"觉得管事"的思维定势。但是，一旦亲身体验，看不清楚，就是看不清楚，思维定势失效，当然就剩下了没有效果的结果。

三、都说可能是假性近视，自己怎么就成了真的？

人一出生总是要从小到大、从幼到老，眼睛也一样有一个从幼到老的过程。眼的从幼到老的过程就是眼的屈光度数不断向负镜度方向发展。人在成人后眼的屈光度要比出生时眼的屈光多 -2.00 ～ -3.00D 近视度。这种情况有以下三种表现：

① 出生时就是正视眼，将来肯定是 -3.00D 近视眼；

② 出生时就是 +3.00D 远视眼，将来肯定是正视眼；

③ 出生时就是 -3.00D 近视眼，将来肯定是 -6.00D 的近视眼。

这是正常的眼发育过程。

那种倒退回去的生理过程，据听说只有在超光速的情况才会发生。当前这样的事情还处于虚无缥缈中，一次也还没有人经历过。因此，所有死去的和还活着的人，还没有人经历过真的返老还童的这种倒退的生理过程。既然生理过程不能倒退，一旦近视了，要想再退回去，也只作为一个幻想，想一想而已。谁当真，谁就会花冤枉钱。

四、瞳孔散大时检测的度数不能用于配镜，为什么还得散？

生活在现实中的人，看到的人的瞳孔肯定是小的。什么时候瞳孔会变得和黑眼珠一般大呢？那一定是人死踏实了，生命再没有回到人间希望的人。当把瞳孔散大以后，检测的度数只能是死人可以用的屈光度数，因此瞳孔散大后及时检测的屈光度就不能给活人配镜。

那么，为什么还得散瞳呢？而且还会发出每次验光最好都散瞳的引导语。大夫还会讲，把小瞳孔和瞳孔散大时两个数据综合来确定配镜度数的道理。这种说法正确吗？很难用老百姓能听懂的话来说清楚这个问题。那我们就打一个比方吧。人死了一般是要穿装椁衣服（寿衣）的，活人没人穿这东西。倘若把这种装椁衣裤和活人日常穿的衣服综合一下，制作一身衣服，活着的人会穿吗？恐怕没人穿。因为，这种综合后制作的衣服，本来就不是正常活人应当穿的。那么，散瞳后即刻检测的数据，怎么就可以和正常瞳孔时检测的数据来个综合呢？

我们不妨问问大夫，综合以后得出的数字是活人戴的度数呢？还是死人戴的度数呢？大夫恐怕没有办法说清楚，因为这样综合以后所得的数据，就应当是不死不活时的人所戴用眼镜的配镜度数。

五、隐形眼镜大腕们，为什么就不带隐形眼镜？

中央的领导人里，还没听说过谁戴隐形眼镜。也可能是孤陋寡闻吧。但是那些隐形眼镜的大腕们，在讲台上侃侃而讲，他们怎么就戴着普通眼镜，难道他们眼球上还会有一副隐形眼镜吗？不太可能吧？这就是怪事了，这方面的专家，整天宣传的东西自己却不戴，这不也跟加工地沟油的差不多了吗。既然他们不戴，自然说明有他们的道理，也说明他们有一些没有跟我们说的原因。下面，就将他们没有告诉戴用隐形眼镜人的那些变化抄录如下，以供参考。

1. 角膜

① 戴用隐形眼镜人的角膜上皮会发生的变化：上皮代谢率降低、细胞分裂活动受到抑制、细胞形态发生改变、防护屏障功能降低；上皮水肿、微囊连接受损（甚至脱落）、厚度减薄。生化代谢发生改变、上皮结构发生变化等。

② 戴用隐形眼镜人的角膜实质会发生的变化：酸化、水肿、变薄、无菌性角膜浸润等。

③ 戴用隐形眼镜人的角膜内皮会发生的变化：空泡、多形性改变、密度减小（即细胞个数减少）。

④ 戴用隐形眼镜人的角膜感觉会发生的变化：敏感度下降。

2. 结膜

① 戴用隐形眼镜人的容易发生红眼：急性红眼、滤泡性结膜炎等。

② 戴用隐形眼镜人的容易导致炎症发生：据乳头状结膜炎、急性传染性结膜炎、卡他性结膜炎等。

③ 戴用隐形眼镜人的还会发生：结膜干燥症、镜片材料或护理液过敏等。

3. 泪液

① 戴用隐形眼镜人的泪液结构：变化很大（一层变两层，可能导致类脂质层破裂）。

② 戴用隐形眼镜人的泪液的稳定性降低：泪液蒸发速度加快、泪液表面张力降低、泪膜破裂时间缩短。

③ 戴用隐形眼镜人的泪液分泌量：减少。

【例03】 近视矫正的几个误区

一、戴眼镜会使眼球凸出来

好多都讲，戴眼镜会让眼睛凸出来。真的是这样吗？应当说眼镜没有那么大的本事。那么眼睛为什么会凸出来呢？请看图5-2。眼球就生活在眼眶里面。眼球，大家一看便知，不用特别说明。和眼球连着一直伸向后方的红颜色长条状结构，就是眼外肌，那是管眼球运动的结构。眼球上方、下方，特别是眼球的后方黄颜色的东西，则是脂肪。

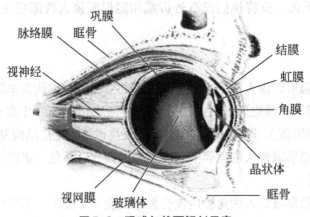

图5-2　眼球矢状面解剖示意

这些脂肪的多少就关系着眼球的前后位置。当脂肪特别少时，眼外肌就会把眼球向后拽一些，这时的眼球就会相对凹进去。但是，当这些脂肪增加的比较多时，眼眶里面没地方了，眼外肌也就拉不住了，四周都是骨头没法去，唯一的出路就是往前走，这样的话，眼球就凸出来了。

因此，眼球凸的原因就是眼球后面的脂肪太多了。大家也许会问，过去凸眼睛的人不多，怎么现在多起来了呢？原因只有一个，就是现在生活好了，营养丰富了，这就导致人胖了，脂肪多了，当然眼球后面跟着也就多了。因此，凸眼睛比较明显的人绝大部分都属于比较胖的人。而那些身体形态就像是生活在水深火热中的那些人，他们的眼球一般不会凸。

说句开玩笑的话吧。没戴眼镜时，您看不清楚，该吃的没吃上，属于视觉不良性营养不不良，所以眼球不会凸。可是一旦戴上眼镜，都看清楚了，一样也不能让他落下，这又等于来了大翻个：视觉从良性营养过剩。这个时候，当然是眼球非凸不可，后面没给人留地方嘛，后面走投无路，前面又有可利用的空间，只好向前了。

二、近视眼，不会发生老花眼吗?

不少近视眼的人，都认为近视眼的人将来是不会发生老花眼的。可以说，这是个不符合眼的生理规律的一种错误认识。我们的身体有一个从小到大，然后到老的过程。眼睛也一样，它也有这样一个过程，眼的从小到大就是从出生到眼定形时的增加近视度数（或减少远视度数），而眼到老的变化就是老花。只要一个人活到50岁，老花眼必然发生，这是无法避免也是没有办法预防的。

近视眼一旦合并老花，看书写字也会发生视觉疲劳的问题。但是，不同程度的近视眼，老花后解决视近困难的方法是不同的。大致有以下三种形式：

① 对于近视度数在−1.50 ~ −3.00D（即300度近视）以下的人，摘了眼镜就可以正常的读书写字。这种度数的人，摘了眼镜就相当于戴上老花镜了。

② 对于近视度数在−1.50D（即150度近视）以下的人，则相对比较麻烦。最初老花时，摘了眼镜就可以舒适地进行读书与写字。但随着年龄逐渐增大，这种方法就不太灵了，这就说明眼睛的老化程度已经达到+2.00D（即老花200度）以上了。这个时候，要想保持读书和写字的持久高效率，就必须戴用老花镜了。

③ 倘若近视的程度比较大，而且有并发了老视眼，这种情况就会逼着他学会在15厘米，甚至更短的距离将就着看书写字，要保持高强度、持续的近距离作业是不太可能的。

对高度近视眼来说，只要合并老花一般都需要对看远、看近的两种视觉需求，分别予以矫正。这就是说，看远得使用看远的度数，看近则需使用看近的度数。

综上所述，近视眼的人只要老了也会发生老花。但是，由于屈光的关系，可能会晚出现症状2 ~ 3年。老视眼是否要带老花镜，不能一概而论，而是有需要就得戴。

三、不戴眼镜，近视就不会发展?

有一种说法在社会上很流行，这个说法就是不戴眼镜，近视就不会发展，至少应当发展得比较慢。

近视度数是否变化，不取决戴不戴眼镜，而是取决于以下三个方面。

第一，年龄。

从年龄方面看，年龄越小，就会变。而且是年龄越小变化越大。这里说的变化是指近视度数增大。这是一个生理必然的过程。如前所讲，假如出生时就是正视眼，将来是非近视不可，戴不戴眼镜都是这样。假如都七老八十了，身体的发育早就停止了，眼睛的度数当然也就不会再长了。

第二，配的眼镜是否有问题。

当我们所戴用眼镜的度数与我们的眼睛不相符时，这就比较麻烦了。因为眼睛这种东西不像买菜，菜要是不好我们可以不买，可是眼镜不行，而且是一点都识别不出来。据在眼镜店负责咨询、指导以来，配眼镜的近视眼，有大约1/4～1/3的人所戴用的眼镜度数存在偏差，而绝对的大多数是过度矫正。这应当是中国青少年近视度数增长过快这种情况绝不能忽视的问题，这是过度矫正结果对眼发生了一定的诱导作用所致。

第三，使用眼镜不当。

有相当多的人认为：配了眼镜，看书写字时一定要戴的，而平时则没必要戴。有这种认识的人，有的是怕长度数，有的是嫌不好看。

不管出于什么原因，可以肯定地说，这种代发是不正确的。最根本的原因就是：当前，除所配的老花镜以外，所有的眼镜配的都是看远的眼镜。尤其是青少年，他们配的眼镜绝对是看远的，这绝对没商量。但是，您用看远的眼镜看近，您可以自己捉摸捉摸，这是不是就有问题了。但是，看远的眼镜看远时不用而又要用来看近，这不是用翻了个了吗？

再赶上孩子中考、高考，在那么繁重的学习任务中，长期、长时间用看远的眼镜用于看近，这不就是看近时的过度矫正吗？这就是中考、高考期间近视度数长幅明显加快的最重要的原因。

那么，这眼镜现在该怎么用呢？我们先说这看远的眼镜，看远时是一定要戴的，不戴行不行呢？非要不戴就不说了。但是，家长一定要对自己戴眼镜（被叮嘱而也在履行看远不戴）的孩子进行仔细观察，就会发现：他的反应会比正常眼的孩子要慢半拍。为什么？这是因为看不清楚（甚至看不见），反应不及时当然就会慢半拍。长期处于这种状态中，您能保险孩子的思维敏锐度不下降吗？

从以上介绍中，大家盲目地认为不戴眼镜就不长度数的说法，还是不属于科学的说法，因此这些说法也不会是事实。

在此特别要叮嘱已经为人父、人母的青年人，而且自己的孩子有存在屈光不正的话，我就要以一个在这个世界上唯一具有500万字的眼视光学著作的独立的知识版权人的身份，郑重地告诫您：为了保护自己的孩子的思维敏捷程度，您就不应当让孩子在看远时不戴眼镜。

四、看书、写字一定要戴眼镜吗？

近视眼看书、写字，用不用戴眼镜呢？戴什么样的眼镜？这应当是需要根据个人的具体情况来确定的，这里说的具体情况是指两个方面：眼的屈光度数、工作时间的长短。

假如，您就是看看大标题，几分钟就完事，那就无所谓戴与不戴。倘若要是准备做上1、2个钟头，并要细致地进行写写画画，那就根据下面的方法去做了。

（1）近视度数在-2.50（即近视250度）～ -3.00D（即300度近视）　我们以300度近视为例，摘了眼镜能看清楚的最远一点，就是0.33米，这就是说，这样的近视眼在不戴眼镜的情况下，看1尺远的目标就和正视眼看无限远的目标一样，是不使用调节的，因此读书写字就不会累。假如一个孩子，处在这样的情况下看书，不是效率更高吗？而且是用看远的力量在看书写字，也不会有促进近视眼快速发展的道理吧。

（2）近视度数高于-3.00D（即300度近视）　这种情况在近视眼合并老花中最不招人待见的一种。在这里我们仅以-5.00D（即500度近视）的近视眼为例来说明。-5.00D的近视眼摘了眼镜能看到的最远一点应当是0.2米。在这样的距离，长时间从事看书写字等高强度近距离视觉作业显然是不适宜的。而戴用眼镜看行不行呢？应当说这样戴是不太科学的，眼镜是看远的，长时间用于高强度近距离工作，显然是不合适的。这就跟人饿了得吃饭，光喝水是坚持不了多久的情况的道理上是一致的。

通过以上介绍说明，-2.50 ～ -3.00D的近视眼，看近时摘掉最合理。而其他度数的近视眼为了提高近距离工作的效率及舒适度，就应当使用与工作的距离、环境相适宜的专门配制的近用眼镜。当然具体是多大的度数才是合理的，这需要由了解其中道理和要求的验光师通过检测、模拟使用及调整才能确定。

【例04】　使用什么样的眼镜操作电脑最适宜？

今天生活在城市中的人，能彻底与电脑作业完全绝缘的人基本上没有，从事电脑作业的人的视觉作业劳动强度是很高的。在这样高强度近距离视觉中应当怎样戴用眼镜，就成了众多从事电脑作业人所面临的一个不能回避的问题。目前，在这方面存在3个问题：①劳动部门尚未将这个问题列入劳动保护的范围值；②从事这项工作的人员并不清楚这种作业该怎么做，也没有人告诉他们怎么做，更没有这样内容的教育项目；③验配镜人员在这方面投入的服务性操作还远远没有到位。关于这一问题的相关内容，本人已在近期出版发行《眼科屈光矫正学》第十章中进行了介绍，有关配镜问题也在第五～九章相关的题目中进行了详细介绍。

一、电脑作业与看书写字在用眼方式有什么不同？

我们需要清楚一点，从事电脑作业与看书写字是两种有着很大区别的作业。写字时在静态背景上留下笔迹，而电脑经常是在动态背景下工作。两种操作的实现角度不同，亮度不同，色彩不同，距离也不同。这也就是说，写字与电脑操作尽管都属于近距离作业，但两种作业还是有一定区别的，对视觉的需求也是不同的。电脑操作时眼睛所使用的力量，比看远时要大，尽管电脑操作的视距看书是要大一些，但对注视的程度却比读书写字要高，因此操作电脑比读书写字更容易发生视觉疲劳。

二、长时间电脑作业，眼发生了什么变化？

长时间从事电脑作业的人，一般都有过两种感受：眼睛发干，突然看远时狐疑出现暂时看不清楚。眼睛发干，最主要的原因是在高度注视的情况下，眨眼明显减少，泪液蒸发速度加快所致。之所以在长时间操作电脑后，突然转换为看远时会有暂时的看不清楚，之所以看不清楚，就是因为长时间高负荷用眼睫状肌处于高张力状态所致。

三、电脑操作中良好的视觉状态是怎样的？

进行电脑操作，必须有一个良好的操作状况。如图5-3所示。

图5-3（a）操作者与电脑的视觉状态就处于比较好的状态。

图5-3（b）这名学生与电脑的视觉状态就处于不良的状态：①人、机的距离过近；②人、机处于同一高度。前者导致眼的调节张力过大，后者因仰视导致颈部受力不正常。

大家在图5-3中还会发现：左图中这两位操作员的双眼并未直视电脑，而是双眼平视远方。应当说这张照片的拍摄者无意记录下的眼神，恰好就是电脑操作中一种应当有的视觉习惯：在电脑操作中，一定要处于间歇注视状态。那种不错眼珠的注视视屏的方法是不正确的［图5-3（b）］，图5-3（b）中最里侧的那个学生的眼睛离视屏不足20厘米，这是极不可取的注视模式。

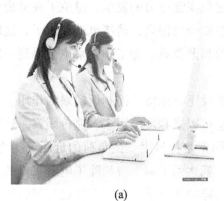
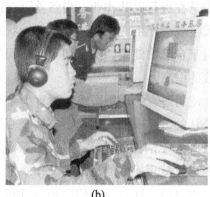

(a)　　　　　　　　　　　　　　(b)

图5-3　操作电脑正确与不正确的姿势

四、使用什么样的眼镜操作电脑最适宜？

这一问题可能很多人都没有想过。老俗话说得好，"干什么得吆喝什么"。电脑作业属于近距离作业范围，而当前近视眼所佩戴的眼镜都属于远用眼镜，用远用的眼镜从事近距离作业显然是不太合适的。

长时间从事电脑工作，应当戴用什么眼镜呢？当然应当使用近用眼镜。那么，什么样的眼镜是近用眼镜呢？简单说，对于近视眼来说，就是要使用比远用眼镜的镜度略小一些的眼镜。对于正视眼和远视眼则是使用比远用镜度略高一些的眼镜。

近用眼镜的度数，到底应当比远用镜度减少多少呢？从视觉生理的角度讲，一般控制再减近视度数-0.75～-3.00D（即通常所说的近视75～300度）。这只是一个大致的范围，市场上曾有一种抗视觉疲劳眼镜就是0.75D镜片制成的。电脑作业所需要使用的镜度，会因个人视觉习惯、工作环境的状况、屈光不正的性质和程度的不同而存在一定差异。因此，要想戴用准确近用镜度的眼镜，一定要在有经验的专业人员的情况下，在模拟环境检测和验证中完成。

五、使用专用的近用眼镜有什么益处？

电脑使用者在操作中，眼睛的负担是很沉重的，眼睛需要持续稳定在一种特定的调节状态。人如果保持在任意一种姿态时都会很容易产生疲劳。眼睛也一样，持续对近距离保持注视状态，同样也容易产生疲劳，这应当是青少年近视程度迅速加深的一个重要因素。

当我们通过戴用近用眼镜，就相当于用看较远距离（甚至是看无限远）的力量在进行电脑作业，当然就可以避免视觉疲劳的发生。避免了视觉疲劳的发生就会产生两个作用：①精神状态就会比饱满，情绪也就稳定了，这既有益于自己的健康，又密切了同事间的和谐关系；②工作效率也会得到一定程度的提高。

使用适宜的近用眼镜，对青少年来说还有预防、控制近视眼的作用。目前公认的近视眼的发生原因有两个：遗传因素和环境因素。遗传因素，这种因素个人无法控制，就不说了。环境因素是指过度、高负荷的近距离工作。我们通过戴用适宜的近距离工作眼镜，就达到了减小或消除了电脑工作的眼高张力负荷。这也就会使电脑操者在同样的条件下，实现轻松进行视觉作业的目的。这就是戴用适宜的近用眼镜，控制近视过快发展的道理。

也许有人会说，我们家孩子眼睛好好的，没戴过眼镜该怎么办。我们在前面已经说了，对于近视眼来说，就是要使用比远用眼镜的镜度略小一些的眼镜。对于正视眼和远视眼则是使用比远用镜度略高一些的眼镜。这就是说您孩子眼睛好好的，就可以使用一定程度的远视镜，这同样可以起到预防近视眼发生的作用。

【例05】 眼睛保护、眼镜维护的误区

一、眼睛发干就点眼药水

当前人们在眼睛方面有一种多发的症状，这种症状就是眼睛发干。到医院一查，连眼皮都不用翻，诊断就下了：干眼症。大家可能会感到奇怪，怎么现在这么多干眼症呢？假如按大夫说，那原因就多了去了。那么，干眼症到底是怎么回事呢？对这个问题，书上讲得非常清楚：泪液分泌减少、泪膜不稳定、泪液蒸发过快。

什么情况下，泪液会蒸发得快？你眨眼少了或不眨眼，泪液的蒸发就会加快呗。什么情况眨眼会减少呢？基本上有以下3种原因：

① 持续空气流通过快，如空调开动后，用通俗的话来说，就是风开的太大，吹干了。

② 眼睛感觉灵敏度下降，如戴隐形眼镜、做过近视眼或白内障手术者。用通俗的话来说，就是感觉下降，不知道眨眼了。

③ 长年、长时间的电脑工作，眼的高强度注视的张力过高，顾不上眨眼了。

眼睛发干，说到底还是个眨眼问题。24个小时都闭着眼，眼泪就不会蒸发了嘛。这又不可能。要想预防、减少干眼症的最好办法莫过于多眨几次眼，让眼睛闭的时间长一点。这才是最简单、实用而又有效的方法。

为什么大夫让你点眼药水呢？因为这个办法来得快，也有效，还能卖药，一瓶只有百分之几含量的眼药水收你20～30块，何乐而不为呢？但是，这东西也会带来新的麻烦，本来自己可以生产的泪液，您用外来品代替了，将来您自己的泪液生产单位就会减产。这就麻烦大了，您不点药还不行了，尽管药不值几个钱，但是老去医院也是怪麻烦的。这都是小事，本来泪液可以正常生产出来，但是泪液偏要减产、停产，显然泪液的减产、停产终归不是个正常的事。

二、眼镜配了，万事大吉

眼镜也配了，也戴上了，就万事大吉了吗？至少要从两个方面来看这个问题。

1. 新配的眼镜戴的感觉如何？

一般来说，有戴眼镜经历的，只要度数的变化不超过 ±0.75D（即通常所说的75度），一般没有什么明显的感觉。加入有晕等不舒适的感觉，很有可能是新配的眼镜有点问题，这些问题主要是：镜度增加的多了、双眼平衡不佳、选架不当，最主要的可能是调整不佳。这些都需要认真请原配镜单位或相关专业人员帮忙予以诊断和处理。

当没戴过眼镜的人，或新配眼镜的镜度增加达到或超过 ±1.00D（即100度）时，就会有感觉。近视眼主要的感觉是看东西变小了。这是因为近视镜片有使缩小的光学作用。远视眼则是在观察目标时又放大的感觉，看近处高速行驶的车辆会有一定晕的感觉。这是镜片对物像有放大的光学作用所致。近视眼、远视眼的这些感觉是戴用眼镜正常的反应，但这种感觉一般应在2～3天消失。假如经过7～10天还没消失，很可能提示眼镜有问题。有必要进行重新核定验光、对眼镜进行检查。

2. 定期进行屈光的复检

在我国，配完眼镜就万事大吉了，只要不换新眼镜是不会再验光的，应当说，这是一种不良的习惯。尤其是在青少年，这种习惯往往使得青少年得不到及时的相关的健康指导，在近视度数发生变化以后，不但屈光矫正镜度得不到及时调整，相应的视觉指导也是无从谈起，这应当是我国过青少年近视眼经常出现发展速度突然加快不可忽视的一个重要因素。

从人眼的屈光生理规律来讲，定期进行验光，接受相应的屈光检测是必要的。不同的眼镜戴用者可以根据下列情况，对定期验光进行选择。

① 18岁及以下的少年儿童，应至少每年进行1次屈光检测。对于年增长镜度 ≥ -0.75D的情况，应重新配镜。变化幅度 ≤ -0.50D 则应在接受相关视觉健康指导的情况下，3 ~ 6个月再次接受验光复检。

② 18岁及以上的青年人、成年人，在视物清晰度没有明显变化的情况下，可以每两年进行1次验光检查。但是应当注意：在工作环境变化较大的时候，似乎是暂时的视觉不适应时有必要接受验光。这种不适应往往提示：所使用的镜度与环境条件存在着一定程度的不适应，有必要找有经验的专业人员给予必要的分析和帮助。

③ 年龄在50岁及以上的人，因为此时期是眼睛进入老花的时期，应坚持每年都进行一次规范的屈光检测。特别是在感觉看书、写字有累、眯眼等的现象时，一定要及时进行验光，根据检测情况确定使用什么样的老花镜：两眼屈光度参差量 ± 0.50D 是一个界限，不超过这一标准可以使用现成的成品老花镜；超过这个度数就应当采取定制的办法解决配镜的需求。

三、眼镜维护的误区

眼镜片是一种对清洁度要求较高的日常光学用品。但是，眼镜又是一种极容易被污染的物品。例如，炒菜会使镜片布满油渍；刮风扬土会使镜片沾满灰尘；一场小雨也会使镜片溅满污点；即便是大扫除也会使镜片落上一层厚厚的尘土。因此，戴眼镜不对镜片进行清洁的人是没有的。如何对眼镜进行清洁处理呢？最土的办法有两个：①就是撩起衣襟，用衣襟进行擦拭；②信手拈来的布制品，随手擦拭。这两种擦拭方法都不可取，原因是：油渍不易被清除干净；镜片容易被划伤。尤其是对树脂镜片，这两种擦拭方法都会使镜片的磨损加速。

眼镜镜片最保险的清洗方法：

眼镜镜片最保险的清洗方法是去污冲洗法。这种方法的清洁程序如下：

① 对镜片进行去污处理。先在两只镜片上各滴1滴洗涤灵，用手指将洗涤灵在镜片两面抹匀，静置1分钟；

② 用手指轻揉镜片，使洗涤灵与镜片的油渍、污迹充分混合；

③ 打开水龙头开关，在流水中，将洗涤灵油渍、污迹的混合物清洗干净（图5-4）；

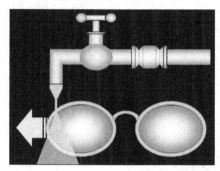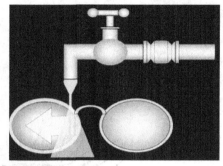

图5-4 自来水冲洗眼镜镜片示意

④ 将流水关小，手持眼镜使镜片的外面（或内面）倾斜，并使眼镜由一侧向另一侧匀速通过水流；

⑤ 依④的方式，使镜片的另一面也匀速通过水流；

⑥ 如果镜片运动速度与水流大小相适应的话，此时镜片将不会有水珠存留，仅镜片下缘有少许存水，可通过将镜片下缘垂直放置在报纸上，以眼镜下缘为周通过前后摆动的方式将其吸干即可。

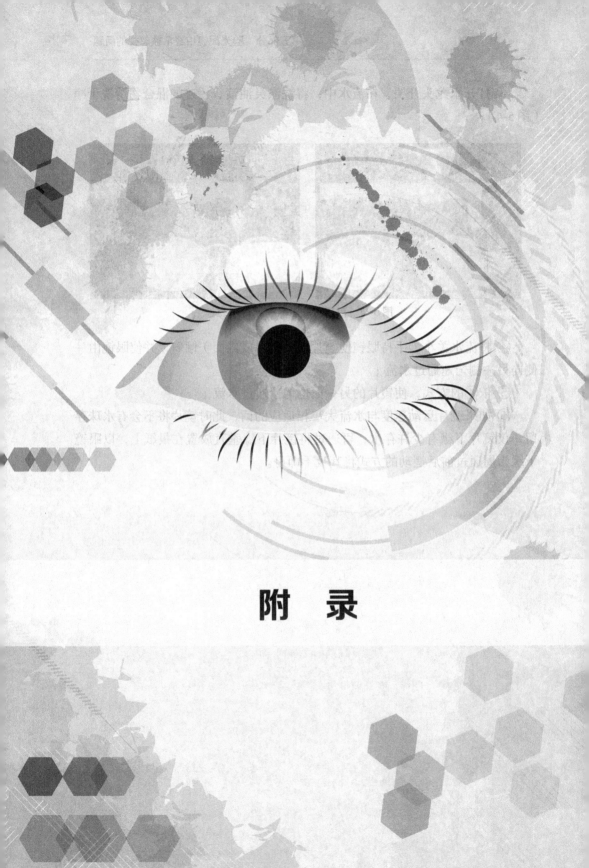

附　录

附录一

标准验光配镜服务程序

为确保配镜者获得科学合理戴用效能的眼镜，以及得到最良好的屈光矫正效果，本公司特制定《标准验光程序》作为验光操作的指导性规范。

第一步：恭迎顾客；

第二步：屈光调查；

第三步：原戴镜检查；

第四步：视力检查；

第五步：眼科基本检查；

第六步：屈光生理检查；

第七步：眼球运动检查；

第八步：客观屈光检测；

第九步：主观屈光检测；

第十步：双眼视功能检测；

第十一步：行走/阅读试戴；

第十二步：诊断/处方；

第十三步：定制眼镜/暂别顾客；

第十四步：通知取镜；

第十五步：戴用整形；

第十六步：叮嘱科学健康戴用事项/恭送顾客。

附录二

屈光检测记录档案

姓名：_____；性别：男、女；出生日期：_____年____月____日
地址：_____；邮编：_____；联系电话：_____；
电子邮箱：_____；手机：_____。

眼部检查	外眼状况：						
	眼部特殊检查：						
	角膜直径： mm；瞳孔直径： mm；						
	其他：						

镜度类型	眼别	球镜度	柱镜		视力		原戴镜光学情况	原戴镜质量状况
			柱镜度	轴位	矫正	裸眼		
近期原戴眼镜以及处方参数	R							
	L							
	PD： mm；NCD： mm； CD移动： mm；ADD： DS							
当前检测矫正镜度及其参数	R						试戴状况：	
	L							
	PD： mm；ADD： DS							
	CD移动：							

验光员：_____（签字）   _____年____月____日

即时定镜记录档案

姓名：_____；性别：男、女；出生日期：_____年____月____日
地址：_____；邮编：_____；联系电话：_____；
电子邮箱：_____；手机：_____。

类别	品牌	规格	颜色	数量	价格
眼镜架					
眼镜片					
隐形眼镜					
护理用品					
其他					
合计	人民币（大写）：				
配镜参数	头宽： cm；颞宽： cm；瞳高： mm；CD移动： mm；				
定配镜度	R： DS DC× °；L： DS DC× °；				

附录三

眼屈光检测流程图解

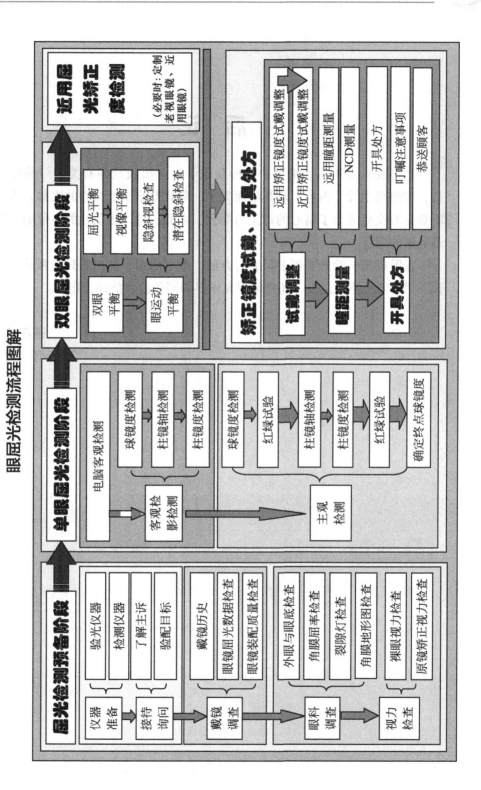

后　记

本书在重新组稿、编写中，得到化学工业出版社各有关部门的鼎力支持，在编辑主旨、内容，及其版面文字、版式都给予了精心的安排，责任编辑更是对文稿进行了精心的订正与润色。在此，特向出版社的各位朋友表示最真诚的谢意。

在眼视光学验光案例书籍编写方面，本书的编写和出版只能算是一个尝试，书中难免不妥之处，还望眼视光学界的同仁给予批评、指正。

呼正林

2017年7月1日

参考文献

[1] 徐宝萃, 徐国旭. 眼屈光学. 哈尔滨: 黑龙江科学技术出版社. 1992.

[2] 徐广第. 眼科屈光学 (第四版). 北京: 军事医学科学出版社. 2005.

[3] 王孟琪. 视光学——棱镜在临床上的应用. 台北: 合计图书出版社. 2003.

[4] 徐广第. 青少年近视防治. 北京: 军事医学科学出版社. 2005.

[5] 呼正林. 渐进眼镜. 原理. 验光. 配镜. 北京: 军事医学科学出版社. 2008.

[6] 呼正林. 实用青少年验光配镜. 北京: 化学工业出版社. 2009.

[7] 呼正林. 明明白白配眼镜. 北京: 化学工业出版社. 2009.

[8] 谢立信. 小儿眼科学. 北京: 人民卫生出版社. 2009.

[9] 呼正林. 眼屈光检测行为学. 北京: 军事医学科学出版社. 2009.

[10] 呼正林. 基础验光规范与配镜. 北京: 化学工业出版社. 2016.

[11] 呼正林. 验光操作流程图解. 北京: 化学工业出版社. 2016.

[12] 呼正林. 眼睛健康, 自己查. 北京: 化学工业出版社. 2016.

参考文献

[1] ...
[2] ...
[3] ...
[4] ...
[5] ...
[6] ...
[7] ...
[8] ...
[9] ...
[10] ...
[11] ...
[12] ...